실무가이드북

글로벌 헬스케어 시대의 의료의 질 향상

국제병원 인증지원센터

고려의학

집필진

강성홍(인제대학교 보건행정학과 교수)
김광환(건양대학교 병원관리학과 교수)
김성수(서울아산병원 의무기록팀)
김유미(상지대학교 의료경영학과 교수)
김지온(동부산대학교 보건의료행정과 교수)
남문희(부산성모병원 간호부)
배은정(서울아산병원 CPI팀)
서갑수(인제대학교 경영학부 교수)
서영숙(기장병원 심사실)
이순교(서울아산병원 CPI팀)
임지혜(동주대학 보건의료행정과 교수)
임현숙(한양여자대학 보건행정과 교수)
전진호(인제대학교 의과대학 예방의학교실 교수)
최연희(동의과학대학 의무행정과 교수)
최윤경(한국보건산업진흥원 의료서비스산업단)
최희선(인제대학교 식품생명과학부)
홍정화(인제대학교 식품생명과학부 교수)

머 리 말

세계화의 빠른 물살은 사회 각 분야의 변화를 요구하고 있으며 의료분야에서도 글로벌 경영의 요구는 그 어느 때보다 높아지고 있다. 글로벌 헬스케어(global healthcare), 국경없는 의료(borderless medical service)는 이제 결코 남의 이야기가 아니며 의료관광, 의료기관의 국제인증 등의 형태로 우리 눈앞에 다가와 있다.

하지만 우리나라는 의료 인력의 질, 시설장비 측면, 보험제도 및 서비스 체계 등 의료의 다양한 요소가 세계적 수준에 이미 도달하여 있음에도 불구하고 글로벌 경영 감각의 부재와 정보 미흡으로 실제 만큼의 평가를 받고 있지 못하고 있는 실정이다.

최근 세브란스병원, 고려대 안암병원을 필두로 많은 국내의료기관들이 JCI 인증 획득을 준비 중 이며, 국가 및 지방자치단체 단위로 해외환자 유치, 의료관광 활성화에 노력을 기울이고 있음은 시사하는 바가 크다. 그럼에도 미래 인력의 산실인 대학교육의 현장에서 전문성과 국제 감각을 겸비한 보건의료분야의 인력 양성 노력은 여전히 미흡한 것이 현실이다.

이에 우리는 거센 변화에 대한 능동적인 대응을 위해서는 무엇이 최우선적으로 요구되는가를 진지하게 고민한 결과, 국내 의료기관들이 지구촌 곳곳으로부터 환자를 유치하고 최선의 의료 서비스를 제공하는 것이 제일의, 가장 중요한 미션(mission)임을 재인식하게 되었으며, 적극적인 대처의 한 방안으로 대학의 관련 분야 교육 내용을 국제화하고, 더 나아가 국내 의료기관들의 국제적 기준에 부합하는 의료서비스 수준 향상을 지원하기 위해 『국제병원인증지원센터(global hospital facilitation center, GFC)』를 설립하였다.

이 책은 센터의 첫 번째 프로젝트인 『JCI와 의료의 질 향상』에 이은 두 번째의 쾌거(快擧)로, **환자안전**과 **의료의 질 향상**이라는 공통되고도 가장 중요한 국제적 의료서비스의 목표 달성을 위한 국제적 수준의 기준들, 즉 미국의 TJC 및 JCI 기준, 호주의 ACHS 기준, 우리나라의 의료기관 평가기준들을 각 분야별로 한 세트(a battery)로 구성하여 상세히 소개하고 비교해설하여 우리가 추구하여야 할 최상(最上)의 목표이자 우리나라 고유의 국제적 수준에 부응하는 기준을 제시하고 있다.

우리는 이 책이 관련 분야에서의 총서로 활용되기에 손색이 없음을 자부하는 동시에 막중한 책임감도 느낀다. 하지만 매사 원칙에 충실하는 것이 정도(正道)임을 인식하고 현행 국제적 기준 들에서 수집한 자료를 최대한 섭렵하였으며, 이들 자료에 근거하여 국내 관련 분야의 교육은 물론, 국내 의료기관들의 의료의 질 향상에 실질적인 도움을 주고자 최대한 노력하였다.

이 책은 많은 분들의 땀과 노력의 결정체임을 밝히고 싶다. 인제대학교 백낙환 이사장과 이경호 총장의 지원은 무엇보다도 큰 원군이었다. 두 분은 『국제병원인증지원센터』 설립을 위해 아낌없는 지원과 관심을 보여 주셨으며 앞으로도 변함없는 지원을 확약해 주셨다. 더불어 더할 수 없는 열정으로 전 과정을 임해 주신 GFC 위원님들과 집필진, 1차 편집을 맡아준 박효상, 김은주 학생 등 많은 분의 헌신적인 지원에 깊은 감사를 드린다.

2010년 3월
GFC 센터장 전진호

목 차

제1장 글로벌 의료경영 ······ 1

1. 세계화 동향 ······ 3
2. Global Health Care Business의 동향 ······ 6
3. 글로벌 의료사업 ······ 16
4. 글로벌 의료경영 ······ 21

제2장 의료 질 향상의 역사 ······ 27

1. 의료 질 향상의 역사 ······ 29
2. 의료 질관리의 3가지 모델 ······ 37
3. 21세기 의료의 질 향상의 주요 문제 ······ 39

제3장 의료 질 향상의 방법론 ······ 45

1. 질 향상 방법론과 도구 ······ 49
2. 환자안전을 위한 위해분석 방법론 ······ 62

제4장 환자진료체계 ······ 87

1. 환자진료체계의 중요성 ······ 89
2. 환자진료체계를 위한 글로벌 기준 ······ 91
3. 우리나라의 환자진료체계 지침 ······ 95
4. 환자진료체계 지침을 준수하기 위한 방안 ······ 98

제5장 환자평가 ······ 107

1. 환자평가의 중요성 ······ 109
2. 환자평가를 위한 글로벌 기준 ······ 111
3. 우리나라의 환자평가 지침 ······ 115
4. 환자평가 지침을 준수하기 위한 방안 ······ 119

제6장 환자진료 ········ 123

1. 환자진료의 중요성 ········ 125
2. 환자진료관리를 위한 글로벌 기준 ········ 127
3. 우리나라의 환자진료 관리 지침 ········ 132
4. 진료관리 지침을 준수하기 위한 방안 ········ 135

제7장 투약관리 ········ 143

1. 투약관리의 중요성 ········ 145
2. 투약관리를 위한 글로벌 기준 ········ 148
3. 우리나라의 투약관리 지침 ········ 152
4. 투약관리 규정을 준수하기 위한 방안 ········ 163

제8장 마취 및 수술관리 ········ 193

1. 마취 및 수술 관리의 중요성 ········ 195
2. 마취 및 수술 관리 글로벌 기준 ········ 196
3. 마취 및 수술 관리 지침 ········ 200
4. 마취 및 수술관리 지침을 준수하기 위한 방안 ········ 206
5. 마취 실시 전 환자 평가 ········ 212
6. 마취기록지의 문서화 ········ 214
7. 마취장비 확인 ········ 216
8. 마취 시술자의 업무 ········ 218
9. 수술기록지 작성 ········ 219
10. 억제대의 사용에 대한 문서화 ········ 220
11. 마취 후/회복상태기록 ········ 221

제9장 영양관리 ········ 225

1. 영양 관리의 중요성 ········ 227
2. 영양 관리의 국제기준 ········ 229
3. 우리나라의 영양 관리 지침 ········ 229
4. 영양 관리 지침을 준수하기 위한 방안 ········ 230

제10장 정보관리 ····· 239

1. 의무기록/정보 관리의 중요성 ····· 241
2. 정보관리를 위한 글로벌 기준 ····· 243
3. 우리나라의 정보관리 지침 ····· 248
4. 정보관리 지침을 준수하기 위한 방안 ····· 250

제11장 시설안전관리 ····· 263

1. 시설안전관리의 중요성 ····· 265
2. 시설 안전 관리의 각국 기준 비교 ····· 268
3. 우리나라의 환자 안전 관리 지침 ····· 271
4. 환자 안전 관리 지침을 준수하기 위한 방안 ····· 273

제12장 감염관리 ····· 281

1. 감염관리의 개요 ····· 283
2. 감염관리를 위한 글로벌 기준 ····· 285
3. 의료기관의 감염관리 지침 ····· 289
4. 의료기관의 감염관리 방안 ····· 291
5. 감염관리 실무 ····· 295

제13장 인사관리 ····· 323

1. 인사관리의 필요성 ····· 325
2. 인사관리를 위한 글로벌 기준 ····· 327
3. 우리나라의 인사관리 지침 ····· 330
4. 인사관리 지침을 준수하기 위한 방안 ····· 334

제14장 리더십 및 계약관리 ····· 349

1. 리더십 ····· 351
2. 계약관리 ····· 365

제15장 질 향상 및 환자안전 ········· 379

1. 질 향상 및 환자안전의 중요성 ········· 381
2. 질 향상 및 환자안전을 위한 글로벌 기준 ········· 382
3. 우리나라 질 향상 및 환자안전 관리 지침 ········· 387
4. 질 향상 및 환자안전 지침을 준수하기 위한 방안 ········· 389

제16장 검사 관리 ········· 401

1. 검사 관리의 중요성 ········· 403
2. 검사 관리를 위한 각국의 기준 비교 ········· 405
3. 우리나라의 검사 관리 지침 ········· 406
4. 검사 관리 지침을 준수하기 위한 방안 ········· 408

참고문헌 ········· 415
찾아보기 ········· 419

제1장 글로벌 의료경영

학습목표

1. 세계화의 정의와 동향을 이해한다.

2. Global Health Care Business를 이해한다.

3. 의료 각 분야별 세계화 동향을 이해한다.

4. 글로벌 의료경영에 대해 이해를 한다.

제1장 글로벌 의료경영

1. 세계화 동향

자본주의 경제의 세계화(globalization)가 놀라운 속도로 확대되어 나가고 있다. 이것은 교통 및 정보통신망의 발달로 지구상의 '거리 소멸'(death of distance) 현상이 초래한 결과로 앞으로 이러한 추세는 가속화 되리라 예측된다. 따라서 우리는 원하든 원하지 아니하든 세계화 시대에 살고 있음에 따라 국가나 개인의 미래를 계획 및 수립하는데 있어서 이러한 추세를 제대로 이해하고 접근해야 한다.

세계화(globalization)란 각 국가경제가 세계경제로 통합됨을 의미하는 것으로 정치력, 경제력 등, 힘의 이동이 한 나라 국경 내의 일정한 영역에서 세계 모든 나라의 영역으로 촉진되는 현상이다. 이 세계화 속에서는 생산, 판매, 투자, 저축 등 모든 경제활동이 어느 한 나라나 한 지역의 영역에서 벗어나 세계 도처에서 이루어지게 된다. 따라서 세계화는 경제적 의사결정이 국가의 국경이 고려되지 않고 단행된다. 즉, 세계화는 이른바 '국경 없는 세계'(borderless world)를 창출해 나가고 있다.

(1) 한국의 세계화 현황

한국의 세계화 현황을 글로벌 경영 컨설팅사인 A.T. Kearney가 미국의 최고 국제관계 권위지인 "Foreign Policy"와 공동으로 조사하여 발표한 세계화 지표(globalization index)를 통하여 알아보고자 한다. 이 지표는 72개 국가의 GDP에서 무역이 차지하는 비중, 해외직접투자의 비중, 인구대비 여행수지, 인구대비 통신이용도, 인적 교류, 인터넷 사용자수, 인터넷 호스트 수, 보안, 국제조직 참여도, 국제 협정 추진도, 중앙정부 및 공공기관의 경제 교류 정도, UN 평화유지 활동에 대한 12가지의 변수를 4가지 카테고리인 경제통합 정도(economic integration), 인력 교류(personal contact), 정보기술의 외부 연계성(technological connectivity)과 국제기구활동 등의 국제정치의 참여수준(political engagement)의 4대 영역에서 최신 자료를 바탕으로 집중 분석되어진 연구 자료이다.

2007년 연구 자료에 따르면, 한국은 72개 국가 중 35위로 나타났다. 앞으로 세계시장 진출에 앞장 서기 위해서는 보다 국가적인 차원에서 세계화 흐름에 앞장서는 노력이 필요하겠다.

〈표 1-1〉 2007 Globalization Index Rankings

Rankings	Countries
1	Singapore
2	Hong Kong
3	Netherlands
4	Switzerland
5	Ireland
6	Denmark
7	United States
8	Canada
9	Jordan
10	Estonia
11	Sweden
12	Britain
13	Australia
14	Austria
15	Belgium
16	New Zealand
17	Norway
18	Finland
19	Czech Republic
20	Slovenia
21	Israel
22	Germany
23	Malaysia
24	Hungary
25	France
26	Croatia
27	Bulgaria
28	Japan
29	Spain
30	Panama
31	Portugal
32	Slovakia
33	Ghana
34	Italy
35	South Korea
36	Romania
37	Taiwan

자료 : A.T. Kearney

그 밖의 국제적인 조사 순위에서 한국의 위치를 알아보면, 경제력 분야에 있어서는 2002년 기준으로 5천 4백 30억달러를 기록함으로써 세계 11위에 올라섰다. 또한 IT 강국답게 2004년 경제협력개발기구(OECD)가 내놓은 「IT분야 국제화 관련 보고서」에 따르면 우리나라는 정보기술(IT) 제조업분야 경쟁력이 OECD 30개 회원국 중 최고인 것으로 밝혀졌다. 이처럼 세계 속의 한국은 세계화를 선도할 선진국 대열의 기점에 들어서고 있다.

(2) 한국의 의료의 세계화

매킨지 사의 보고서에 의하면 세계 의료관광산업 규모가 2004년 400억불에서 2012년 1000억불로 성장하고, 의료관광객수도 2005년 1,900만명에서 2010년 4,000만명으로 늘어날 것으로 전망하고 있어 의료서비스의 성장 가능성이 매우 높을 것으로 예측된다. 비록 우리나라가 국제 인지도 부분 및 글로벌 진료 인프라 구축이 미비하여 글로벌 헬스 케어 시장에 초기 참여 단계에 머물고 있지만, 기술경쟁력은 미국, 유럽의 80~90% 수준이며 가격경쟁력 또한 미국, 일본, 싱가포르보다 높아 가능성이 있다고 보여 진다.

2009년 5월 의료법 개정으로 외국인 의료 환자 유치가 가능해지면서 최근 외국인 환자들을 유치하려는 움직임이 활발해지고 있다. 특히, 최근에는 국가에서 자격을 갖춘 업체나 의료기관에서만 의료관광 사업을 허용함에 따라 보다 체계적으로 의료관광 사업이 이루어지고 있다.

실제로 많은 의료관광 관련 업체(단체)들이 생겨나면서 이미 수년 전부터 외국인 의료관광을 새로운 국가 산업의 한 부분으로 집중 육성해온 싱가포르(의료중심)와 태국(관광중심)을 벤치마킹해 새로운 의료관광 시스템을 구축하고 휴양과 레저, 관광 상품을 결합한 프로그램을 선보이는 등 두 나라의 장점을 차용한 이원화 전략을 추구하는 업체도 있다.

또한 의료관광 초기인 현재는 일본, 중국, 러시아와 같은 근접거리 국가를 타깃으로 한 성형, 미용, 건강검진 등의 간단한 시술에 중점을 두고 있지만, 앞으로 중장기적으로는 미국, 유럽 쪽을 타깃으로 한 전문적인 의료서비스를 제공하려는 업체들도 크게 늘어날 전망이다.

이와 같은 글로벌 헬스 케어 사업을 보다 적극적으로 지원하기 위하여 한국보건산업진흥원은 '글로벌헬스케어사업센터(Global Healthcare Business Center)'를 설치하였다. 이 센터는 의료서비스 관련 정책개발 및 산업육성 지원 분야에 국내 최고의 전문성을 가지고 있는 진흥원의 핵심역량을 총 집결하여 만들어진 곳으로, 외국인 환자 유치 사업과 관련하여 정부, 의료기관, 유치업자, 외국인 환자에 대한 지원 업무를 총괄적으로 수행하는 한국의 글로벌 헬스케어의 핵심 추진 동력이 될 것이다.

현재 우리나라는 2015년까지 의약품 세계 7위, 의료기기 세계 5위, 식품 세계 8위, 화장품 세계 7위, 의료서비스 기술수준 세계 95% 수준 등을 달성하여 보건산업분야의 G7에 진입하고자 노력중에 있다.

(3) 한국에 대한 외국 의료 투자 현황

우리나라는 2003년 '경제자유구역의 지정 및 운영에 관한 법률'을 제정하여 인천, 부산-진해, 광양만 등 3개 지역에 경제자유구역 개발을 추진하고 있다. 이 법에는 경제자유구역에 외국 의료기관이 진출할 수 있다는 내용이 규정되어 있음에 따라 경제자유구역에서는 실질적으로 보건의료 시장이 일부 개방되는 결과를 가져오게 되었다.

경제자유구역 내 외국의료기관 유치 현황을 살펴보면, 2008년 인천 자유구역 내 펜실베이니아 대학병원 등 필라델피아 지역 9개 병원 연합체인 '피아이엠(Philadelphia International Medicine, PIM)'과 MOU를 체결하여 500병상 규모의 주식회사형 병원을 설립할 계획이며, 또한 뉴욕 프레스비테리언(NYP)은 심장, 암 등 6~7개의 특화된 센터중심의 600병상 병원을 세울 계획인 것으로 알려지고 있다. 이처럼 경제특구에서 시작된 의료시장 개방은 향후 전면적인 의료시장개방으로 이어질 가능성이 있다.

2. Global Health Care Business의 동향

(1) Global Health Care Business의 환경 변화

이제까지 세계화는 금융, 무역 등을 중심으로 이루어짐에 따라 상대적으로 교육이나 의료의 분야는 세계화의 영향을 덜 받은 편이였다. 이는 국가에서 의료와 교육은 국민의 기본권으로 인식 하고 이들 분야에 대해서는 외국 자본의 투자를 제한하였기 때문이다. 이렇게 국가에서 이들 분야를 보호하고자 하였으나 이제 더 이상 국가에서도 이들 분야의 세계화를 늦출 수 없게 되었다. 왜냐하면 보다 좋은 교육을 받기 위해 유학이나 어학연수를 떠나는 이들이 점차 늘어나는 추세이고, 또한 환자들 역시 양질의 의료서비스를 받기 위해 해외원정 진료를 받는 시대가 도래하였기 때문이다. 즉, Global Health Care 시대가 도래함에 따라 의료분야에서도 세계화에 적절히 대처해야 할 필요성이 대두되고 있다. 따라서, 현재 의료분야에 있어서 세계화가 어떻게 진행되어 가고 있는지에 대해 알아볼 필요가 있다.

1) 질환의 세계화

질병의 세계적 대유행에 대한 우려는 어제 오늘 일이 아니다. 1918년 전 세계 인구의 약 30%가 감염된 스페인 독감을 시작으로 20세기 들어 사스(SARS), 조류독감(Avian Influenza, AI), 그리고 현재의 신종 인플루엔자A(H1N1)에 이르기 까지 전 세계는 그야말로 질병의 대유행 앞에 두려움을 느끼지 않을 수 없었다. 특히 현재 이슈가 되고 있는 신종 인플루엔자 A(H1N1)는 발생한 지 불과 한 달 만에 전 세계로 퍼져나가는 폭발적인 전염속도로 전 지구촌을 위협 하고 있다. 이로 인해 세계보건기구(WHO)는 51년 만에 처음으로 `대유행'을 선언했다. 우리나라에서도 2009년 5월 초 감염자가 나타난 뒤 8월 15일 첫 사망자가 발생하면서 현재 급속도로 번져가고 있다.

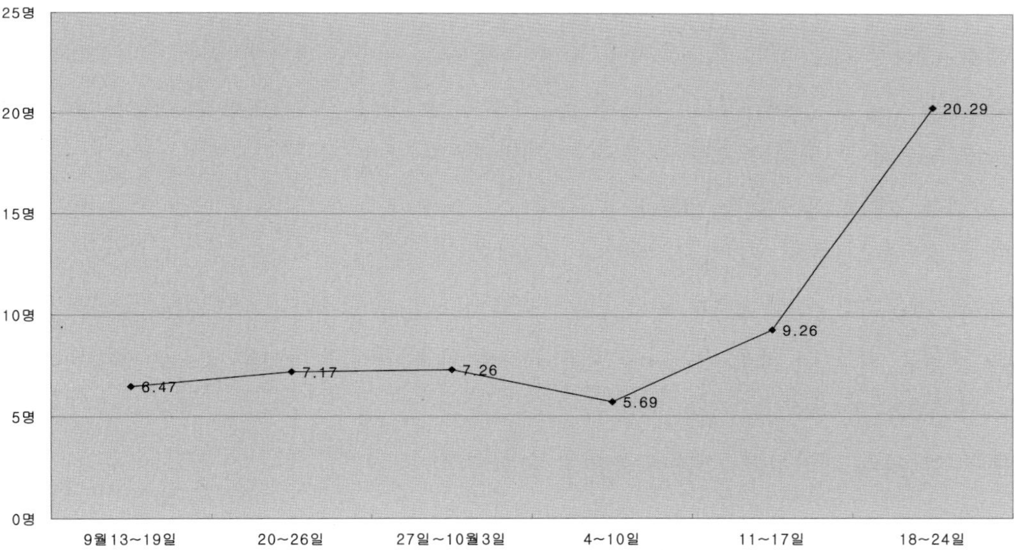

자료 : 보건복지가족부 중앙인플루엔자 대책본부

〈그림 1-1〉 표본 감시기관 인플루엔자 의심환자 수

2) 의약품이용의 세계화

최근 IMS Health 조사 결과에 따르면 2010년 세계 의약품 시장은 2009년 대비 4~6% 성장하며 약 8,250억달러의 시장규모를 형성할 것으로 예상된다.

〈표 1-2〉 세계 제약시장 연도별 실적

단위 : 10억달러, %

연도	시장규모(단위 $억)	전년대비 성장률(%)
2006	6430	7
2008	7730	4.8
2010(예상)	8250	5
2013(예상)	9750	6(연평균성장률)

자료 : IMS Health

한편, 신흥 의약품 시장으로 불리는 7개국(브라질, 중국, 인도, 멕시코, 러시아, 한국, 터키)의 의약품 시장은 2010년 12~14%의 성장률을 보일 것이며 향후 5년간 13~16%의 성장률을 보이며 지속적으로 성장할 것으로 예상된다. 특히 중국은 20%의 성장률을 보일 것으로 예측되어 중국시장에 관심을 가질 필요성이 있다.

세계 거시경제의 영향, 혁신적이며 품질이 뛰어난 의약품 제품의 등장, 의료보건서비스 확대 등으로 인해 2013년까지 세계 의약품 매출은 4~7%의 연평균성장률(compound annual growth rate)을 기록할 것으로 예상된다. 2013년까지 세계 의약품 시장의 규모는 약 9,750억 달러를 넘어설 것으로 전망된다.

세계 의약품 시장의 성장률이 5%대에 그칠 것으로 예상되는 가장 큰 요인은 의약품의 특허 만료 때문이다. 향후 5년간 약 1,370억 달러의 매출을 달성했던 의약품은 제네릭 의약품과의 경쟁을 피할 수 없게 됐으며 동일한 규모의 매출 달성은 어려울 것으로 예상된다.

〈표 1-3〉 세계 제약시장 2006년 지역별 실적 현황

단위 : 10억달러, %

지역구분	매출	성장률
북미	209.1	8.3
유럽 '빅 5'	123.2	4.4
아시아, 태평양 각국 및 아프리카	66.0	10.5
일본	64.0	-0.4

자료 : IMS Health

3) 건강식품의 세계화

최근 현대인들의 불균형적인 식생활과 만성질환 등으로 인해 건강에 대한 관심이 증가하면서 건강에 대한 관심이 증가하면서 건강식품에 대한 수요가 증가하고 있다.

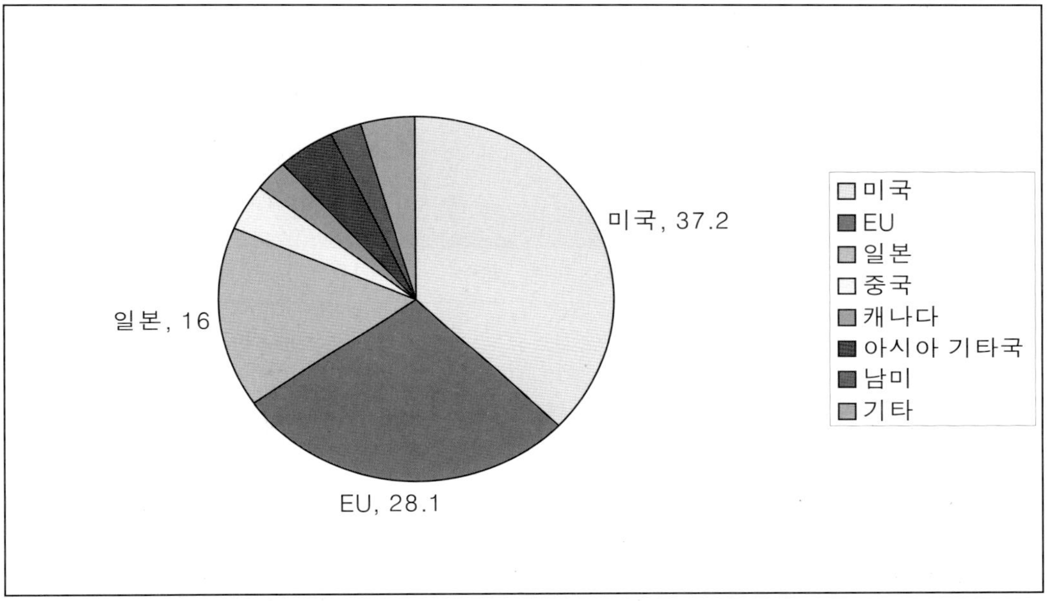

〈그림 1-2〉 세계 국가별 건강기능식품 시장 점유율(2006)

세계 건강식품시장은 연평균 7~10%로 성장하였으며, 2006년 2,400억달러 규모로 추정된다. 이중 식이보충제와 기능성식품을 합한 시장 규모는 1,450억달러로 전체 건강식품의 69%를 차지한다.

세계시장의 점유율을 살펴보면, 미국 37%, EU 28%, 일본 16%로서 선진국 위주로 시장이 발달하였으며, 최근 중국 등 신흥 개발도상국의 시장은 아직 작지만 빠르게 성장하고 있다.

단위 : 달러

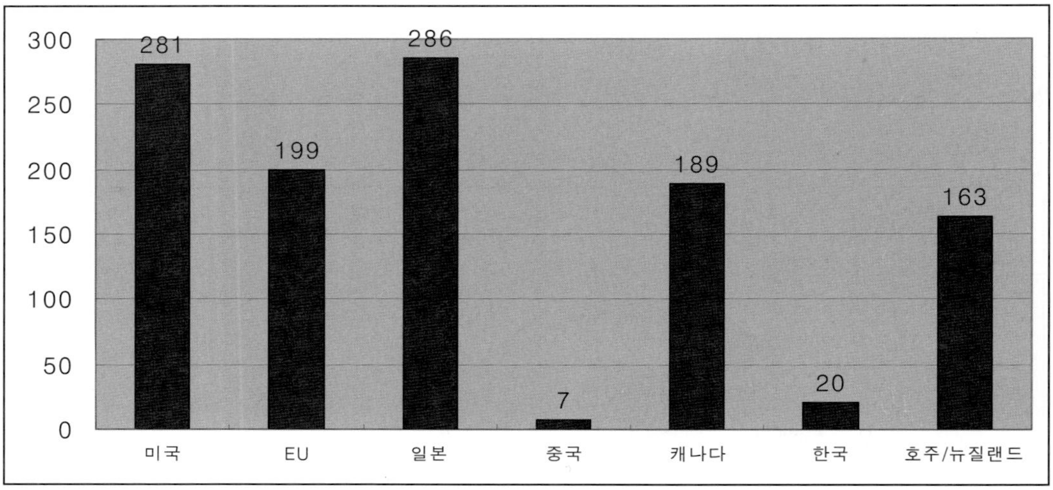

자료 : Nutrition Business Journal(2007)

〈그림 1-3〉 세계 건강식품 1인당 평균 구매액 (2006)

2006년 건강식품의 1인당 평균 구매액은 일본이 286달러로 가장 높았으며, 미국, EU, 캐나다 순으로 나타났다. 우리나라 건강식품 점유율은 세계 시장의 약 1%에 불과하였고, 1인당 구매액도 20달러에 그쳤다.

4) 질병보험의 세계화

건강하게 살고자 하는 욕구가 점차 증가함에 따라, 미래의 건강 문제로 인한 불확실한 손실을 현재의 확실한 적은 손실로 대체하고자 질병보험 상품 가입자가 크게 증가하고 있는 추세이다. 2000년 보험개발원의 연구에 의하면, 노인인구의 증가, 만성질환의 증대, 노인 간병 수요의 증대, 건강에 대한 관심 증대 등으로 인해 이러한 추세는 앞으로 계속될 전망이다. 또한 이러한 추세는 아시아의 다른 나라도 마찬가지임에 따라 보험회사들은 해외시장 진출에 큰 관심을 가지고 있다.

국내 민간보험 시장 규모를 살펴보면 1996년 약 1조 3,197억원에서 매년 증가하여 2001년에는 4조 1,554억원 규모로 성장하였다. 이러한 민간보험 시장의 급속한 성장은 2002년 국민건강보험의 보험료 수입 10조 1,417억원과 비교해볼 때 민간보험의 규모가 더 크거나 비슷한 수준으로 커지고 있음을 알 수 있다.

현재, 경제자유구역 내 외국병원의 내국인 진료를 허용하는 '경제자유구역의 지정 및 운영에 관한 법률' 개정안이 시행되면서 경제자유구역 내 외국계 영리병원이 등장하고 내국인 진료가 허용될 경우, 고액의 자기 부담 진료비를 해결하는 방안으로서 민간보험의 필요성과 민간보험 시장 확대가 예상되는 바이다.

〈표 1-4〉 민영의료보험 보험료 추이

구분	생명보험	장기손해보험	상해보험	합계	
				금액	증가율
1996	1,250,725	48,180	20,821	1,319,726	-
1997	1,498,002	70,487	26,064	1,594,553	20.8
1998	1,767,255	93,618	25,582	1,886,455	18.3
1999	2,242,596	156,729	42,471	2,441,796	29.4
2000	2,799,958	249,338	32,260	3,081,556	26.2
2001	3,739,371	386,775	29,239	4,155,385	34.8

자료 : 건강보험장기발전모델에 관한 연구(김한중, 2003)

〈표 1-5〉 주요 OECD 국가들의 민영건강보험 유형 및 적용인구

국가	민간보험의 유형	적용인구비(%)
호주	비급여서비스에 대한 보충형	45
덴마크	본인부담에 대한 보충보험, 일부 비급여 서비스에 대한 보충형	28
프랑스	본인부담에 대한 보충형	90 이상
독일	대체형 민간보험(초고소득층)	9
	비급여서비스, 본인부담 보충형	10
네덜란드	대체형 민간보험	29
	본인부담 보충형	93
뉴질랜드	본인부담 보충형, 비급여 보충형	33~37
스웨덴	비급여 보충형	1~1.5
영 국	본인부담 보충형, 비급여 보충형	11.5

자료 : OECD, Health Care Systems in Eight Countries, 2002. 박종연(2002) 재인용

〈표 1-6〉 주요국의 사회보험과 민간보험과의 관계

구분		한국	미국	일본	영국	독일	호주	네덜란드	프랑스
공적보장 제외 영역	의료비	×	◎	×	×	◎ 고소득	△	◎ 고소득	×
	소득보장	△	◎	△	-	◎ 고소득	△	◎ 고소득	◎ 자영업자
공적보장 불충분한 경우	대기시간 단축을 위한 사비진료	×	×	×	◎	×	◎	×	×
	자유로운 의사선택에 따른 사비진료	×	×	×	◎	◎	×	△	×
	의료비자기부담금	×	△	×	-	△ 공무원	×	◎	◎
	차액 병실료	△	△	◎	-	◎	◎	◎	◎
	입원에 수반되는 제비용	△	△	△	◎	◎	◎	◎	◎
	소득보장	×	△	△	◎	◎	◎	◎	◎

◎ 완전한 민간보험 시장 존재, △ 부분적 민간보험 시장 존재, × 민간보험 시장 없음

5) 화장품시장의 세계화

화장품산업은 소위 말하는 문화산업에 가까워 글로벌 시장에 진출하는 것은 쉽지 않은 목표라 볼 수 있다. 하지만, 국제화된 경쟁 사회 속에서 고객들의 다양한 욕구를 충족시키기 위한 화장품 기업들의 세계적인 진출 역시 가시화된 상황이다. 화장품시장의 성장률은 일반적으로 GDP 성장률을 앞서가는 경향을 보이며 화장품시장의 잠재성을 짐작할 수 있다. 따라서 일찍이 세계 화장품 시장에 뛰어들어 눈에 띄는 성장을 보이는 국내 기업으로 아모레퍼시픽을 들 수 있다. 아모레퍼시픽의 글로벌 랭킹은 22위이고 시장점유율은 0.6%이다.

(주)아모레퍼시픽은 아시안 뷰티 크리에이터라는 글로벌 비전을 달성하기 위한 글로벌 사업 확대에 박차를 가하여 2006년 1억 6,000만달러의 해외매출을 달성하였으며, 국내 1위를 넘어 세계적인 화장품 기업이 되기 위해 계속해서 나아갈 계획이다. 현재 아모레퍼시픽의 글로벌 전략은 중국, 프랑스, 미주 지역을 3대 축으로 하여 전개되고 있다.

〈표 1-7〉 중국 GDP대 화장품시장

구분	연평균성장률(2000~2006)	연평균성장률(2006~2010E)
GDP 성장률(%)	13%	10%
화장품시장 성장률	16%	11%

자료 : 한국기업의 글로벌 경영(사례를 통해 본 전략과 시스템)

〈표 1-8〉 화장품회사의 세계적 시장점유율

Ranking	Company 2006 (시장 점유율)
1	Procter & Gamble (12.7)
2	L'oreal Group (1C.2)
3	Unilever Group (7.1)
4	Colgate-Palmoive Co. (4.0)
5	Estee Lauder Cosmetics Inc. (3.9)
6	Avon Productd Inc. (3.3)
7	Beiersdorf AG (3.1)
8	Johnson $ Johnson Inc. (2.8)
9	Shiseido Co. Ltd. (2.6)
10	Kao Corp. (2.5)
22	AMOREPACIFIC Corp. (0.6)

자료 : Women's Wear Daily, 2006

6) 의료 인력의 세계화

의료의 패러다임이 글로벌하게 변화하고 있는 이때, 의료 인력들의 국가 간의 경계를 벗어난 이동이 점차 증가할 것으로 예상된다. 따라서 보다 글로벌한 경쟁력을 갖춘 우수한 의료 인력을 양성하는 것이 의료분야에 있어 선진국이 되기 위해 우선되어야 할 과제이다. 우리나라에서도 이러한 추세에 맞추어 간호사들이 미국 간호사 자격증을 따려고 노력하고 있다. 또한, 현재 국내에서 외국인환자 유인 행위를 합법화하는 의료법이 시행됨에 따라 외국인 의사, 석학 등의 글로벌 의료계 거물들의 방한이 급증하고 있다. 실제로 외국인 VIP 의전관광 전문 여행사 코스모진에 따르면 1분기 자사의 서비스를 이용한 방한 외국인 5천여명 중 36%(1,800명)가 의사 및 의학자인 것으로 나타났다. 이는 작년 대비 20% 상승한 수치다.

〈표 1-9〉 연도별 보건의료산업 인력파견 현황

	2004	2005	2006	2007	2008
국가	29	31	31	34	86
파견인원	188	210	295	356	595

자료 : 보건복지가족부(의료관광을 위한 국가의 보건정책)

〈표 1-10〉 한국국제협력단(KOICA) 국내 초청 연수사업

	2004	2005	2006	2007	2008
국가	58	46	38	38	30
연수인원	235	188	218	232	217

자료 : 보건복지가족부(의료관광을 위한 국가의 보건정책)

7) 환자의 의료이용의 세계화

환자들이 의료서비스를 해외에서 소비하게 된 원인은 크게 세 가지를 들 수 있다.

첫째, 의료비이다. 자국의 의료비가 개인이 감당하기 힘들 정도로 비싼 경우 자국의 의료서비스와 동일한 의료 질을 보장하면서 가격이 효율적인 다른 나라의 의료서비스를 이용하게 되는 것이다.

둘째, 의료의 질이다. 보다 높은 수준의 의료 서비스를 받고자 하나 그 수요를 충족할 만한 여건이 자국 내에서 여의치 않을 경우, 양질의 의료서비스를 제공하는 해외의 의료기관을 찾게 되는 것이다.

셋째, 시간의 효율성이다. NHS(국민보건서비스 : National Health Service) 방식의 의료보장 제도를 가지고 있는 영국의 경우, 의료공급 측면에 있어서 긴 대기시간이 문제점이 되고 있다. 따라서, 대기 환자들이 그들이 원하는 때에 원하는 의료서비스를 받기 위해 해외에서의 의료서비스 소비가 일어나고 있다.

가. 의료 관광

의료 관광은 의료서비스와 휴양, 레저, 문화 활동 등 관광이 결합된 퓨전 관광이다. 더불어 이는 의료시장에서 국경의 장벽이 사라짐을 의미한다. 환자 혹은 고객은 의료서비스를 자신이 거주하는 국가는 물론이며 타국의 의료시설을 이용하여 의료 서비스를 이용한다.

세계 의료관광 산업의 규모가 2012년쯤이면 약 1,000억불로 급성장할 것으로 예견되는 가

운데, 해외 환자 유치를 위한 각 국가별 경쟁이 앞으로 치열해질 전망이다. 해외환자 유치에 따른 경제적 효과는 다른 어떠한 산업 부분에 비교해 보아도 막대한 부가가치를 유발하기 때문이다. 의료 관광으로 인해 외국인환자 1만명 유치 시 약 7백억원에 이르는 생산유발효과 및 일자리 창출 효과를 거둘 수 있다.

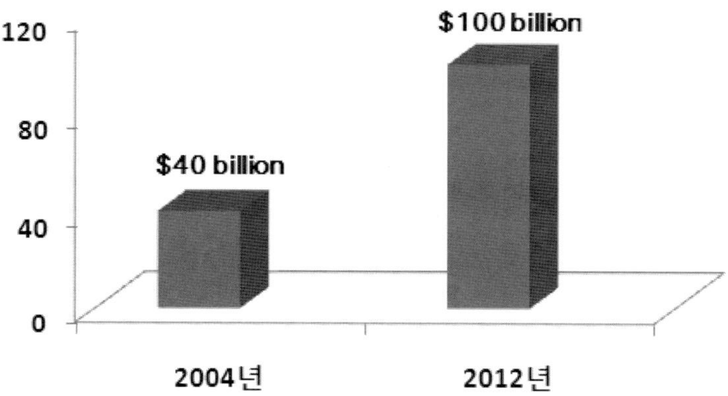

자료 : Mckinsey&Company and the Confederation of Indian Industry

〈그림 1-4〉 Worldwide Medical Tourism Industry

나. 메이컬 아웃소싱

아웃소싱의 사전적 의미는 기업 업무의 일부 프로세스를 경영 효과 및 효율의 극대화를 위한 방안으로 제3자에게 위탁해 처리하는 것을 말한다. 의료분야에 있어서 아웃소싱을 미국의 의료보장 현황을 들어 설명하고자 한다. 임산부가 출산을 하면 병원비만 약 2만불 정도가 들만큼 미국은 개인이 감당하기 힘들 정도로 의료비가 비싼 국가이다. 이렇다보니 보험이 없으면 의료비 부담이 만만치 않은 상황이다. 하지만, 민간보험에 가입하는 것 또한 큰 부담이 되는 실정이며 의료보험이 보장되는 직장에 다니지 못할 경우 무보험자로 남을 수밖에 없다. 현재 무보험자는 4,600만명에 이르고 이는 전체 인구의 15%가 넘는 수준이다. 이같이 온전한 의료보장을 실시하지 못한 채, 크게 증대하는 국민의료비 부담을 해결하고자 등장한 것이 메디컬 아웃소싱이다. 미국인들은 비싼 자국의 의료 수가를 감당하지 못하여 가까운 멕시코, 인도, 태국, 더 멀게는 남아프리카공화국까지 가서 진료를 받고 있다.

이상과 같은 세계화의 경향은 앞으로 더욱 중요해질 것이며 지속적으로 이루어질 것이다. 따라서 의료분야에 대한 우리들의 시각 또한 전환할 필요성이 점차 증대되고 있다.

3. 글로벌 의료사업

(1) 글로벌 헬스의 개요

글로벌 헬스는 국가 간의 보건의료 협력에 관한 내용과 개발도상국의 보건의료문제를 연구하는 분야로 주로 세계 각국의 평균수명, 영아 사망률, 인구문제, 인구의 도시집중, 식량문제, 경제의 위기와 건강문제, 환경오염과 건강, 일차보건의료 그리고 주요 감염병 등에 관심을 두고 세계 인구의 건강을 보호하고 증진을 도모함을 목표로 한다. 최근 우리는 선진국 및 개발도상국과 국제 보건·의료의 교류가 증가하고 있으며, 우리의 보건·의료를 지원해 주는 경우도 점차 증대되고 있다. 이러한 점에서 국제간의 협력은 더욱 중요시되고 있다. 보건의료에 관한 전문적인 국제기관인 세계보건기구(WHO)는 기술적 자문과 최신 정보 및 자료의 제공은 물론 각종 장단기 보건사업에 관한 여러 가지의 전략과 지침을 마련, 각 회원국에 전달하여 주고 있고, 각 회원국은 이러한 WHO의 전략과 지침에 의해 자국의 특성에 맞는 보건 사업을 개발 추진하고 있다.

(2) 글로벌 헬스 케어의 개요

글로벌 헬스 케어는 국경을 넘어 제공되는 의료서비스, 해외 의료 소비, 국제적인 의료기관 네트워크 및 의사, 간호사, 의료기술자 등 서비스인력의 국가 간 이동을 다루는 분야이다. 그중, 의료관광은 의료서비스의 해외소비가 증가함에 따라 의료관광산업을 통한 의료서비스 시장의 확대에 초점을 두고 있다.

매킨지 사의 보고서에 따르면 2012년 세계의료관광 시장의 규모는 1,000억 달러에 달할 것으로 내다보고 있는 가운데, 세계 의료관광객 수는 2005년 1,900만명에서 2010년에는 4,000만명으로 증가할 것으로 예상하고 있다.

이에 따라 의료관광산업은 이제 국가 간 치열한 경쟁으로 이어지고 있다. 태국은 1967년부터 태국병원 총 지분의 49%까지 외국인 투자가 가능하도록 하였다. 또한, 의료 수가에 대한 규제철폐 등 민간 의료서비스에 대한 규제가 거의 없다. 태국정부는 외국인 의사에게도 태국보건부의 시험을 통과하면 태국 의료산업에 종사할 수 있도록 허용하며 우수 의사 인력확보를 위해 힘쓰고 있다. 또한 관광산업을 바탕으로 치료와 휴양을 결합한 의료 허브로 도약하고자 노력 중이다.

싱가포르는 의료관광산업의 주도권을 확보하기 위해 원 스톱센터를 설립하여 비자수속부터 최적의 의료진 선정, 숙박서비스 제공 등을 통해 입국과정을 간소화하고 환자의뢰 네트워크를 확대하여 편의를 제공하고 있다. 또한 부가적 서비스를 통해 일자리 창출과 고용증가를 목표로 하고 있다. 또한 임상의료 허브와 경제적 의료허브라는 두 가지 초점을 맞추어 주변 경쟁국인 태국, 말레이시아보다 우위에 설 수 있도록 전략을 수립하는 등 싱가포르는 2012년까지 백만명(2억 6천만 달러-GDP 1%) 유치를 목표로 국가적 차원의 마케팅을 전개하고 있다.

〈표 1-11 〉 국외의 의료관광사업

방콕의 범룽라드 병원 (Bumrungrad Hospital)	▶ 2002년 아시아 최초 JCI인증 획득 ▶ 2005년 미국 뉴스위크에 의한 세계 10대 병원으로 선정됨 ▶ 연간 백만명 이상의 환자 중 43만 명이 190여 개국에서 온 국제 환자임 ▶ 의사들의 상당수는 선진국 자격증을 소유하며 총 900명이상의 의사 및 치과의사 보유 ▶ 2006년 총 환자수 1,065.5천명 기록 (구성: 내국인 631.4천명, 거주외국인 106.6천명, 국외외국인 327.4천명) ▶ 2006년 총 수입은 2억 2천만 달러로 (내국인 46%, 외국인 54%)구성, 외국인 환자의 비율이 41%인 것을 감안하면, 외국인환자가 내국인에 비해 높은 수익을 가져오는 것으로 볼 수 있음
싱가포르의 파크웨이 헬스케어 그룹 (Parkway Healthcare Group)	▶ 2007년 그룹 전체 매출액이 869백만 싱가포르 달러에 달함 ▶ 미국병원경영협의회가 인정한 세계10대 병원의 하나로 JCI인증을 취득하고 2003년과 2004년 아시아 최우수경영상 수상 ▶ 2005년 전체수입의 40%가 외국인환자, 외래환자는 140천명, 입원환자는 14천명이었음

(3) 글로벌 헬스 산업

1) 화장품

가. 에프씨비파미셀(주) 뇌경색 치료제 해외시장 진출

성체줄기세포를 이용한 뇌경색 치료제 상업화 임상시험(III상)을 진행하고 있는 에프씨비파미셀(주)는 한국보건산업진흥원과 독일의 정부기관(TSB, 베를린과학기술재단), 독일베를린

의과대학 샤르테병원등과 성체줄기세포를 이용한 세포치료제 개발을 위해 구체적인 협력방안을 확정하고, 포괄적인 MOU를 체결하였다.

이번 MOU의 내용은 에프씨비파미셀(주)와 한국보건산업진흥원이 독일에 신설법인을 설립하여 줄기세포를 활용한 뇌졸중, 심근경색, 암 치료제에 대한 임상실험을 진행하고, TSB 등 3개 기관은 임상시험에 필요한 제반 시설과 연구에 대해 지원하는 것으로 되어있다.

2) 의료장비 분야

수익성이 높은 산업으로 평가받는 의료장비와 진단사업 등 헬스 케어에 대한 대기업들의 행보가 주목된다. 인구 고령화에 따른 만성질환 증가와 1인당 의료비 지출 증가 등으로 헬스 케어 산업의 성장 잠재성도 커지고 있다.

전 세계 헬스 케어 시장은 2000년 3,065억달러(368조원)에서 연평균 13.2%의 성장세를 유지하면서 2009년 9,282억달러(1114조원) 시장으로 급성장하고 있다.

의료장비산업의 경우 높은 R&D역량, 대규모 자본 등이 요구되기 때문에 몇몇 글로벌 기업들이 독과점하고 있는 시장이며 주요 시장 또한 미국, 유럽 등 선진시장을 위주로 형성돼 있다.

국내서도 삼성, SK케미칼 등 대기업들이 헬스 케어, 바이오로 사업다각화를 추진하고 있으며 이로 인한 국내 헬스 케어 시장의 빠른 성장이 예견된다.

삼성은 이미 2007년 10월 의료기기를 포함한 바이오, 헬스 케어를 6대 신성장 엔진과 미래 준비사업으로 분류하고 중장기적 투자를 진행해왔다. 이중 난치암 정복이라는 목적으로 개인 맞춤형의료시장에 대한 진출 가능성이 매우 큰 것으로 분석된다.

개인맞춤형의료시장은 약 2,320억달러 규모에서 연평균 11% 이상 성장할 것으로 전망된다. 삼성그룹의 헬스 케어 R&D는 삼성병원이 담당하게 되며 난치암 과제에 대해서는 삼성암연구소가 추진할 예정이다.

〈표 1-12〉 보건의료전달체계의 의료자원 분배현황(2003)

구분	CT(인구백만명당)	MRI(인구백만명당)
호주	-	3.7
캐나다	10.3	4.5
프랑스	8.4	2.8
독일	14.7	6.2
이탈리아	2.4	11.6
일본	92.6	35.3
한국	31.9	9
폴란드	6.3	1
포루투갈	12.8	3.9
스웨덴	14.2	7.9
스위스	18	14.2
영국	-	-
미국	13.1	8.6
OECD 평균	17.8	7.7

자료: OECD reviews of health system(2006) 재구성, OECD Health Data(2005)

3) 해외진출 의료기관 분야

미국 하버드, 보스톤, 코넬 대학병원들은 중동(두바이, 카타르), 중국 등으로 진출하고 있으며, 싱가포르 래플즈병원, 파크웨이 그룹 등은 동남아 인근 국가들에 자국의 의료기관 분원을 설립하는 등 미국을 비롯한 이와 같은 의료산업 선진국들은 의료기관 해외진출 범위를 확대하고 있는 추세이다. 또한 자원부국 및 신흥개발도상국의 보건의료의 현대화에 대한 수요급증으로 중동아시아국가를 중심으로 의료도시(medical city) 등 병원사업과 관련해 대규모 투자가 진행 중에 있다.

가. 해외 현황

경쟁력이 있는 대학, 병원, 연구소, 기업 등은 파트너십과 전략적 제휴 등을 통해 해외 진출에 있어 경쟁력을 강화하는 중이다.

① 클리브랜드 클리닉 : 아부다비, 비엔나, 토론토, 사우디아라비아, 이집트 등에 파트너십을 통한 확장 전략을 구사 중이다.

② 스탠포드 의대 : 싱가포르 포토맥랜드/헬스(Potomac Land and Health Corp)와 전략적 제휴를 맺고 아시아 시장을 공략 중이다.

③ 싱가포르 의료기관 : 중동, 러시아, 중국 지역으로 의료기관 위탁 경영 또는 의료기관 설립 등을 통한 해외진출을 진행 중이다.

④ 인도 의료기기관 : 해외 사무소 설치 및 의료기관 설립 등을 통한 해외 시장 공략 중에 있다.

나. 국내 현황

① 우리들 병원 : 우리들 병원이 중국 제약회사(천사력)와 투자계약을 체결하고 의료법인을 설립하여 상해 우리들 병원을 운영하고 있다.

② 마리아 병원 : 의료기관 시설 내 일부 사용계약을 체결하여 중국선양 동방미용정형병원에 불임치료센터를 운영하고 있다.

③ 송도 병원 : 몽골 울란바토르에 160억원을 투자하여 병원을 운영하고 있다. 의사 3명이 파견되었으며 현지의사 15명이 근무하고 있다.

④ 자생한방병원 : 30억원을 투자하여 미국 플러튼 분원을 운영하고 있다. 한의사 2명, 간호사 1명이 파견되었다.

⑤ 인하대병원 : 중국 청도 인민병원에 23명의 의사가 순환 파견되어 경영 및 의료인력 또는 병원시스템, 기술 등을 이전하고 있다.

이 밖에도 많은 국내 의료기관들이 일본, 베트남, 몽골 등으로 진출해 있는 상황이며 앞으로 그 추세는 더 가속화될 전망이다.

〈표 1-13〉 국내 의료기관 진출현황(중국)

진출 시기	의료기관명
'03	동방의료집단(마리아병원 등)
'04	아이미상해성형외과
	뷰티차이나메디컬센터
	상해루이리성형병원
'05	Corea성형외과
	중국BK성형외과
	예메디컬센터 상해
'06	청도GF병원
	함소아중의원
'08	벨라쥬여성병원
	상해우리들병원
'09	청도 인민병원(인하대)

자료 : 보건복지가족부(의료관광을 위한 국가의 보건정책)

〈표 1-14〉 국내 의료기관 진출현황(미국)

진출 시기	의료기관명
'99	Cha Columbia
'02	LA Cha 불임치료 센터
'03	함소아한의원
'04	할리우드장로병원
'05	함소아한의원
'06	고운세상피부과
'09	LA 자생한방병원

□ 일본 : 예메디컬치과병원이 진출
□ 베트남 : 예메디칼, 한양대유나이티드 류마티스 클리닉 등 4개소 진출
□ 몽골 : 송도병원, ZUUN NIAS병원 등 4개소 진출

자료 : 보건복지가족부(의료관광을 위한 국가의 보건정책)

4. 글로벌 의료경영

(1) 글로벌 의료 경영의 필요성

현재 세계경제는 하루가 다르게 글로벌화 되어가고 있다. 세계경제의 글로벌화란 세계경제가 국내외 경제의 구분 없이 하나의 거대한 단일시장이 되는 것으로, 이는 GATT체제와 과학기술 및 운송·통신수단의 급속한 발달 등에 힘입은 결과이다. 이러한 세계경제의 글로벌화는 무역장벽의 지속적인 축소와 규모의 경제, 기술진보, 운송수단의 발달, 그리고 소비자 수요의 동질화 등에 힘입어 시장의 글로벌화 (globalization of markets)와 생산의 글로벌화(globalization of production)를 통해서 기업의 글로벌화(globalization of firms)를 가져왔다.

글로벌 경제시대에 맞추어 경영도 글로벌 경영이 필요해 짐에 따라 글로벌 경영이라는 새로운 학문분야가 탄생하여 사회 각 분야에서 글로벌 경영분야에 대해 연구 및 학습이 이루어 지고 있다. 보건의료분야도 글로벌화 되어 가고 있음에 따라 글로벌 경영기법을 보건의료분야에 도입하여 활용하는 글로벌 의료경영(global health care business management)의 필요성이 증대되고 있다.

(2) 글로벌 의료경영의 정의

국제화된 경쟁, 다양한 욕구, 세계시장의 블록화, 새로운 무역체계의 형성, 무너져가는 국경 등 다양한 기업경영환경의 변화는 기업들로 하여금 국제화 및 글로벌화를 가속화시키고 있다.

글로벌 경영이란 전 세계를 하나의 시장으로 보고 통합된 전략을 구사하는 경영활동을 의미한다. 국제화가 국가경계선을 넘어 타국과의 상호작용을 하는 것과 달리 글로벌화는 국경에 따라 시장을 구분하는 것은 의미가 없고 전 세계를 하나의 시장으로 보고 활동하는 것을 말한다. 즉, 글로벌 의료경영이란 전 세계를 하나의 의료시장으로 보고 통합된 전략을 구사하는 의료경영활동을 의미한다고 정의할 수 있다.

우리나라도 현재 국가 차원의 글로벌 의료 경영을 위해 한국보건산업진흥원에서 보건산업(bio)의 발전과 보건서비스(public health) 향상을 위한 사업을 추진해오고 있다. 이를 통해 우리나라 보건의료산업의 경쟁력을 글로벌 선진국 수준으로 끌어올리는 것을 비전으로 하여 2015년까지 의약품 세계 7위, 의료기기 세계 5위, 식품 세계 8위, 화장품 세계 7위, 의료서비스 기술수준 세계 95% 수준 등을 달성하여 보건산업분야의 G7에 들어가려 노력 중이다.

(3) 글로벌 의료경영의 방법론

일반적으로 국제경영활동을 하는 기업을 국제기업이라고 정의할 때에는 국제경영활동에 대한 범위와 내역에 따라서 국제기업(international corporation), 다국적기업(multinational corporation), 세계기업(global corporation), 초국적기업(transnational corporation)등 네 개의 형태로 나누어 볼 수 있다. Chakravarthy와 Perlmutter의 4개의 국제기업에 대한 정의 및 분류를 바탕으로 국제기업, 다국적기업, 세계기업, 초국적기업을 분류하였다.

〈표 1-15〉 국제기업에 대한 정의 및 분류

기업 분류	내용	의료경영
국제기업	현지국(Host country)에서 해외 자회사의 설립 및 운영활동 없이 수출·입과 같이 상품이나 원자재 등 유형재화의 교역뿐만 아니라 국제기술이전·프랜차이징·라이센싱 등과 같이 무형재화의 국제교역가지를 포함하는 것으로 이해할 수 있다.	해외시장에서 건강식품판매
다국적기업	본사국(Host country)을 포함하여 현지국에 해외 자회사를 설립함으로써 두 개국 이상에서 기업을 설립·운영하는 기업을 의미한다.	제약회사의 해외진출기업
세계기업	다국적기업 중에서 각 지역시장을 하나의 시장 및 생산단위로 보아 기업경영전략을 실시하는 기업을 말한다.	해외진출 의료기관
초국적기업	세계기업 중에서 세계시장을 하나의 시장 및 생산단위로 세계적인 재분배를 경영전략으로 실시하는 기업을 말한다.	의료관광기업

자료 : 국제경영과 경제의 이해

국제기업, 다국적기업, 세계기업, 초국적기업은 서로가 별개의 개념이라기보다는 세계화 및 글로벌화 되어가는 기업 혹은 의료분야에서 하나의 일련적이고 상호적인 관계이다.

Chakravarthy와 Perlmutter의 4개의 국제기업에 대한 정의 및 분류를 의료경영 분야에 접목시켜본다면 의료관광은 초국적기업적인 병원의 주도로 이루어진다. 국제기업의 경우에는 현지국(host country)에서 활동하는 국내의 모든 의료 기관을 지칭한다.

〈표 1-16〉 기업의 해외시장 진출방식 및 유형

해외시장 진출방식	유 형	의료경영 분야
수출방식	• 간접수출(indirect exporting) • 직접수출(direct exporting) - 대리인/도매유통업자(foreign gent/wholesailer) - 판매지사/법인(foreign branch/subsidary)	화장품 · 의약품 · 의료기기 수출 · 입
계약방식	• 라이센싱(licensing) • 프랜차이징(franchising) • 기술제휴(techinical agreement) • 서비스계약(service contracts) • 경영관리계약(management contracts) • 건설/턴키계약(construction/turnkey contracts) • 계약생산(contract manufacturing) • 공동생산협약(co-production agreements)	특허권 임대 및 판매 (의약품) 공동 개발(의약품) 수술법 및 연구결과 공유
투자방식	• 단독자회사(100% wholly subsidiaries) - 신설(new venture) - 인수 · 합병(M&A) • 합작기업(joint venture) - 신설(new venture) - 인수 · 합병(M&A)	국내병원의 해외 진출 해외병원의 국내 진출 국내병원과 해외병원과의 합작병원

연습문제

1. 한국의 세계화 수준에 대해서 설명하시오.

2. 한국 의료의 세계화 수준에 대해서 설명하시오.

3. Global Health Care Business의 환경변화에 대해서 설명하시오.

4. 글로벌 헬스산업의 추세에 대해서 설명하시오.

5. 글로벌 의료경영의 필요성에 대해서 설명하시오.

6. 글로벌 의료경영의 방법론에 대해서 설명하시오.

제2장 의료 질 향상의 역사

학습목표

1. 의료 질 향상의 역사를 이해한다.

2. 의료 질 평가제도를 이해한다.

3. 의료의 질 관리의 3가지 모델을 이해한다.

4. 의료사고의 심각성과 예방방안을 이해한다.

제2장 의료 질 향상의 역사

1. 의료 질 향상의 역사

(1) 서구의 의료 질 향상의 역사

1) 고대

의료 질 향상의 역사는 고대 이집트, 앗시리아, 중국, 그리스, 로마 시대부터 시작되었다. 기원전 2000년에 제정된 바빌로니아의 함무라비법전에 의료사고에 대한 형벌을 기록한 것과 전문직의 행동에 관한 규정을 문서화한 히포크라테스 선서 등을 보면 고대부터 의료의 질 향상 활동이 있었다는 것을 확인할 수 있다.

함무라비 법전은 고대 바빌로니아 제1왕조 제6대 함무라비 왕이 메소포타미아 전역을 통일하고 제정(BC 1750년경)한 설형문자로 된 법전으로 의사가 심한 상처를 가진 사람을 수술하여 죽거나 눈에 고름을 제거하다가 눈을 멀게 하면 수술한 의사의 손가락을 절단하라고 기록되어 있다. 히포크라테스 선서에서는 최선을 다해 치료하는 의사의 윤리적 의무를 강조하고 있다.

2) 근대

영국의 간호사이자 병원 개혁가였던 나이팅게일은 1854년 크리미아 전쟁 발발 후 부상병을 간호하고 불결한 병원 환경을 개선하여 환자 사망률을 100명당 42명에서 2.2명으로 감소시켰다. 또한 상병 및 사망에 관한 자료를 수집하여 상병별 사망률을 산출하고, 이를 기반으로 병원 간 사망률의 차이를 비교하였다. 나이팅게일은 병원의 의료의 질 향상을 위해 병원의 사망률 자료를 이용하여 병원 간 의료의 질을 평가하였다. 이는 명시적이고 체계적인 의료의 질 평가가 이루어지기 시작했다는 것을 알 수 있다.

3) 20세기

가. 플렉스너(Abraham Flexner)

20세기에 접어들면서 유럽 중심의 의료의 질 향상 활동은 미국으로 옮겨오게 된다. 과학을 바탕으로 하는 의학교육의 주장은 약 100년 전인 1910년 플렉스너 박사의 보고서

"Medical Education in the United States and Canada"에서 비롯되었다. 이 보고서는 미국 내 의과대학의 표준을 제안하고 병원표준화 프로그램을 개발하여 의학 교육기관의 질 평가를 시행하자는 내용을 포함하고 있었으며, 부실 교육기관의 정화 및 교육기관의 질적 수준 향상의 계기를 마련하였다. 당시 플렉스너 보고서의 출판은 의료전문직의 '권위확립' 의 획기적 사건이었다.

나. 코드만(Ernest Amory Codman)

1914년 미국 Massachusetts General Hospital의 외과의사였던 코드만은 수술을 받고 퇴원한 환자를 1년 후에 추적하여 치료의 "최종결과"를 평가한 연구 결과를 발표하였다. 연구결과에 의하면 의사의 능력만으로 의료의 질이 결정되지 않음을 밝혔으나 의료계의 반발로 해고되는 수난을 겪기도 하였다. 코드만은 의료의 질 향상 활동의 주요 과제 중의 하나인 결과평가를 개척한 선구자로 현대 의료의 질 향상 활동의 기본 틀을 마련한 인물로 인정받고 있다. 그의 공로와 업적을 기려 미국의 대표적인 의료기관 인증 제도를 운영하는 기구인 JCAHO(Joint Commission on Accreditation of Healthcare Organizations)는 의료의 결과 측정을 통해 질 향상을 성공적으로 이끈 의료기관에 대해 'Ernest Amory Codman Award'를 수여하고 있다.

다. 미국외과학회(American College of Surgeons)

1913년에 창립된 미국외과학회는 병원에서의 환자 진료수준의 향상에 많은 관심을 가졌다. 이를 위해 1918년에 병원표준화 사업을 시작하였는데, 이는 자발적인 의료기관 신임제도의 효시로 간주되고 있다.

라. JCAH(Joint Commission on Accreditation of Hospitals)

미국외과학회 중심의 병원표준화 사업은 외과병원에 대한 인증 사업이었는데 이를 다른 진료과 등으로 확대할 필요가 있음에 따라 외과학회, 병원협회, 의사협회 등이 모여서 병원표준화사업을 전담하는 새로운 기구인 JCAH를 1952에 설립하였다. 이후 평가 기관을 보건기관까지 확대하기 위해 1980년대에 JCAHO로 명칭을 변경하였다.

마. PSRO (Professional Standards Review Organization) / PRO(Peer Review Organization)

1965년에는 미국에서 메디케어(65세 이상 노령자), 메드케이드(저소득층) 제도가 시행됨에 따라 진료비에 대한 심사가 필요하였다. 이를 위해 1972년에 PSRO (Professional Standards Review Organization)가 설립되었다. PSRO는 메디케어를 포함하는 연방 사회보험 수혜자들의 의료이용을 심사하기 위한 의사들의 지역적 비영리조직이었으며, 환자들에게 의학적으로 필요한 의료서비스가 효율적으로 전달되도록 보장하기 위한 목적으로 설립되었고, 의료의 질 향상을 위해 의료의 질 평가를 수행하였다. 의료인들로부터 진료 침해라는 반대의견과 의료비 절감효과에 대한 의회의 부정적 평가로 인해 폐지되고 1982년부터 PSRO를 대신할 PRO(Peer Review Organization)가 생겨났다. PRO 역시 의료서비스의 적절성과 의학적 필요성, 시설이용의 타당성, 의료의 질과 효율성, 입원사전심사 등의 업무를 수행하며, 의료의 질적 수준을 보장하는 것을 그 목적으로 하고 있다.

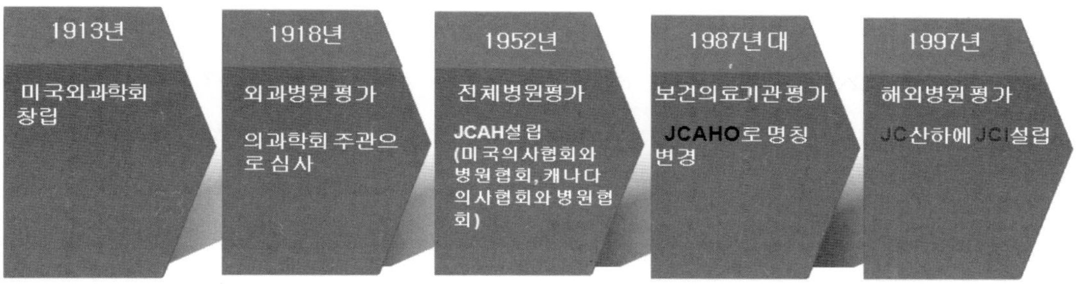

〈그림 2-1〉 20세기 미국 의료의 질 평가의 역사

4) 21세기

21세기는 글로벌 시대로서 사람, 물자 등이 국경의 장벽이 없이 전 세계로 이동하는 시대가 되었다. 환자들도 이제 자국에서만 진료를 받는 것이 아니라 양질의 의료를 제공하는 전 세계의 여러 의료기관을 이용하는 시대가 됨에 따라 의료의 질 향상 활동도 글로벌화 되어야 한다. 이러한 시대적인 변화에 부응하기 위한 다양한 의료의 질 향상 활동이 있다.

가. 국제의료질향상학회(International Society for Quality in Health Care, ISQua)

국제의료질향상학회에서는 전 세계 의료의 질 향상 활동을 위해 노력하고 있다. 이 학회에서는 1999년부터 국제인증프로그램을 도입, 각국에서 시행하고 있는 의료기관 평가 기준, 기구와 조사자 훈련 프로그램을 인증해 주고 있다. 2009년 8월 현재 16개 기구, 29개 기준, 4개 조사자 훈련 프로그램이 인증을 받았다. 주요 인증받은 국가는 호주, 캐나다, 영국, 말레이시아, 대만, 미국의 JCI 등이 있다.

나. Joint Commission International(JCI)

JCI는 미국 병원의 평가를 담당하고 있는 JCAHO의 하부조직으로 국제적인 병원평가를 수행하고 있다.

JCI는 환자진료와 직접적으로 관련된 부분은 물론 이를 지원하는 체계까지 포함하여 환자에게 진료서비스를 제공하는 모든 과정을 평가한다. 그리고 병원의 신임평가 이외에도 특정 질병, 외래, 검사실, 그리고 환자이송 분야 등 일부 서비스에 국한하여 평가하는 인증평가(certification)프로그램도 같이 운영을 하고 있다. "모든 환자는 항상 효과적이고 안전한 의료를 제공 받을 권리가 있다(All patients have a right to effective, safe care at all times)"라는 슬로건에서 강조하였듯이 환자안전 향상을 최우선 과제로 삼으며, 의료기관 평가의 방향을 환자 안전의 향상에 초점을 맞추고 있다. 세계는 의료시장 개방화를 통하여 의료서비스 산업이 국제화 시대를 맞으면서 해외 환자 유치 및 글로벌 기준에 맞는 병원 경영에 대한 관심이 증가하고 있다. JCI 인증은 호주, 캐나다 국제 의료기관 인증 프로그램에 비해 비교적 역사가 긴 편으로 국제사회에서 인지도가 높은 편이다. 2008년 1월 현재 JCI 인증을 받은 의료기관은 유럽, 아시아, 아프리카 등 세계 약 35개국 209개 병원이 JCI 인증을 받았다. 한국에서는 2007년 세브란스병원이 처음으로 인증을 받았고, 이어 2009년 고대안암병원이 JCI의 인증을 받았다.

다. 기타 국제병원 인증제도

JCI 이외에도 호주의 Australian Council on Healthcare Standards(ACHS), 캐나다의 Accreditation Canada(AC), 영국의 Trent Accreditation Scheme(TAS), 뉴질랜드의 Quality Health New Zealand(QHNZ)등이 대표적인 의료기관 평가 및 인증기관들이다.

① 캐나다(Accreditation Canada, AC)

Accreditation Canada는 1953년 Canadian Commission on Hospital Accreditation(CCHA)라는 명칭으로 설립되었다. 인접한 미국이 1952년 JCAH를 설립한데 자극을 받아 캐나다 병원협회, 의사협회 등 몇몇 협회들이 연합하여 자발적인 평가를 목적으로 하는 기구를 설립한 것이다. 최초 종합병원의 의료서비스를 대상으로 하는 평가기구로 설립이 되었는데 점차 대상범위가 확대되자 1988년 기구의 명칭을 Canadian Council on Health Facilities Accreditation(CCHFA)로 변경하게 된다. 이후 90년대 중반에 의료기관들이 환자를 확보하기 위해 고객이 중심이 되는 고객중심 혹은 환자중심의 의료서비스를 외치는 목소리가 높아지자 진료의 결과만을 가지고 평가하던 평가방식을 환자를 진료하는 과정에 대한 평가로 확대, 개선하면서 기구의 명칭을 다시 Canadian Council on Health Services Accreditation (CCHSA)로 변경하게 된다. 의료기관의 시설, 장비, 인력과 환자의 의료이용도 조사에 초점을 맞추던 평가체계를 의료서비스의 전달과정과 그 질에 까지 중점을 두는 체계로 전환하게 되었다. 2000년에는 캐나다 이외 지역에 있는 의료기관을 평가할 수 있는 기구인 CCHSA International을 설립하게 되고 2008년에는 새로운 평가체계인 "Qmentum" 프로그램을 시행하면서 기구의 명칭을 Accreditation Canada(AC)로 변경하게 된다.

② 호주(Australian Council on Healthcare Standards, ACHS)

ACHS는 1979년 호주에서 출범한 민간기구로 1974년부터 호주의학협회 및 호주병원협회와 연계하여 의료의 질 향상 사업을 한 호주병원표준위원회(Australian Council on Hospital Standards, ACHS)가 모체이다. JCI와 더불어 ACHSI 인증이라는 국제적 인증프로그램도 알려지기 시작하였는데 ACHSI(Australian Council on Healthcare Standards International) 인증프로그램을 운영하고 있으며 아일랜드, 홍콩, 뉴질랜드 등 세계 여러 나라에서 JCI에 버금가는 인증사업을 하고 있다. 호주는 750여개의 공공병원과 250여개의 민간병원이 있는데 의료전달체계의 특성상 모두 ACHS 인증을 외면하기는 현실적으로 어렵다. 즉, 법적인 강제인증이 아닌 기능적 강제인증으로 보는 것이 타당하다. 2008년 말 기준으로 호주에서는 671개의 병원이 ACHS 인증을 받았다. ACHS 인증은 의료의 질이 단순히 좋고 나쁨을 알리기 위함이 아니라 지속적으로 의료의 질을 향상시키도록 유인하는 과정이라는 점을 특징으로 볼 수 있는데 인증프로그램에 참여하는 병원들은 매년 자치평가를 하고 보고서를 작성하여야 한다. 이는 의사와 직원들이 다소 문서 작업에 힘든 측면이 있으나, 의료의 질 향상에 도움이 된다는 것은 분명한 사실이다.

ACHS 인증 도구를 살펴보면 진료, 관리, 조직의 3개 영역으로 구분하고 13개 목표와 45개의 기준으로 구성되어 있다. 진료영역에는 6개 목표와 21개 기준, 관리영역에는 5개 목표와 14개 기준, 조직영역에는 2개 목표와 10개 기준이 있다.

국내에서도 글로벌 의료기관 평가제도에 관한 관심이 증가하게 되면서 의료기관들이 국제인증기준 인증을 통하여 환자의 안전과 의료의 질 향상 병원으로 성장하고 국제적인 인지도를 높이려는 경향이 두드러지게 나타나고 있지만 인증 전반에 대한 인식과 준비는 크게 부족한 실정이다.

(2) 우리나라의 의료의 질 향상 역사

서양의학 도입의 역사가 길지 않은 우리나라에서는 의료의 질 관리에 대한 본격적 관심과 체계적 관리 활동의 역사가 그리 오래되지는 않았다. 우리나라의 의료의 질 향상 대두배경을 살펴보면 의료소비자의 의식수준과 생활수준의 향상으로 양질의 의료서비스 요구와 욕구의 다양화, 의료분쟁의 증가 등과 같이 의료소비자의 서비스 질에 대한 기대 증대를 들 수 있다. 각종 언론매체와 소비자 단체의 질 평가등과 같은 사회적 압력도 요인으로 볼 수 있다. 또한 이에 따라 의료정책이 의료자원의 효율성 제고의 방향으로 변화하면서 의료서비스의 질에 대한 감독이 강화되었고, 의약분업 이후 건강보험 재정난 악화에 따른 심사기준과 지침의 엄격한 적용 및 적정성 평가 실시 등을 들 수 있다. 이러한 사회적 변화에 따라 병원경영환경도 시대의 흐름에 따라 변화되었고, 의료분쟁에 대한 대처와 사회적 평가 압력에 대처하기 위해 병원의 질 향상 동기가 강화되었다. 의료시장의 과도한 경쟁구도와 국내외 의료관광에 대한 관심도 의료의 질 향상 동기가 되었다.

국내의료기관에서 의료의 질 향상에 대한 논의가 이루어지기 시작한 것은 병원협회가 병원표준화심사를 실시하기 시작한 1981년부터 이다. 그러나 당시 QI활동은 병원 스스로의 필요에 의해 자발적으로 시작된 것이라기보다는 병원표준화심사 기준에 부합되는 서비스를 제공하도록 한 것으로서 순수한 의미의 QI활동이라고 보기는 어렵다. 그 외 전통적인 질관리 활동을 살펴보면 의료보험 연합회의 진료비 심사, 전문직능 단체의 보수교육, 병원내 활동 case review, drug review, mortality conference 등을 들 수 있다. 본격적 질향상 활동의 전개는 1994년 한국의료QA학회의 활동으로 볼 수 있다. 1990년대 들어서 사회적으로 의료의 질에 대한 관심이 높아지는 반면에, 의료서비스에 대한 불만족이 사회적으로 중요한 이슈가 되면서 의료의 질 평가에 대한 정부 차원의 개입이 시작되었다. 1995년부터 의료기관 서비스 평가제도가 시범사업으로 시행되면서 이를 토대로 하여 의료법에 시행 근거를 마련하고 2004년 종합전문기관 및 500병상 종합병원 78개 대상으로 의료기관평가가 시작되었다. 평가 결과가 공표되면서 사회적으로 큰 반향을 불러 일으켰고, 병원들이 의료의 질 향상을 위해 전사적이고 지속적인 활동을 벌이는 계기가 되었다. 최근에는 건강보험심사평가원에서 진료의 결과 측면의 평가 지표들을 설정하여 각 의료기관별 결과를 공개하여 국민들에게 의료제공자의 의료의 질적 수준에 대한 구체적인 정보를 저공하고 있으며, 이는 곧 의료기관에 질 향상 활동의 효과적인 자극제 역할이 되고 있다. 이와 같이 외부의 질 평가 기전이 많아지고 고객만족 평가와 의료서비스 평가 활동이 늘어남에 따라 병원들도 적극적인 대응 대책을 마련하고 있다. 질 향상 전담인력을 두는 병원들이 매우 많아졌고 병원에서 의료의 질 향상 활동의 중요성은 확실히 인식되고 있으며 그 활동도 매우 활발하게 이루어지고 있다.

1) 병원표준화 심사(병원 신임 평가)

우리나라의 의료서비스 질 향상을 위한 본격적인 노력은 1981년 병원협회에서 실시한 병원표준화 심사 사업이라 할 수 있다. 1918년 미국의 병원표준화 심사 실시 후 60여년 후이다. 병원표준화심사는 대한병원협회가 1963년부터 시행했던 수련병원 지정을 위한 심사를 확대 발전시킨 것으로, 1981년부터 매년 전국의 수련병원을 대상으로 실시하는 일종의 병원평가제도이다. 이 제도는 병원의 진료윤리, 건물 및 기능의 안전도, 의사업무의 조직화, 진료수준, 시설장비 및 경영관리 면에서 일정한 기준을 설정하여 모든 병원이 여기에 도달할 수 있도록 동기를 부여함으로써 병원의 수준을 향상시키고 환자에게 최선의 진료를 제공하는데 그 목적이 있으며 2003년부터 병원신임평가로 명칭이 변경되었다. 주요 심사내용은 병원개요 및 행정부서편, 진료부서편, 특별진료부서편, 지원부서편, 질 관리부분, 수련행정편의 6개편 52개 부분으로 되어 있다. 심사방법은 현지심사와 서면심사로 구성되어 있다.

2) 의료기관 평가제도

병원신임 평가는 주로 인턴, 레지던트 수련 병원을 대상으로 의료 인력을 양성할 수 있는지를 평가하는 것이기 때문에 대상 병원이 제한적이며 환자 중심의 양질의 의료서비스를 제공하고 있는지에 대한 평가로는 미흡한 측면이 많았다. 이를 해결하기 위해 보건복지부는 국민들의 의료기관 이용에 따른 불편을 최소화하고 의료서비스 수준을 향상시킴으로써 쾌적한 의료 환경을 조성하는 것을 목표로 의료기관서비스 평가 제도를 실시하고 있다.

의료기관 평가 제도는 1994년 의료보장개혁위원회에서 개혁과제의 일환으로 제기되었을 당시 '의료기관평가제도'라고 명칭되었으나 2002년 법제화 과정에서' 의료기관 평가제도 '라는 명칭으로 변경되었다. 의료기관 평가의 목적은 의료기관이 제공하는 의료서비스 수준의 평가를 통해 의료서비스 주준의 향상을 도모하고 의료기관 이용 상의 불편을 개선함으로써 양질의 의료서비스를 국민들이 제공받을 수 있도록 하는 데 있다. 의료기관 평가 기준은 진료 및 운영체계편의 환자의 권리와 편의, 진료체계, 안전관리, 인력관리, 감염관리, 질 향상의 6개 분야와, 부서별 업무성과 편의, 입원생활, 응급, 약제, 의료정보/의무기록, 검사실, 중환자실로 구성되어 있다. 2007년부터 폐렴, 중환자, 수술감염 예방제, 모성과 신생아 등 4개 영역 14개의 임상 질 지표에 대한 평가가 추가되었다. 조사방법은 서면조사와 현지조사로 구성되어 있으며, 현지조사는 현장조사, 환자일반면담, 환자 지정 면담으로 구성되어 있다. 현재는 300병상 이상의 병원에 대해서 평가를 실시하며 의료기관들이 의료의 질 향상을 위해 노력하도록 하는데 큰 기여를 하였다. 그렇지만 의료기관 서비스 평가제도는 전담기구와 전문평가요원의 부족으로 중장기적인 정부의 지원과 의지가 필요한 실정이다.

3) 요양급여 적정성 평가

2000년 7월 국민건강보험법 시행과 함께 요양급여 적정성평가 업무가 건강보험심사평가원의 중요한 업무로 신설되었다. 이는 건강보험에서 제공된 요양급여(의료서비스 내용)의 의학적 타당성과 비용 효율성을 판단하여 서비스 수준과 비용 부담의 적정성을 추구함을 목표로 한다. 이는 종전에는 자원 및 행위의 과잉, 부당청구 억제 등 개별 청구권별 비용 심사 기능 위주였으나 최근 서비스의 질 향상과 의료발전 추세에 부응하는 방향으로 전환하여 가입자의 포괄적 의료서비스 이용권을 보호하는 측면으로 영역을 확대하였다. 보다 구체적인 목적은 불필요한 급여비용 억제, 급여와 진료질서의 확립, 의료서비스 향상과 국민의 의료이용권 증진, 요양급여의 거시적 효율성 제고 등이다.

4) 국내 의료기관 평가와 JCI 평가의 비교

우리나라 의료기관 평가 내용은 미국, 유럽, 호주 등의 의료기관 평가항목을 참조하여 우리 실정에 적합한 내용을 평가 항목으로 선정하였다. JCI는 기본적으로 미국 JC의 평가항목을 변형한 것임에 따라 우리나라 의료기관 평가내용과 JCI의 평가내용은 중복되는 것이 많다.

우리나라의 평가 기준과 JCI의 평가 기준이 차이가 있는 것처럼 보이는 이유는 우리나라는 평가를 받는 의료기관의 편이성을 고려하여 평가 항목을 구체적이고 계량화가 용이한 형태로 정한 것에 비해, JCI는 다분히 추상적이며 포괄적인 형태로 정의하고 있기 때문이다. 평가 기준이 구체적이고 계량적이면 평가의 공정성, 객관성, 용이성에는 도움이 되겠지만 의료기관이 질 향상을 위해 학습하고 계속적인 노력을 유도하는 측면에는 미흡한 단점이 있다. 반면, 평가 기준이 추상적이고 포괄적이면 질 향상을 위해 학습하고 계속적인 노력을 유도하는 측면에는 유리하겠으나 구체적인 평가 기준을 알 수 없어 평가 준비에 어려움이 많으며 결과에 대한 객관성과 공정성 시비가 있을 수 있다. 또한, 국내 의료기관 평가는 종합병원과 300병상 이상의 모든 병원을 대상으로 하는 강제 평가임에 따라 병원의 부담을 고려하여야 함으로 평가 내용을 포괄적으로 하기 어렵다. 이에 반해 JCI는 국제병원으로 인증을 받고자 하는 병원들만을 대상으로 하기 때문에 평가에 따르는 시간적, 경제적 비용 등을 의료기관이 부담할 의지가 있음에 따라 포괄적인 평가가 가능하다.

2. 의료 질관리의 3가지 모델

20세기 이후 의료를 조직화한 세 가지의 개념적 모델(전문직 모델, 관료 모델, 산업 모델)이 등장하였으며 이 모델들은 각각 다른 방법으로 관리·책임·생산과 재정문제를 다루고 있다.

(1) 전문직 모델(Professional Model)

주로 의사의 업무를 조직하고 관리하기 위한 수단으로 등장되었고 평가는 전문가 기준에 따라 동료가 담당하였다. 질 관리의 주된 기전은 개인적 책임감과 개별 의사의 성실이다. 물론 전문의위원회, JCAHO, 주립 면허부서 등의 질 제고를 위한 외부 기전도 존재한다.

1960년 무렵 의학과 의료가 급속도로 발전하면서 의료기관의 조직변화가 불가피해졌다. 신의료기술의 등장에 따라 다양한 의료서비스가 발생되었고 복잡해졌다. 중환자실과 여러 전문의간 대규모 집단개원, 보험자 단체는 의료기사 및 치료사 등 다른 전문직의 증가와 이에 함께 일을 하는 여러 직종의 인력들 상호간의 의사소통과 의견조정이 의료 질의 관건이 되었다.

(2) 관료 모델(Bureaucratic Model)

전문직 모델과는 다른 시각에서 의료의 참여자를 바라보았는데, 관리상대자를 환자가 아닌 피보험자로 보고 개별 의사를 의료공급자 혹은 판매자라고까지 간주하였다. 이는 병원규모의 집단개원에서도 적용된다. 의료전문직과 관료간 문화의 차이를 최소화하기 위하여 병원 및 HMO는 의사나 간호사와 같은 전문직종을 위한 위계조직과 일반 행정직원을 위한 위계조직을 분리 운영하였다. 각 위계조직의 운영자는 각각 별도의 규칙에 따르므로 상대편 위계조직의 규칙을 변화시킬 권한이 없어 질 향상을 위한 개혁과정이 어려웠다. 1970년대에 관료 모델하의 질 향상 전략은 두 가지였는데 첫째는, 병원들이 의료공급자로 인증받기 위해서는 JCAH에 의한 신임평가가 거의 강제적인 법적 의무사항이 되었다. 예로 1974년에 JCAH는 병원 내부의 질 감사를 의무적으로 시행하도록 규정하였다. 둘째는, 전문가표준검토기구를 설립하도록 한 연방 법률이었는데 이는 의료이용도 조사, 진료내역 분석과 진료평가 업무를 수행하였다.

당시 의사는 의료의 질 감시활동을 모두 전문가의 자율성에 대한 도전으로 보고 저항하였다. 더구나, 관료적 행정기관에 의해 수행될 때는 실제 의료의 질에 미치는 영향이 미미하였기 때문에 그에 대한 전문직의 저항은 거세졌다.

(3) 산업 모델(Industrial Model)

1980년대에는 산업 모델이 의료에 도입되어 의무규정의 여부가 아닌 수익성과 시장 점유율과 같은 외부적인 가치기준에 의해 업무수행도를 판단하게 되었다. 산업모델에 의하면 환자는 수혜자가 아닌 고객 혹은 소비자로, 의사는 피고용인 혹은 파트너로 간주되었고, 경쟁환경에서 생존하기 위한 필수요인이 바로 질 향상에 대한 자극요인임을 산업 모델에서는 강조하였다. 1980년대와 1990년대는 미국 기업의 개편과 의료의 질에 관한 접근이 확대되기 시작하여 최고경영자들에게 수익성과 관련하여 질이 중요한 관심사가 되었다. 의료의 질이 고객의 관점에서 재정의 되면서 병원들은 질에 기반하여 경쟁을 하였고 고객을 만족시키고 그 기대를 반영하는 최선의 수단이 되었다.

3. 21세기 의료의 질 향상의 주요 문제

(1) 의료의 질 향상의 주요 문제

미국의 AHRQ(Agency for Healthcare Research and Quality)에서 의료의 질 문제를 의료서비스의 과소이용, 의료서비스의 과다이용, 의료과오의 3가지로 크게 구분하였다.

1) 의료서비스의 과소이용

의료서비스의 과소이용은 환자가 의료서비스를 필요로 할 때 제대로 의료 공급을 받지 못하는 것을 말한다. 이는 의료서비스가 필요한 적절한 시기에 적절한 의료를 제공받지 못함으로써 합병증이 발생되거나 질병이 악화되어 결론적으로 의료비 상승과 생산성 저하의 결과를 초래하고 있다. 질병의 조기발견 및 조기치료, 적정 수준의 치료가 환자의 생명 및 물적 자원에 직접적 영향을 미치는 것은 명백한 사실이다.

2) 의료서비스의 과다이용

의료서비스의 과다이용은 환자에게 필요이상의 서비스를 제공하는 것을 말한다. 이처럼 의료서비스의 과다사용은 불필요한 의료서비스로 인한 의료비 상승의 결과와 함께 환자 건강에 악영향을 미치기도 한다. 항생제 남용의 부작용은 이미 너무나 잘 알려진 대표적인 사례이다.

3) 의료사고

가. 의료사고의 개요

의료사고는 치료의 과정에서 계획된 것이 제대로 시행되지 않거나 잘못된 계획이 세워져 환자에게 부적절한 의료서비스를 제공하는 것이다. 의료의 질 향상의 중요성은 전통적으로 안전성의 측면에서 강조되어 왔다. 사람의 생명과 건강을 다루는 의료의 특성상 안전성은 무엇보다도 중요한 질적인 요소로 강조되었기 때문이다.

미국 의학원(Institute of Medicine, IOM)의 2000년과 2001년의 조사에서는 예방 가능한 의료사고로 매년 48,000~98,000명이라는 충격적인 보고서를 발표한 이후, 미국 정부와 의료계는 안전한 병원환경을 마련하기 위하여 국립환자안전재단(National Patient Safety Foundation)을 설립하는 등 가능한 모든 해결책을 도모하고 있다. 이 보고서에 의하면 미국 내 의료사고로 인한 사망은 보수적인 수치를 적용한다고 하더라도 교통사고에 의한 사망, 유방암, 에이즈보다 높으며 미국 내 사망원인 중 8위에 이르는 주요원인이라고 할 수 있다.

의료 선진국 미국에서 이렇게 많은 의료사고 즉, 의료의 질적인 문제로 많은 환자에게 위해가 발생한다는 내용의 보고서는 사회 전체에 큰 충격을 주었으며, 이로 인해 미국 사회에서 의료의 질 향상에 대한 관심이 더욱 고조되고 있다. 특히 약물치료에 있어서의 투약사고(Medication Error)는 지금까지 가장 관심이 집중되어 온 분야로써 이들 연구에 의하면 병원 내 약물치료의 5건 중 1건의 과오가 발생하며 그 중 7%가 환자에게 유해한 영향을 미칠 수 있다고 한다.

의료사고는 투약사고, 수술사고, 진단 부정확, 시스템 오류 장비의 문제, 감염, 수혈사고, 처방오류 등이 포함된다.

TJC는 10년 동안 환자 안전 관련 사고에 대한 근본 원인 분석을 실시한 결과 그 주된 요인을 의사소통, 오리엔테이션과 교육, 환자평가, 직원, 정보보유, 능력과 자격 등으로 들었다. 환자 확인 오류가 가장 큰 근본 문제로 밝혀졌고, 2003년 JCI는 정확한 환자 확인을 첫 번째 국제환자안전목표로 정했다. 환자 확인 오류가 발생하는 주요영역은 투약, 수혈, 수술 영역이었고 환자 팔찌 착용도 분실되거나 잘못된 정보가 기입되는 경우에도 환자 확인 오류가 발생했다.

나. 의료사고 예방을 정책방안

의료사고를 위한 정책 방안으로 미국 의학원(Institute of Medicine, IOM)에서는 다음과 같은 정책방안을 제시 했다.

① 의료사고의 담당기구의 설치

의료사고를 체계적으로 관리하기 위해서는 이를 담당할 기구가 필요하다. 의료사고는 상당히 민감하고 또한 보안을 요하는 일이며 사업을 수행하기 위해서는 강제력을 요하므로 민간기구 보다는 국가기구로 설치하는 것이 바람직한 것으로 판단된다.

의료사고를 담당하는 기구의 주요 임무는 의료사고 수준을 파악, 의료사고 감소를 위한 연구지원, 환자안전에 대한 국가적 목표설정 및 목표달성의 진척도 점검, 환자안전에 대한 보고서 방향, 의료사고 관리의 전문가 양성, 국민 및 의료인에게 의료사고의 필요성 및 중요성을 인식시킴과 같은 내용을 포함하는 것이 합리적으로 판단된다.

② 의료사고 보고체계 구축

의료사고를 발견하고, 원인을 찾아 해결하기 위해서는 자료 수집활동이 필요하다. 이를 위해 의료사고에 대해 국가차원의 보고체계가 필요하다. 보고체계는 의무적 보고체계와 자발적 보고체계로 이원화하는 것이 합리적이라 판단된다. 의무적 보고체계는 대개의 경우 심각한 손상이나 사망과 관련이 있는 특정한 사례에 초점을 두어야 하며, 이를 통해 의료기관으로 하여금 해당 사건의 발생가능성을 감소시키기 위한 노력을 하는 동기를 부여하여야 할 것이다. 자발적 보고체계는 손상이 발생하기 이전에 시스템의 약점을 발견하는 것을 목적으로 하면서 의무적 보고체계보다는 더 넓은 범위의 오류에 초점을 맞추는 것이 바람직하다. 또한 의무적 보고체계와 자발적 보고체계의 내용을 표준화하여 보고가 체계적으로 이루어지도록 하여야 한다. 보고내용에 대해서는 법적인 보호를 해주어야 한다. 즉, 환자의 안전과 질 향상을 위하여 수집하고 분석하는 자료 또는 다른 기관과 공유하는 자료에 대해서 법적인 보호장치를 만들어야 한다. 왜냐하면 법적인 보호장치가 없으면 신뢰할 수 있는 정보를 수집할 수 없기 때문이다. 또한 보고체계는 서면중심의 보다는 인터넷 등 정보기술을 이용하는 의료사고 통계자료 구축과 보고시스템이 구축되어야 할 것이다.

③ 의료기관 심임에 의료사고에 대한 평가

미국의 TJC는 신임을 받는 기관에서 적신호사건이 발생한 경우에 5일 이내에 보고를 하고, 30일 이내에 근본원인분석 결과보고서와 위험감소를 위한 개선 계획을 TJC에 제출하도록 하고 있다. 우리나라도 병원표준화 심사에 의료사고 항목을 넣고, 체계적으로 관리해야 할 것이다.

④ 의료기관간의 의료사고 감소를 위한 협의체 구성

의료사고 관리에 있어서 국가차원의 관리도 중요하지만 가장 중요한 것은 의료기관의 자발적인 노력이 중요하다. 이를 위해서는 의료기관간에 의료사고 감소를 위한 자발적인 협의체를 구축하여야 할 것이다.

⑤ 의료기관내의 의료사고관리기구의 설치

의료기관내에 의료사고의 효율적 관리를 위한 내부보고체계를 구축해야 할 것이다. 또한 병원장 및 전직원에게 의료사고의 중요성을 인식시키고 관리방법에 대한 교육을 시켜야 할 것이다.

⑥ 보건의료전문가와 단체에서 의료사고에 대해 보다 많은 관심을 가져야 함

국가고시원에서는 의사, 간호사 및 기타 핵심인력에 대해 의료사고에 대해 재교육을 실시하고 또한 심각한 의료사고를 일으킨 자에 대해 징계를 하여야 할 것이다. 병원협회에서는 환자의 안전에 대한 교육과정을 개발하고 수련과 자격인정 기준에 이를 포함하여야 할 것이다. 또한 병원협회와 의사협회에서는 각종 행사시 회원들에게 정기적으로 환자의 안전에 대한 정보를 제공하여야 할 것이다.

⑦ 의료의 질 향상의 활성화

의료사고-환자안전 문제에서 시작된 '의료의 질' 문제는 국제적인 이슈로 다가섰고, 의료의 질 향상 관리(QI)가 활성화되면서 통계학적으로 검증된 자료가 있는 것은 아니지만 각계의 보고에 의하면 의료사고 중에서도 체내 이물질 잔존, 잘못된 수혈과 수술, 투약사고 등 적신호 사건과 낙상, 병원내 감염 등이 줄어들고 있는 추세이다. 의료의 질 향상의 체계화와 활성화 방안을 마련하고 적극 동참하여야 한다.

(2) 의료사고 예방을 위한 의료기관 평가 제도

의료사고 예방을 위해서는 다양한 정책 수단이 필요하겠지만 가장 직접적으로 의료기관의 변화를 유도하는 것은 의료기관 평가제도이다. 왜냐하면 의료기관 평가제도는 의료기관의 의료사고의 위험의 정도를 파악하고 이를 개선하도록 유도를 하기 때문이다. 의료사고 예방에 있어서 의료기관 평가의 중요성 때문에 미국의 TJC, JCI도 의료사고 예방에 주안점을 두고 병원인증을 하고 있다. 따라서 우리나라 의료기관 평가제도도 현재에도 의료사고에 대해 주안점을 두고 있지만 앞으로는 이를 더욱더 강화해야 할 것 이다. 이와 같이 의료기관 평가가 의료사고에 주안점을 두는 것이 세계적인 추세가 됨에 따라 의료기관 평가제도는 과거의 반응모델(Reactive Model)에서 예방모형(Proactive Model)으로 변화하고 있다.

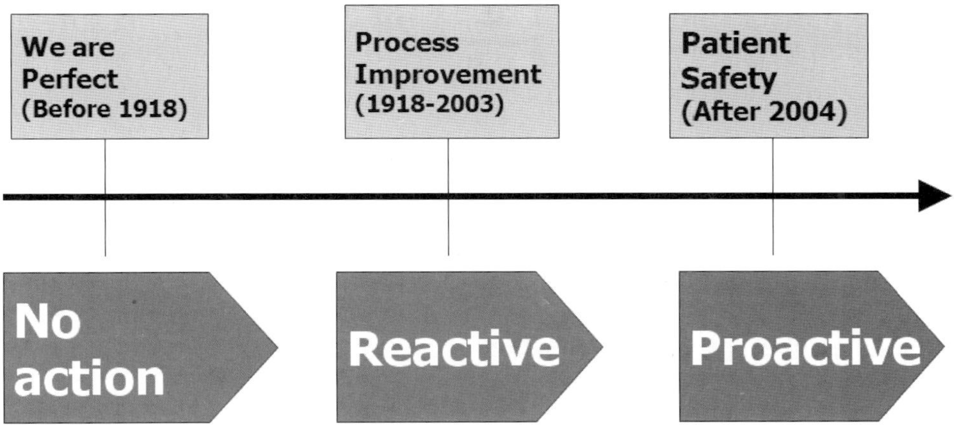

자료 : JCI 두바이 교육자료

〈그림 2-2〉 의료기관 인증제도의 변화 추이

연습문제

1. 의료 질 향상의 역사에 대해 설명하시오.

2. 미국의 의료의 질평가 역사에 대해 설명하시오.

3. 21세기 의료의 질 향상의 변화추이를 설명하시오.

4. 우리나라의 의료 질 향상의 역사에 대해 설명하시오.

5. 우리나라의 의료 질 평가 제도를 설명하시오.

6. 의료의 질관리의 3가지 모델에 대해 설명하시오.

7. 의료의 질 향상의 주요 문제 3가지를 설명하시오.

8. 의료사고의 심각성에 대해 설명하시오.

9. 의료사고를 예방할 수 있는 정책방안에 대해 설명하시오.

10. 의료기관 인증제도의 변화 추이를 설명하시오.

제3장 의료의 질 향상 방법론

학습목표

1. 의료 질 향상 방법론의 종류와 동향을 이해한다.

2. 의료 질 향상 방법론의 공통점과 차이점을 이해한다.

3. 도요타 생산 시스템의 의료기관 적용 사례를 이해한다.

4. 근본원인분석에 대해 이해를 한다.

5. 오류유형 및 영향분석(FMEA)의 방법론을 이해하고 적용한다.

제3장 의료 질 향상의 방법론

의료의 질을 향상시키고 환자에게 가해지는 위해를 예방하기 위해 사용하는 도구는 크게 두 가지 범주로 나눌 수 있다. 질 향상 도구(quality improvement tools)와 사전 위해분석 도구(proactive hazard analysis tools)이다. 질 향상 방법론에는 TQM, CQI, Six Sigma, 도요타 생산시스템 등이 있으며, 사전 위해분석 도구는 오류유형 및 영향분석(FMEA, Failure Mode and Effect Analysis), 위해요소 중점관리 기준(HACCP, Hazard Analysis and Critical Control Point), HAZOP(Hazard and Operability Studies), 사전위험분석(Proactive Risk Analysis) 등을 예로 들 수 있다.

질 향상 도구의 이용 빈도는 연도에 따라 발전과 쇠퇴를 거듭하였는데 보통 3~4년의 전성기를 거친 후 사라지는 추세를 볼 수 있다. 특히 Medical audit과 Clinical audit은 1990년도 초중반에 유행한 반면 Clinical Governance는 1998년에 갑자기 출현해서 5~6년간 유행하다가 사라졌다. 빈도가 높지는 않지만 CQI는 TQM과 비슷한 형태로 지속적으로 연구가 되고 있다. 현재 가장 많이 이용되고 있는 방법론은 Lean, Six Sigma, Patient Safety 방법론이다. 그러나 평가/인증(Accreditation) 시스템은 상대적으로 시대적 유행을 타지 않고 지속적으로 적용 및 연구가 되고 있다.

이처럼 질 향상 도구는 매우 다양하지만, 아이러니하게도 그 내용에 있어서는 매우 유사한 점을 가지고 있다. 질 향상 방법론의 공통점을 한마디로 정의하면 '시스템 개선을 위한 과학적 접근법'이라는 점으로 데이터에 기반한 의사결정, 절차(흐름도 등을 사용)에 초점, 외부 기준에 의존하기 보다는 조직 내부 개선과정에 중점, 예방 지향적(사건이 일어나기 전에 의료의 질적 문제나 위험을 제거), 다학제적 팀 접근법을 이용한다는 점이다.

그럼에도 불구하고 다양한 질 향상 도구가 계속 출몰하는 이유에 대해 다소 비판적인 시각도 있는데 Walshe(2009)는 이를 두 가지 관점에서 해석하였다. 첫째는, 질 향상 방법론의 개발에 대한 경제적/사회적 관점인데 새로운 방법론은 교육, 컨설팅, 출판, 세미나 등 경제적 요소를 동반하기 때문이다. 둘째는 이러한 혁신적 방법론의 주요 수요자는 병원의 QI 전문가, 관리자급이라 할 수 있는데. 이들은 새로운 방법론이(만병통치약과 같이) 모든 문제를 신속하고 간단하며 획기적인 변화와 효과를 가져다 줄 수 있을 것으로 쉽게 믿고 받아들이기 때문이다.

그러나 우리가 염두에 두어야 할 것은 결정적으로 이러한 방법론이 의미하는 것이 무엇이고, 실제적인 질 향상 활동과 연구발전에 기여한바가 무엇인가 하는 것이다. 특히 질 향상 방법론을 적용함에 있어 중요한 점은, 의료기관 경영진의 환자안전과 질 향상에 대한 강력한 의지와 지원 없이는 큰 성과를 기대하기 힘들다는 것을 점을 명심하여야 한다.

이 장에서는 질 향상과 환자안전을 위한 방법론을 중심으로 설명하고자 한다.

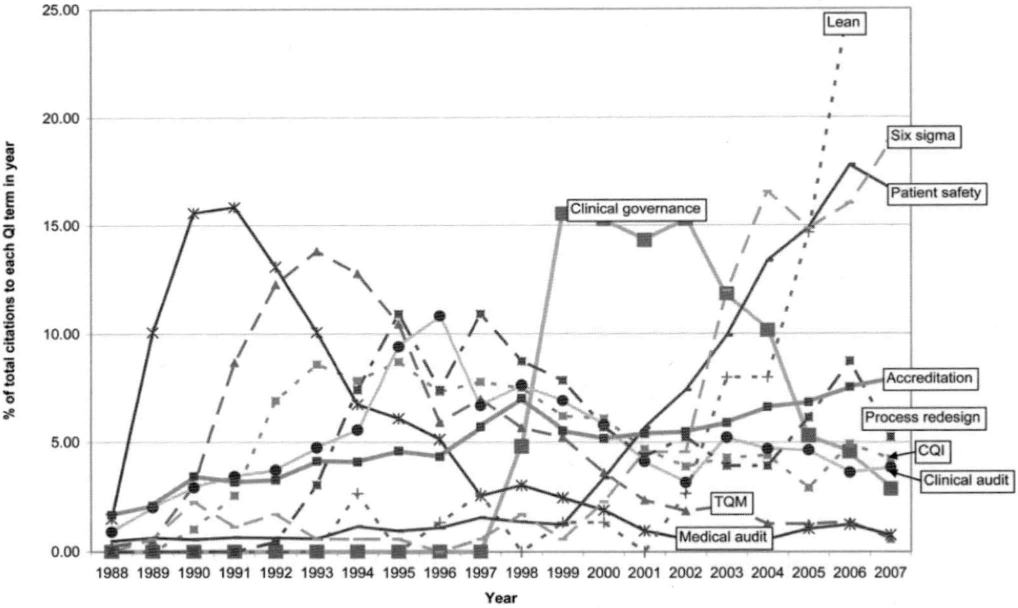

〈그림 3-1〉 질 향상 방법론 연도별 이용 분포(Walshe, 2009)

〈표 3-1〉 질 향상 방법론의 공통점과 차이점

공통점		차이점	
개념	대부분의 방법론이 질 향상 사이클을 이용 - 자료수집 - 문제점 분석 및 진단 - 개선활동의 선택 및 설계 - 개선활동의 실행 및 평가	TQM /CQI	TQM: '리더십' 과 협력체계를 강조함 CQI - '직원' 의 조직몰입 - 오류나 결함 발견을 개선을 위한 기회로 이용 - 일상의 개선 수행활동이 지속적인 질 향상을 이끈다는 개념
도구 및 기술	질 향상 사이클의 각 단계에서 공통적인 질향상 도구와 기법을 이용 - 인과관계도/피쉬본 - process mapping / flowcharting - brainstorming - quantitative indicator construction - comparative data analysis	BPR	TQM/CQI와 달리 BPR은 조직을 '과정/절차' 로 이해, 개념화 - 기본적 원칙이 절차를 분석하고 설계하는데 초점 - 절차의 광범위한 재설계를 통해 개선과 비약적 발전의 기회로 삼음
조직 지지	개선활동을 조직의 협력적 차원으로 이해함. 즉 상부의 관리자와 임상의료인의 리더십과 질향상에 대한 조직의 뚜렷한 목표를 필요로 함	Lean	과정의 기능을 이해하고 낭비요소를 줄이거나 제거하는 것을 중요하게 생각
직원	일선 임상의료진이 질향상 활동에 몰입/참여하는 것이 중요함 또한 서비스 제공과정에 개선과정에 대한 직원개개인의 이해와 지식이 필요함	Six sigma	- 통계적공정관리(SPC) 기법을 사용 - 변이를 줄임

1. 질 향상 방법론과 도구

(1) 질 향상 방법론

1) TQM/CQI(총체적 품질 관리/지속적 질 향상)

TQM/CQI는 보건의료 분야에서 과정/절차 개선을 위한 과학적인 방법론으로 가장 먼저 사용되었다. TQM은 1950년대 Deming, Juran 등에 의해 일본의 제조업자들에게 소개되었고, 이후 1980년대 미국의 제조업체를 통해 소비자 만족도 향상을 위한 방법론으로 광범위하게 적용되었다. CQI는 1980년대 Berwick과 Bataldan이 TQM을 보건의료 영역에 적용한 것이다.

이 방법론은 조직의 목표를 설정하고 프로젝트를 수행하기 위해, 팀을 구성하여 과정/절차의 순서도를 그리고 변이를 이해하기 위해 데이터를 사용한다. TQM/CQI는 오류를 개인이 아닌 잘못 설계된 '시스템'의 문제로 본다. TQM/CQI는 과정/절차를 개선하기 위한 개선 방안 계획, 개선 방안 실행, 개선 방안 분석, 결과의 시행 순으로 진행된다.

CQI는 의료의 질 향상뿐만 아니라 환자만족, 오류 감소, 낭비 감소, 단위생산 비용, 생산성, 시장 점유율 등 조직의 다양한 기능 개선에 이용될 수 있다. 1990년도 초반에 미국의 JCAHO가 CQI 개념을 적용하여 의료기관 인증에 활용하였다.

CQI가 소개된 지난 15년 동안 보건의료 분야에 '지속적 질 향상'이라는 마인드 변화, 개인이 아닌 시스템 결함에 초점, 환자중심의 진료 제공, 국가차원의 의료 질 향상의 동력, 의료기관의 실무자에게 지속적 교육을 하였다는 성과도 있으나, 제조 산업에 비해 괄목할만한 변화와 의료 질 개선의 효과를 이루어내지 못하고, 관련 연구가 지속되지 못했다는 비판도 있다. 현재 CQI는 도요타 생산 시스템(Lean), Six Sigma, 리엔지니어링과 같은 방법론에 비해 그 영향력이 미약한 상황이 되었지만 보건의료 분야에서 가장 널리 퍼져 있는 질 관리 철학이라고 할 수 있다.

2) 도요타 생산 시스템(Toyota Production System, TPS)

도요타 생산 시스템(TPS)은 'Lean'으로 더 잘 알려져 있다. Lean이란 lean(날씬한)이 의미하는 바와 같이 불필요한 낭비요소를 제거하여 지속적인 비용절감과 자원을 관리하는 것을 말한다. 이를 위해 원자재 관리, 재고, 품질, 일정관리, 인력, 소비자 만족을 개선시키는 것이 주요 활동이다. 도요타의 Lean Production의 핵심 방법론은 4가지 규칙으로 설명할 수 있다.

규칙 1. 모든 과정/절차는 내용, 순서, 시점, 결과가 매우 특징적이다.
규칙 2. 모든 소비자와 공급자는 직접 연결되어야 하고, 요구와 응대가 모호하지 않은 '예/아니오' 방법론이 있어야 한다.
규칙 3. 모든 제품과 서비스는 단순하고 직접적인 경로를 통해서 제공되어야 한다.
규칙 4. 모든 개선활동은 과학적인 방법론에 따라서 설계되어야 한다.

Lean Production의 핵심 요소 중 하나는 생산직 근로자에게 권한을 부여하여, 설계 변화를 시도하고 오류를 막기 위해 생산 과정/절차를 중단할 수 있도록 하였다. 이는 생산직의 현장 근로자를 문제 해결자로 바꾸는 것이었다. 북미의 알코아는 근로자 중심의 안전한 제조 공장 설립을 위해 도요타의 생산 시스템을 도입하였는데 후에 Alcoa 소장인 전 미 재무장관 O'neill은 1998년 PRHI(Pittsburgh Regional Healthcare Initiative)를 설립하는 것을 도왔다. PRHI는 피츠버그 일대의 의료계, 산업계, 보험업체 등 관련 단체가 모여서 병원 내 감염, 의료사고 감소를 위해 구축한 컨소시엄이다. 2001년부터 PRHI 소속 병원에서 도요타 생산 시스템을 적용하기 시작했다.

VVMC(Virginia Mason Medical Center)는 시애틀의 300병상 규모의 대학병원으로서 도요타 생산 시스템에 대한 초기의 피상적인 접근방식에서 벗어나 조직 전체차원에서 전사적인 경영방침으로 채택한 성공적인 사례이다. VVMC는 도요타 생산 시스템에 기초하여 환자안전 경보 시스템, 가치흐름 매핑, 5S[1](눈에 보이는 작업환경 조성), Standard Work(표준화된 업무절차 수립) 등을 구축하였다. 그 결과 인공호흡기로 인한 폐렴 92% 감소, 의료사고 소송건수 87% 감소 등의 성과를 이루어 냈다.

3) 식스 시그마

가. 식스 시그마의 개요

식스 시그마는 1987년 모토로라에서 근무하고 있던 Harry와 그의 동료들이 통계지식을 활용하여 개발한 기법한 일종의 품질경영 운동으로 TQM, TOC, ISO 9000 등에서 발전한 개념이다. 식스 시그마는 백만 번개 중 3~4개의 결함이 있다는 것으로 적은 비용을 들여 고객에게 최대의 만족을 주고, 기업의 수익을 높이자는 개념이다.

일반적으로 기업 혁신을 위해서는 새로운 것을 만들어서 추진해 나가는 방법과 기존에 이미 있는 것에서 제품 불량률을 줄여서 기업 혁신을 하는 방법이 있다. 식스 시그마는 후자를 위한 방법으로 제품의 불량률을 줄여서 고객을 만족 시키고 기업의 이윤을 높이는데 그 목적이 있다.

1) Sort(정리), Set in order(정돈), Shine(청소), Standardize(청결), Sustain(유지)의 약자로 도요타 생산 시스템의 가장 기초적인 방법론 중 하나이다.

시그마(σ)는 그리스 문자로 통계학적 용어로 표준 편차라고 불리며 분포의 산포 정도 즉 우연적 발생원인 및 이상으로 발생한 원인에 의한 불량의 발생확률을 가리키는 통계용어 이다. 시그마 수준이 높을수록 불량확률이 줄어든다. 미국의 의료 질관리 수준이 3.8시그마 수준이면 미국 전역의 병원에서 주당 5천건의 잘못된 수술이 일어나며, 매년 20만건의 오진이 발생하는 수준이다. 완벽에 가까운 식스 시스마 수준에서는 주당 1.7건의 잘못된 수술이 일어나며, 매년 68건의 오진이 병원에서 생길 수 있다고 한다. 즉 시그마 수준이 높을수록 의료의 질적 수준이 올라 국민들이 안전한 양질의료를 제공받게 된다. 이와 같이 식스 시그마 기법을 이용하면 의료의 질적 수준을 명확한 기준하에 평가할 수 있다는 장점이 있다.

식스 시그마는 통계적 측정치를 이용한 객관적이고 과학적이며 논리적인 문제해결 프로그램으로, 철저히 고객 가치에 주안점을 주는 경영 혁신의 기업전략이며, 효율적인 품질문화를 조성하기 위한 기업의 철학이며, 품질경영을 위한 기업전략이라고 할 수 있다.

나. 식스 시그마의 문제해결 프로세스

식스 시그마에서 품질향상을 위해 사용하는 방법은 설계-측정-분석-개선-사후관리(DMAIC)의 5단계 프로세스로 구성·질평가에 영향을 주는 중요한 사내 프로세스를 발견하여, 발생한 결함을 정확히 측정하고, 결함이 왜 발생하는지 분석/이해하여, 개선한 후 시스템적으로 관리, 유지함을 의미한다.

각 단계의 구체적인 내용은 다음과 같다.

- 설계(Design) 단계

문제를 제기하는 단계로 제기된 문제를 대상으로 품질향상을 실시할 것인지 기초적인 설계를 하게 된다.

- 측정(Measure) 단계

실제 문제를 추출하는 단계로서 문제해결을 위한 공정분석 및 문제점을 추출하는 과정이다. 즉, 결함빈도가 어느 정도인지를 파악하는 단계라고 할 수 있다. 측정의 단계에서는 측정된 결과가 숫자로 표현되어야만 한다. 이렇게 숫자로 표현된 자료에 대해서는 통계적 분석기법의 적용이 가능하게 된다.

• 분석(Analyze) 단계

통계적 해석 단계로서 데이터 분석을 통해 의료의 질적 문제의 요인을 규명하는 단계이다.

• 개선(Improve) 단계

분석단계에서 밝혀진 의료의 질적 문제의 요인을 실제적으로 개선하는 단계이다. 즉, 의료의 질 향상을 위해 구체적으로 개입하는 단계이다.

• 관리(Control) 단계

의료의 질 향상 활동을 평가하고, 지속적 질 향상이 이루이지도록 관리하는 단계이다.

다. 식스시그마의 장점

식스시그마는 과거에 개별적으로 사용되던 통계적 도구들을 하나의 체계 속에서 연관지어 사용하도록 공식화하고, DMAIC 기법을 이용하여 문제해결의 정확한 이정표를 제공하고, 과거의 어떤 기법보다 변동의 관리에 초점을 맞추고, 다양한 조직 모두에 적용할 수 있다는 장점이 있다.

이외에도 더 많은 성과를 낼 수 있는 식스 시그마가 성공하기 위해서는 무엇보다도 최고 경영층의 리더십이 필요하다.

라. 식스 시그마의 성공요건

식스 시그마의 성공적인 추진을 위해서는 다음과 같은 요건이 필요하다.

• 경영진의 강력한 리더십

식스 시그마의 성공의 요건 중 가장 중요한 것이 경영진이 관심을 가지고 리더의 역할을 수행해 주어야 한다. 왜냐하면 식스 시그마를 추진하기 위해서는 조직의 변화를 도모해야 하는데 이는 경영진의 지원 없이는 불가능하기 때문이다.

• 전략과의 연계

식스 시그마를 추진하는 방향이 조직이 추구하는 방향과 일치해야 한다. 즉 식스 시그마가 조직의 단기, 중기 및 장기를 포함하는 모든 전략을 수립하는 과정뿐만 아니라, 실행하는 단계에서도 식스 시그마를 적극 활용해야 비로소 개선의 열매를 맛볼 수 있다. 따라서 현재 경영전략 수립에 가장 많이 사용되는 BSC와 식스 시그마기법이 체계적으로 연계되어 있어야 한다.

- 최고의 인재 확보

식스 시그마가 전 부문에 걸친 혁신을 통해 조직을 변화시키고 가치를 창출하여 장기적인 승리를 보장하는 것이라면 마땅히 최고의 멤버들로 구성되어야 한다. 외부에서 우수한 인력을 스카우트해 오는 것도 중요하지만, 이미 조직 안에 있는 잠재력 있는 인력을 발굴하는 것도 그에 못지않게 중요한 일이다.

- 식스 시그마 적용의 국내 현황

국내 병원의 식스 시그마 활동은 초기 상태이며 행정서비스 개선을 중심으로 추진되고 있다. 미국 병원과 유사하게 GE 메디컬의 도움을 받아 2001년부터 대형 병원 중심으로 도입이 되고 있다. 의료 사고 및 처방 오류 등 진료 행위의 직접적 개선보다는 고객 편의성 증대, 의료기기 생산성 향상 등과 같은 프로세스 개선에 치중하고 있다.

의료 서비스의 식스 시그마 적용 분야는 3가지 분야로 구분된다. 병원 경영의 효율성을 제고하여 재무성과를 창출하고자 하는 경영관리 분야, 신속·정확한 의료 서비스를 제공하여 고객 만족도를 향상 시키고자 하는 의료 서비스 프로세스 개선분야, 의료행위의 결함을 감축하고 의료 품질을 제고하기 위한 진단 및 수술 분야이다.

식스 시그마는 현재 순천향병원, 세브란스 의료진, 서울아산병원, 성모병원, 분당 서울대병원에서 성공적으로 수행되고 있다.

(2) 질 향상 도구

1) 친화도(Affinity Diagram)

가. 개요

친화도는 아이디어를 유사 그룹으로 묶기 위한 접근법으로 조직이 가지고 있는 아이디어를 체계적으로 재분류하는 것이다. 친화도 기법은 프로젝트 초기에 산발해 있는 여러 개의 아이디어를 체계적으로 정리하여 프로젝트의 추진 방향을 정의하는데 도움이 된다.

나. 절차

친화도를 시행하는 절차는 다음과 같다.

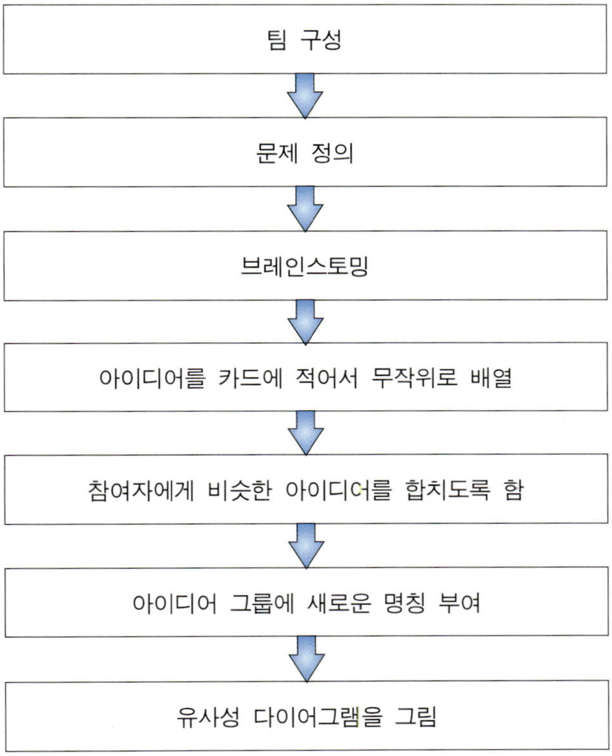

〈그림 3-2〉 유사성 다이어그램의 진행순서

2) 브레인스토밍(Brainstorming)

가. 개요

브레인스토밍이란 어떤 한 가지 주제에 관하여 관계되는 사람이 모여 집단의 효과를 살려 아이디어를 구성원들이 자유롭게 개진하여 창의적인 방안을 선택할 수 있도록 하는 집단 의사결정 기법이다. 즉, 복수의 사람들이 모여 특정 테마에 대해 생각해 낸 것을 자유롭게 발표, 정리하며 새로운 아이디어를 이끌어 내는 기법이다.

나. 브레인스토밍의 순서

브레인스토밍의 진행순서는 다음과 같다.

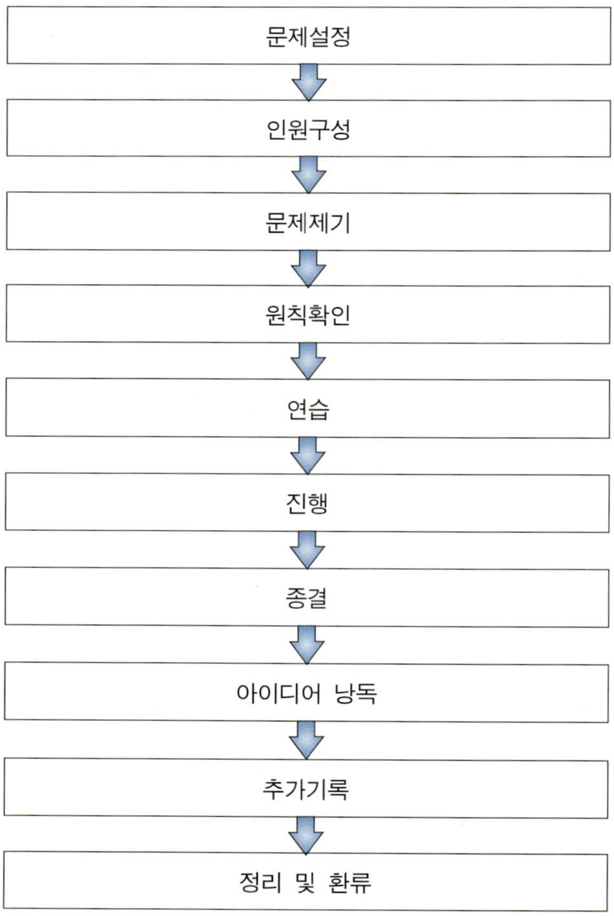

〈그림 3-3〉 브레인스토밍의 단계

다. 브레인스토밍 시 주의사항

브레인스토밍을 할 때 참가자가 제안한 아이디어를 비판하지 말아야 한다. 만약, 아이디어를 비판하면 발언자가 위축되어 새로운 아이디어를 발표할 수 없게 되기 때문이다. 또한 자유로운 분위기를 만들어서 가능한 많은 아이디어가 나오도록 유도하며, 아이디어의 질보다는 양에 치중하여 최대한 많은 아이디어가 나오도록 유도하는 것이 좋다.

3) 인과관계도/어골도(Cause-Effect Diagram/Fishbone Diagram)

의료의 질의 주요 요인을 한눈에 볼 수 있도록 그린 것으로 생선의 뼈를 닮았다고 하여 어골도라고 한다. 또 다른 용어로는 인과 관계도라고 한다.

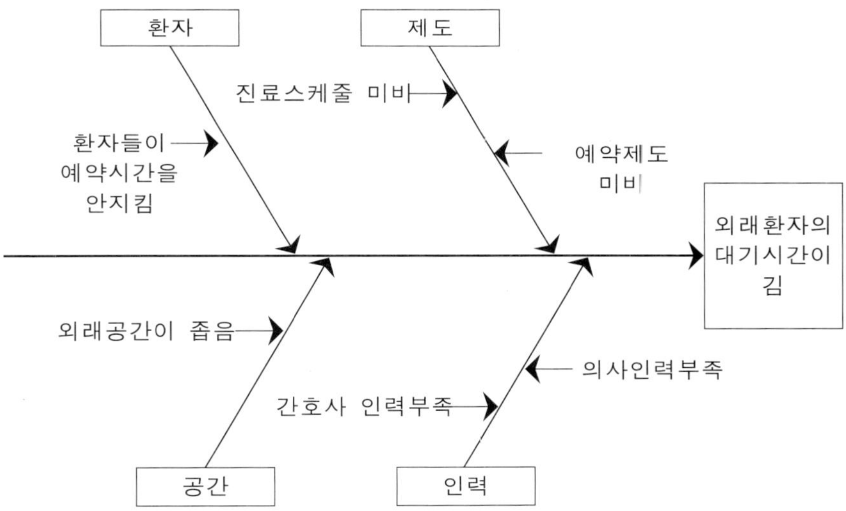

〈그림 3-4〉 외래대기 시간에 대한 어골도

4) 흐름도(Flowchart)

흐름도란 업무과정을 단계적으로 보여주는 기법으로 업무과정의 개선을 시도할 때 많이 작성한다. 흐름도를 작성한 후 현황 프로세스의 문제점을 파악하여 이를 기반으로 프로세스를 개선하고자 할 때에 사용하기에 적합한 기법이다.

차트 신청

↓

차트 신청서 제출

↓

차트 색출

↓

차트 대출관리 프로그램 등록

↓

차트 대출

〈그림 3-5〉 외래대기 시간에 대한 흐름도

5) 간트차트(Gantt Chart)

프로젝트나 일정관리를 위해 세로축에는 시간에 따른 업무의 순서를 나열하고 가로축에는 일정을 배열한다.

〈표 3-2〉 간트차트의 예시

일정	1월	2월	3월	4월	5월	6월	7월	8월
평가 준비팀 구성	■							
평가 기준 검토		■	■					
업무 지침서 작성 및 확인				■	■			

6) 히스토그램(Histogram)

자료(연속변수)의 분포와 변이를 개괄적으로 파악하는데 도움이 된다.

7) 다중투표(Multivoting)

의료의 질 향상 활동의 기본은 일차적으로 필요한 의료의 질 향상 활동의 종류를 정한 후, 이들 활동 간의 우선순위를 정해야 한다. 이때 의료의 질 향상 활동의 우선순위를 정하는데 다중투표(또는 우선순위 매트릭스)를 작성한다. 다중투표우선순위 매트릭스를 작성하는 방법은 가로축에 의료의 질 향상 사업 면은 적고 세로축에 평가항목별 점수를 부여하여 이를 합산하여 우선순위를 선정하는 방법이다.

〈표 3-3〉 다중투표

	감염관리	투약관리	의료사고 예방
의료 질의 기대효과	6	8	10
비용절감	4	5	8
사업의 용이성	9	8	4
합계	19	21	22
우선순위	3	2	1

8) 파레토도표(Pareto Chart)

히스토그램을 그리는데 다빈도 순으로 그려서 의료의 질 향상에 해결해야 할 문제를 쉽게 확인할 수 있게 해준다.

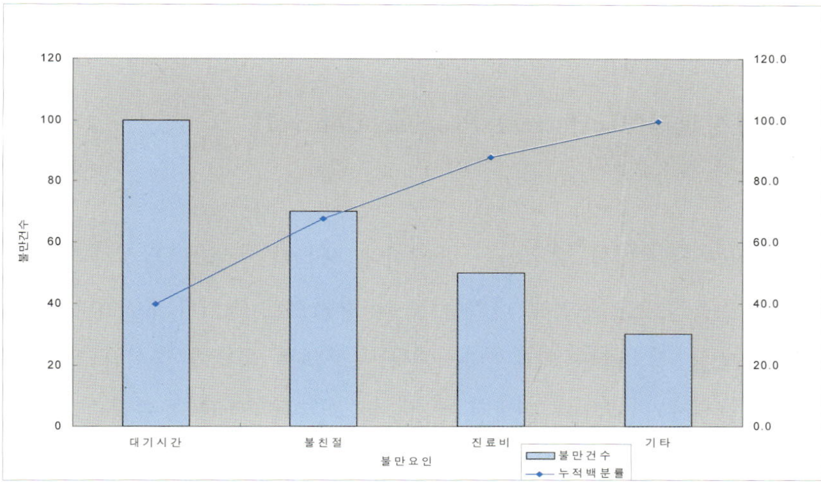

〈그림 3-6〉 환자불만에 대한 파레토 도표

9) 산점도(Scatter Diagram)

두 변수간의 연관 관계를 파악하거나 자료의 분포를 개괄적으로 파악하고 특히 이상치를 발견하는데 도움이 된다.

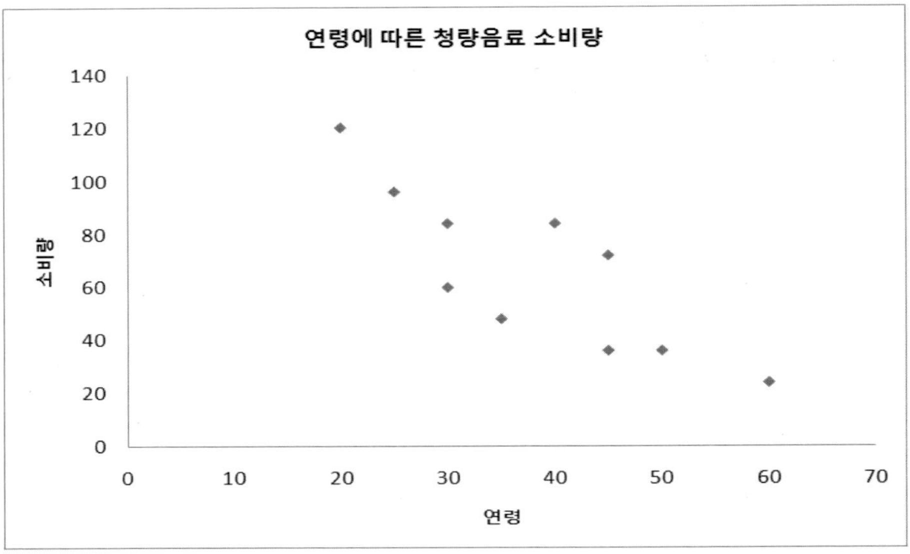

〈그림 3-7〉 산점도

10) 통계적 공정관리(Statistical Process Control)

가. 정의

통계적 공정관리는 공정에서 요구되는 품질이나 생산성 목표를 달성하기 위하여 통계적 방법으로 공정을 효율적으로 운영해 나가는 관리 방법으로 정의할 수 있다. 이를 기반으로 보건의료분야의 SPC를 정의하면 의료서비스에서 요구되는 의료의 질이나 비용 효과적인 의료제공의 목표를 달성하기 위하여 통계적 방법으로 의료서비스를 효율적으로 운영해 나가는 방법이라 할 수 있다.

나. 4대 요소

통계적 공정관리의 4대 요소는 품질(의료의 질), 공정(의료행위 지침), 관리(의료관리), 통계학(보건통계학)으로 분류할 수 있다.

다. SPC의 주요 활용 분야

현재 SPC기법은 대우전자(주), 삼성항공(주), 삼성전관(주), 유공(주), 현대전자(주) 보건의료분야 등에서 활용되고 있다.

라. 보건의료분야에서 SPC의 활용 분야

보건의료 분야의 SPC 활용 가능한 분야는 크게 4가지 분야로 볼 수 있다.

- 치료결과

치료결과의 기대수준과 임상적 경로를 설정하여 의사들 간의 치료형태의 차이 나 임상적 경로와 실제진료행위와의 차이를 확인하며, 환자진료에 필요한 적정자원을 사용할 수 있도록 하기 위해 사용된다.

치료결과에 관련된 측정지표는 사망률, 감염률, 사고건수, 약물에 대한 부작용, 제왕절개율 등이 있는데 이러한 지표들에 대해 SPC분석을 한다.

- 진료과정

장비, 정책, 절차 등에 기인한 의료의 질 변동을 밝히고, 의료의 질 변동에 적절히 대응하면서 동일수준의 의료서비스의 질을 유지할 수 있도록 모니터링 하기 위해 사용한다.

진료과정에 관련된 측정지표는 응급실에서의 대기시간, 검사의 에러, 검사결과의 정확성, 불필요한 수술건수 등이 있는데 이러한 지표들에 대해 SPC분석을 한다.

- 병원행정서비스과정

병원행정에 기인한 변동을 확인, 개선을 시도한 후의 의료의 질 향상을 모니터링 위해 사용한다. 병원행정서비스과정에 관련된 특정지표는 입원시 대기시간, 진료비계산의 정확도, 환자의 불만건수, 예약부도율, 인공수정의 실패율, 검사사고 등이 있는데 이러한 지표 등에 대한 SPC 분석을 한다.

- 환자진료결과

약물투여에 대한 반응, 기대치와 실제치의 변동 등은 모니터링 하는데 사용하는데 측정지표는 혈압, 맥박, 혈당, 섭취량/배설량(input/output), 체중, 체온, 혈소판수 등이 SPC를 이용하여 분석한다.

2. 환자안전을 위한 위해분석 방법론

보건의료에서 환자안전의 개념을 본격적으로 사용하기 시작한 것은 그렇게 오래되지 않았다. 미국의 경우 2000년에 미국의학원(IOM)에서 발간한 보고서 '인간은 실수하기 마련이다: 더 안전한 의료시스템 구축(To Error is Human: Building a Safer Health System)'에서는 병원 입원환자 중 의료과오로 사망하는 환자가 연간 44,000~98,000명이며, 의료과오로 인한 의료비 지출이 연간 9~15조 달러에 달한다고 보고하고 있다. 이는 교통사고, 유방암, AIDS로 인한 사망률보다 높은 것으로 보고되고 있다.

이후에 미국을 비롯한 전 세계의 대학, 병원, 연구소 등에서 환자안전에 관한 많은 연구가 진행되고 있고, 일부는 가시적인 성과를 거두고 있으나 의료과실을 개인의 실수로 돌려버리는 경향이나 과실에 대한 조사와 보고를 꺼려하는 분위기 등에 의해 여러 가지 문제들이 쉽게 해결되지 않고 있으며, 아직도 밝혀지지 않은 다양한 문제들이 존재하고 있다. 의료 과실은 그 업무의 복잡한 특성 때문에 비슷한 형태의 문제가 매번 다른 양상으로 나타난다는데 그 어려움이 있다. 제임스 리즌의 스위스치즈 모델과 같이 병원에서는 사소한 실수가 모여서 치명적인 결과를 초래할 수 있으며, 의료 종사자들의 높은 업무 강도, 사용되는 언어와 용어의 복잡성, 유사한 이름의 전혀 다른 의약품 등 업무 환경 자체가 오류에 취약하다고 할 수 있다. 몇 가지의 공통적으로 알려진 병원에서의 문제를 예로 들자면, 투약오류, 환자 식별오류, 주사침 찔림 사고 등을 들 수 있다. 그리고 자주는 아니지만 심심치 않게 신문지상에서 볼 수 있는 수술 후에 스폰지나 수술도구가 몸 안에 남겨져 있는 경우나, 잘못된 부위를 수술하는 경우 - 좌우측 다리를 잘못 절단 하는 경우 등이 있다. 사실 병원에서는 수많은 환자들의 경우가 있기 때문에 이러한 실수가 일어나는 비율은 상당히 낮은 편이다. 그러나, 그 실수의 위중함 때문에 작은 과오라도 허용할 수 없는 것이 의료 분야의 특성이다. 반면 우리나라의 경우 아직까지 위해사건나 의료과오에 대한 체계적인 연구나 예방대책이 없는 실정이다. 미국 The Joint Commission에서는 이를 적신호 사건으로 정의하여 의료기관 자체적인 보고시스템을 수립하고 자발적인 보고를 하도록 하고 있다.

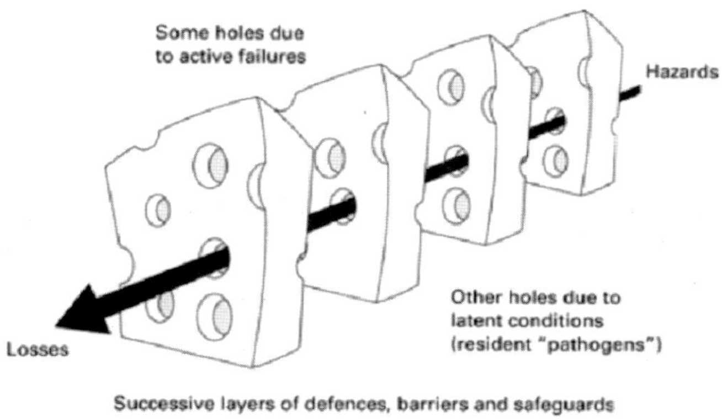

〈그림 3-8〉 스위스 치즈 모델(Swiss Cheese Model of Accident Causation. Reason, 1990)

요약하자면 이러한 환자안전 관련 사건이 발생하는 주된 요인은 의학 지식과 신기술의 발달, 의료비 증가에 따른 정책 규제, 의료기관 경영의 효율성 등 현대 의료 환경의 급속한 변화로 볼 수 있다. 이러게 급속한 환경변화를 따라잡기 위해 의료기관의 시스템과 절차는 상호 긴밀하게 얽혀서 보다 복잡한 형태로 진화하고 있는 반면, 의료현장의 인력에 대한 재교육 및 훈련은 그 속도를 따라잡지 못하는 경향이 크다. 그러나 의학 기술의 혁신적 진보에도 불구하고 의료는 더욱 인간 친화 또는 의존적일 수밖에 없는 반면, 이러한 현상은 의료현장에서 오류 발생 가능성을 높이고 있다.

따라서 의료기관은 환자안전을 위협하는 원인을 분석하고, 환자오류가 재발되지 않도록 위험감소 전략을 도입하고, 성과를 향상시킬 수 있는 효과적이고 효율적인 방법을 필요로 하게 되었으며, 이는 단지 의료기관의 차원만이 아닌 국가적, 사회적 차원에서 장려되어야 할 것으로 환자오류를 줄이고 예방하는데 노력을 기울여야 한다.

본 장에서는 사전 위험 분석 기법으로 근본원인분석과 오류유형 및 영향분석을 다루고자 한다. 근본원인분석은 사후 위험 분석 기법이나 FMEA와 밀접하게 연관되어 있으면서 환자안전을 위한 위해분석 방법론으로 많이 활용되고 있다.

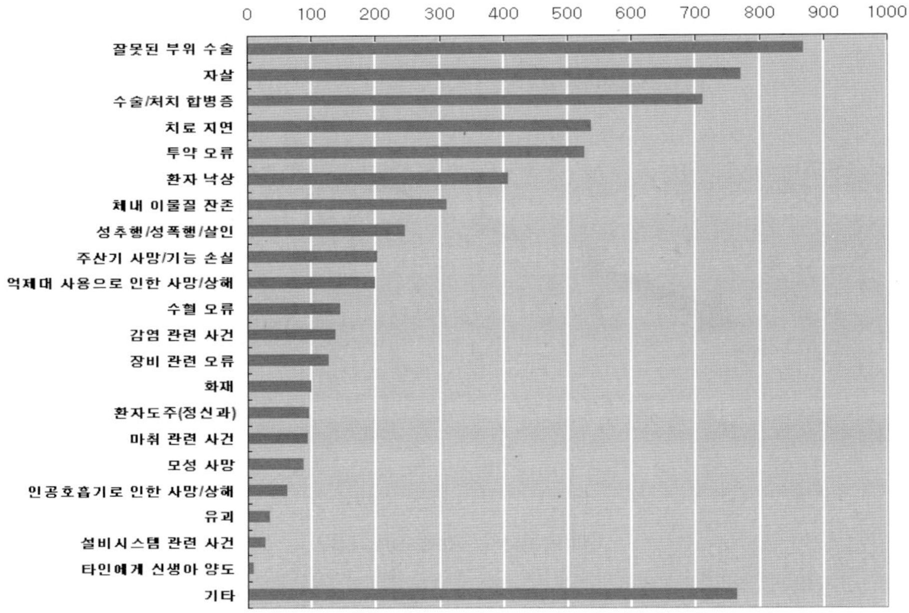

〈그림 3-9〉 1995-2009년 적신호 사건 보고건수(The Joint Commission, 2010)

(1) 근본원인분석(Root Cause Analysis, RCA)

근본원인분석은 대규모 산업에서 사고분석, 산업안전보건, 제조업의 품질관리, 경영 프로세스 개선 등을 위해 적용되는 후향적 문제 접근방법으로, 최근에 환자 안전에 관련된 문제를 개선하는데 활발하게 이용되고 있다. 근본원인분석은 위해사건 또는 니어미스의 잠재적 오류나 시스템 오류를 찾아낸다. 1997년에 미국의 JCAHO(현재 The Joint Commission)는 의료기관의 '위해사건 감시 및 조사'를 위해 근본원인분석 사용을 의무화했다. 근본원인분석의 핵심절차는 다학제적 팀 구성, 데이터 수집, 데이터 분석과 잠재적 또는 직접적 오류와 재설계가 필요한 행정적 문제나 시스템 문제를 확인해서 사건이 어떻게, 왜 발생했는지 밝히는 것이다.

즉 근본원인분석은 '변이의 근원적 원인을 찾는 과정'이다. 여기서 변이란 적신호사건[2]의 발생이나 발생위험을 포함하여 예상치 못한 또는 원하지 않는 결과로 정의할 수 있다. 근본원인분석은 오류의 원인을 개인이 아닌 '시스템과 절차'에 초점을 두기 때문에, 사건이 발생

2) The Joint Commission은 적신호 사건(sentinel event)를 예상하지 못한 사건의 발생으로서, 사망이나 정신적, 신체적 상해 또는 그에 준하는 위험을 의미한다고 정의하고 있다.

했을 때 관련 직원을 문책하는 것이 아니라, 팀을 구성하고 근본원인을 분석함으로써 절차와 변이를 일으키는 잠재적인 원인을 다함께 이해하고 예방하기 위해 절차를 개선하게 되는 것이다.

근본원인분석은 하나의 근접오류 사건에 대한 원인을 분석할 경우 뿐 아니라, 기관 차원에서 체계적으로 수집하고 있는 자료의 변이를 파악하는 과정에서 전체적인 질 향상 활동을 재설계하는데 이용되기도 한다. 가장 훌륭한 근본원인분석이란 '오류가 발생한 전체 과정'과 '관련된 모든 관련 시스템'을 조사하는 것이다. 이를 통해서 근본원인분석의 최종 목표는 '개선 계획'을 수립하는 일이다.

근본원인분석은 상당한 양의 자원이 소모되는데, 특히 팀 접근방식이 요구된다. 팀 접근은 절차를 이해하는 과정에서 가능한 모든 직종과 부서가 참여하여야 한다. 이렇게 함으로써 의료기관은 진료결과에 부정적인 영향을 미치는 모든 가능한 사건에 대해 근본원인을 분석하게 되는 것이다.

근본원인분석은 적신호사건의 근원적 원인을 분석하는 것인데, 모든 적신호 사건은 두 가지 기본 전제를 가진다. 첫째는 사건이 왜 어떻게 일어났는지 이해하는 것이고, 둘째는 향후에 비슷한 사건이 재발되지 않도록 절차를 재설계하는 것이다. 이를 위해서 근접원인뿐만 아니라 근본원인과 원인간의 관계를 이해해야 한다.

1) 변이

위해사건 또는 적신호사건은 과정/절차에서 예상치 못한 변이를 포함한다. 이러한 변이가 일어났을 때 심각한 부작용을 초래할 가능성이 존재하게 된다. 적신호 사건이 절차/과정의 예상하지 못한 변이의 결과라고 하지만 변이란 모든 과정에 존재하는 것이다. 변이를 줄이기 위해서는 그 원인을 파악하는 것이 필수적인데 원인은 크게 두 가지로 나눠진다.

가. 우연요인에 의한 변동(Common-cause variation)

우연요인에 의한 변동은 모든 과정/절차에 내재한다. 예를 들면 의료기관에서 응급실 내원환자에 대해 X-ray와 같은 방사선 검사결과가 보고되는 소요 시간을 조사한다고 하자. 이

때 소요시간은 방사선과가 얼마나 바쁜지, 언제 의뢰가 되었는지에 따라 달라질 수가 있다. 즉 어떤 날은 의뢰된 검사가 굉장히 많을 수도 있고, 또는 방사선과 직원이 최소한으로 배치된 자정에서 새벽사이에 의뢰가 될 수도 있다. 즉 방사선 판독결과가 보고되는 절차에는 직원수, 환자수와 같은 일상적인 변이가 내재되어 있다. 과정/절차에 우연요인에 의한 변동만 존재할 경우, 이러한 과정/절차는 '안정적'이라고 표현한다. 이런 경우에는 오직 '과정/절차의 재설계'에 의해서만이 개선이 가능하다. 이와 같이 우연요인에 의한 변동은 내부 시스템적 성격을 띠는 것으로 의료기관은 이러한 변동이 수용할만한 수준인지를 결정하여야 한다.

나. 이상요인에 의한 변동(Special-cause variation)

이상요인에 의한 변동은 통상적이지 않은 어떤 환경에 의해 유발되는 것으로 예측하기 어려운 외부환경에 의해 발생하는 경우가 많다. 즉 불안정하고 산발적이며 예측이 불가능한 과정/절차를 말한다. 즉 이상요인에 의한 변동은 시스템에 내재되어 있는 것이 아닌 외인에 의한 것이 많은데 예를 들면 기계적인 오작동, 음주상태에서 근무, 자연재해(홍수, 태풍 등) 등을 말한다. 이상요인은 분석을 하고 감소 또는 제거해야 하는 요소다. 그러나 이상요인은 현재 상황에서만 해당되는 것이지 동일한 이상요인을 예측하여 재발을 막기는 어렵다. 즉 음주상태로 근무한 직원이나 약물부작용 오류를 여러 번 낸 직원을 '해고'한다고 해서 동일한 사건의 재발을 막기는 어렵다. 대신 의료기관은 직원 관리, 교육, 감독, 정보 관리, 의사소통 등 시스템과 절차 내에 존재하는 우연요인을 조사하고, 이해하고, 규명하는 것이 중요한 것이다.

어떤 한 과정/절차의 이상요인은 전체 시스템의 절차/과정에 내재되어 있는 우연요인의 결과로서 나타나는 경우가 많다. 예를 들어 수술과정에서 기계고장이 발생(이상요인)한 경우 이것은 의료기관의 의료기기 관리에 문제(우연요인)가 있다고 볼 수 있는 것이다.

의료기관에서는 우연요인과 이상요인에 의한 변동의 정도를 파악할 필요가 있고 이것이 임상적 과정/절차에서 나타나는 것인지 조직운영 과정/절차에서 나타나는 것인지를 분석해야 한다.

어떤 적신호사건의 직접적, 근접 이상요인은 제어하기가 힘든 경우도 있다. 예를 들어 폭

우로 인한 병원전체 정전 때문에 수술 중인 환자가 사망한 경우, 이것은 명백한 외부원인에 의한 이상요인의 결과이다. 즉 수술실 직원이 미래의 정전이나 사망을 막을 수가 없는 것이다. 하지만 정전이나 사망은 의료기관이 정전 대비나 응급상황 대응 시스템 상에서 우연요인에 의한 것이라고 볼 수도 있다. 즉 비상발전기나 무정전 전원장치 등의 비상전력체계를 갖추었다면 달라졌을 것이다.

2) 근접원인과 근본원인의 차이

원인간의 인과관계를 살펴보면, 보통 근접원인 또는 직접원인이 어떤 사건의 가장 직접적인 기원으로 여겨진다. 예를 들어 약물오류의 근접원인으로 투약 오류, 라벨링 오류, 약물인지 오류, 부적절한 투여 기술 등을 들 수 있다. 하지만 근본원인은 보다 시스템적이고 이러한 사건과는 좀 거리가 있는 것으로 여기지기도 한다. 예를 들면 약물오류는 의사소통, 직원 교육, 직원 임상능력 등에 문제가 있다고 할 수 있다.

대부분의 근본오류는 단독으로 발생하지 않는다. 예를 들어 환자상태 변화에 대한 의사소통 문제와 환자상태 평가 부재 둘 다 환자 낙상의 근본원인이라고 할 수 있다. 모든 근본원인을 효과적으로 잘 파악한다면 사건의 재발가능성을 최소화 할 것이다. 하지만 상당수의 근본원인 파악에 실패한다면 사건은 똑같은 형태로 재발할 가능성이 높다.

3) 근본원인분석의 이점

근본원인분석은 의료기관이 시스템과 과정/절차에서 위험요소와 취약점을 파악하게 함으로써 개선활동을 하도록 한다. 또한 근본원인분석을 통해 얻어진 정보를 공유함으로써 미래의 적신호 사건을 예방할 수 있도록 도와준다. 즉 의료기관은 근본원인분석을 통해서 '시스템 개선'을 하는 것이다.

따라서 근본원인분석은 일개 부서의 문제가 아니라 조직 전체차원의 시스템 분석을 하는 노력이 요구된다. 특히 조직차원에서의 리더십이 매우 중요한데 근본원인분석을 통해서 적신호 사건을 관리하고 질 향상 문화를 만들어야 한다. 개선계획은 실행하고 평가를 담당할 책임자를 임명하고 데이터를 수집하고 모니터하는 일이 중요하다.

구분	적신호사건 유형 / 근본원인 유형	자살	투약 오류	수술/처치 합병증	잘못된 부위 수술	치료 지연	억제대 사용으로 인한 사망	도주로 인한 사망(정신과)	성추행, 성폭행, 살인	수혈로 인한 사망	영아 유괴
진료	정신과적 평가 절차	X					X	X	X		
	신체 평가 절차	X		X	X	X	X	X			
	환자 확인 절차		X		X					X	
	환자 관찰 절차	X					X	X	X	X	
	진료 계획 수립	X		X			X	X			
	진료의 연속성	X				X	X				
인력	의료인력수	X	X	X	X	X	X	X	X	X	X
	의료인력 교육 및 훈련	X	X	X	X	X	X	X	X	X	X
	임상능력/자격 평가	X	X	X		X	X	X	X	X	X
	직원 관리/감독		X	X		X	X			X	
정보	환자/보호자와의 의사소통	X			X	X	X	X			X
	의료진간의 의사소통	X	X	X	X	X	X			X	X
	정보의 가용성	X	X	X	X	X	X			X	
환경	기술적 지원 정도		X	X							
	장비 유지관리		X	X			X				
	물리적 환경	X	X	X				X	X	X	X
	보안 시스템 및 절차	X						X	X		X
약제	약제관리: 저장/불출			X						X	
	약제 라벨링			X						X	

〈그림 3-10〉 근본원인분석 매트릭스(RCA Matrix)(자료원 : Joint Commission Resources)

근본원인 분석은 FMEA와 함께 환자안전에 관련된 문제를 해결하는데 사용하는 기법으로, 전자는 발생한 사건을 분석하는 반면, 후자는 사건이 발생하기 이전에 분석한다는 점에서 차이가 있다. 그러나 근본원인분석 과정 중에 FMEA를 사용하기도 하고 FMEA과정 중에 근본원인분석을 이용하기도 한다.

4) 근본원인분석의 특징

첫째, 사건에 관련된 프로세스에 대하여 잘 알고 있는 여러 분야의 전문가들로 구성된 팀이 사건을 검토한다.

둘째, 사건에 관련된 개인의 사건경위보다는 시스템과 과정/절차를 분석한다.

셋째, 분석은 임상 절차의 이상요인에서 시작하여 조직운영 절차의 우연요인으로 진행된다.

넷째, '무엇'이 '왜' 잘못되었는지 심층적으로 분석함으로써, 과정/절차의 모든 측면을 검토하여 기여 요인을 찾는다(예 : 근본원인분석 매트릭스 사용).

다섯째, 성과를 개선하고 앞으로 위해사건 또는 근접오류의 발생 가능성을 줄이기 위하여 시스템 또는 과정/절차의 개선방안을 규명한다.

5) 근본원인분석의 주요 단계 및 과정

TJC에서 제시하는 근본원인분석의 단계는 분석의 준비, 근접원인의 탐색, 근본원인의 규명, 개선계획의 수립 및 실행의 4단계로 나누어 볼 수 있다.

준비 단계	1단계: 팀 구성	사건/문제와 가장 가깝게 관련된 사람, 개선활동 수립에 중요한 사람, 폭 넓은 지식을 갖추고 존경과 신뢰를 받고 있는 리더, 의사결정권자, 다양한 지식 보유자
	2단계: 문제 정의	사건의 결과 기술, 분석영역 선정, 계획수립
	3단계: 문제 조사	정보수집, 시스템 분석, 보고체계 분석
근접 원인 탐색	4단계: 발생한 사건 규명	사건의 내용, 발생시점 및 장소, 관련 영역 또는 부서
	5단계: 과정/절차별 관련 요인 분석	사건이 발생한 과정/절차를 확인하고 근접원인을 파악
	6단계: 기타 요인 분석	인력, 장비, 환경 등의 과정/절차 이외의 범주에 관련된 요인 확인
	7단계: 측정 - 자료수집 및 평가	수집한 자료를 이용하여 지표 산출
	8단계: 일차 개선계획 및 실행	분석완료 전 규명한 근접원인에 대한 신속한 조치 및 개선
근본 원인 규명	9단계: 근본원인(시스템) 규명	근본원인분석 매트릭스를 이용하여 시스템별로 문제점 규명
	10단계: 가지치기	규명한 문제가 사건발생을 일으켰는가?, 문제를 해결하면 동일한 사건이 발생하지 않겠는가?라는 질문으로 문제목록 재선정
	11단계: 근본원인 확인 및 상호관계 규명	가지치기한 근본원인 목록을 재확인하고 원인들간의 상호관계를 규명
개선 계획 수립 및 실행	12단계: 위험감소전략의 탐색 및 규명	사건 발생 가능성을 감소시키고, 사건을 조기에 발견하며, 환자에게 미치는 영향을 최소화 할 수 있는 전략을 개발
	13단계: 개선활동 방안 설정	최대한 많은 개선활동 방안을 설정
	14단계: 개선활동 방안 평가	조직의 절차, 자원, 일정을 고려하여 우선순위 선정
	15단계: 개선 계획	개선활동의 실행 및 효과평가를 위한 계획 수립
	16단계: 활동계획의 수용가능성 확인	활동계획의 수용성과 가능성 확인
	17단계: 개선계획의 실행	PDCA 순환도, 진료계획표(Critical pathway) 등을 이용하여 개선계획 실행
	18단계: 효과측정 지표 개발	개선활동의 효과를 측정하고 모니터링할 수 있는 지표를 개발
	19단계: 개선노력의 평가	내외부 자료 비교, 목표치 확인 등을 통해 개선활동의 효과 평가
	20단계: 추가적 개선활동	평가결과에 따라 추가적인 활동을 시행
	21단계: 결과의 공유	근본원인분석의 결과와 권고안을 공유 및 보고

근본원인분석은 FMEA와 같이 사전 위험 감소를 위한 노력의 한 단계에서 이용되기도 한다. FMEA는 사건이 발생하기 전에 절차를 분석하여 문제의 발생을 예방하기 위한 사전 접근법이다. FMEA는 어떤 문제가 발생할 수 있는가 뿐만 아니타 문제의 심각도까지 파악한다. FMEA의 최종 목표는 환자에게 위해를 일으킬 수 있는 '문제를 예방'하는 것이다. 근본

원인분석은 발생할 문제 또는 오류의 근본원인을 파악하는 것이다. 원자력 산업이나 항공 산업에서는 사전 예측을 하므로 적신호사건이 거의 발생하지 않는다.

6) 사례 연구

해당 사례는 가상 시나리오로 실제 사건과는 무관하다.

① 5개월 된 급성백혈병 남자 환아가 소아과에 입원함

② 입원당일 오후 2시경에 소아과 레지던트가 'Vincristine 5mg IV' 처방을 팩스로 약국에 보냄(※Vincristine은 항암제로 0.5mg을 5.0mg으로 잘못 기록했음)

③ 주치의는 입원환자평가(과거력 및 신체 검진)까지 하였고, 처방을 확인하였으나 오류를 발견하지 못했음

④ 약사가 오류를 확인하고 간호사와 처방의사에게 연락을 시도하였으나 실패함.
팩스처방은 나중에 해당 의사에게 문의하기로 하고 문제목록 파일에 철함.
그러나 원본 처방이 약국에 도착했을 때 오후 당직 약사는 같은 문제의 처방전이라는 것을 모르고 철함.
약물용량을 체크할 수 있는 컴퓨터 시스템은 없음

⑤ 소아 병동의 간호사는 처방이 이상하다고 생각하고 당직 의사에게 문의를 하였음.
당직의사는 용량을 재산출 하였으나 간호사에게 전화로 지시(verbal order)하면서 전달오류가 났음.
그 약물은 치사량으로 오후 4:20에 환자에게 투여되었음

⑥ 간호사는 Vincristine 약물 투여 후 1분간 환자를 관찰하였음
Vincristine 투여 전 환아의 심박동은 110이었고, 투여 후에는 74로 떨어졌음.
간호사의 요청에 따라 당직의사는 환자를 검진하였고 '환아 상태 양호'라고 기록하였음

⑦ 환아의 엄마가 수유를 하는데 환아가 갑자기 구토 증상을 나타내고 호흡이 가빠졌음.
몇 분 이내 환자는 사망함(오후 4:45). 심폐소생술을 시도하였으나 실패함

가. 절차상에 나타난 변이(근접원인)

- 용량산출 오류
- 주치의 오류 인지 못함
- 약사는 의사와 간호사 연락을 못함
- 오후 당직 약사는 처방전의 문제를 발견하지 못함
- 컴퓨터 시스템은 용량오류를 체크하지 못함
- 당직의사는 재산출 용량을 잘못 전달함

- 간호사는 투약함
- 투약 후 환자 모니터링이 적절히 되지 못함

나. 관련 인력

- 소아과 레지던트
- 약사
- 소아병동 간호사
- 주치의
- 오후 당직 약사
- 당직 의사
- 엄마

다. 근본원인

- 환자 연령별 임상수행능력평가 미실시
- 개인적 스트레스가 있는 의사
- 신규 교육/부서 교육
- 명확하지 못한 의사소통
- 컴퓨터 시스템
- 중복처방 가능성
- 약국의 산만함(부주의)
- 안전에 대한 효율성
- 오류에 대한 비난 질책

〈표 3-4〉 근본원인분석과 개선활동을 위한 틀(예시분석)

근접원인(Proximate causes)분석						
분석수준		질문	분석결과	근본원인	왜?	개선활동
발생사건	적신호 사건	구체적으로 무슨 사건이 발생했는가?(간략히 기술)	약물과다복용으로 만 5개월 소아암환자 사망			
		사건발생 일시	2009년 12월 1일 오후 4:45			
		해당부서 및 영역	소아과			
근접원인 분석	과정/절차	운영되던 과정/절차의 단계(순서도로 표현)	사건발생당시 약제사용 절차에 대한 순서도: 투약지시 → 확인 → 준비 → 조제 → 투약 → 약물반응 모니터			
		사건이 발생한 것은 어느 단계인가?	투약지시 → 확인 → 준비 → 조제 → 투약 → 약물반응 모니터			
	인적요인	결과에 영향을 미친 인적 요인	1. 투약지시의사(소아과 레지던트)가 용량을 잘못 기입함		V	#1
			2. 약사는 처방전을 완전히 검토하지 않음		V	#2
			3. 간호사는 용량에 대해 의문을 가졌으나 투여함		V	#3,4,5
	장비요인	결과에 영향을 미친 장비의 성능/기능	1. 병동과 약국간 컴퓨터시스템이 통합되어 있지 않아, 약사는 환자체중 정보를 알 수 없고, 약물용량 오류를 발견하였지만 즉각적인 대처를 하지 못함	V		#6
			2. 의료진 호출장비가 확인시스템이 없는 장비임	V		#7
	통제 가능한 환경요인	결과에 직접적으로 영향을 미친 환경요인	미해당			
	통제 불가능한 외부요인	파악된 요인이 정말 병원 내부에서 통제가 불가능한가?	미해당			
	기타	결과에 미치는 다른 요인은 없는가?	미해당			
		다른 영역이나 부서에는 영향을 미치지 않는가?	모든 환자에게 발생 가능			
근본원인(Root causes)분석						
근본원인	인력	관련 직원은 해당 업무에 적합한 자격과 능력을 갖추고 있는가?	간호사, 약사, 의사 등 관계된 모든 인력은 해당 업무에 적합한 자격과 요건을 갖추고 있음			
		해당 업무에 배치된 직원수는 적절한가?	직원수와 발생한 사건과는 관계가 없는 것으로 판단됨			
		효과적인 직원배치를 위한 계획은 있는가?	지속적으로 환자수를 모니터링하면서 당직인력 관리시스템을 개선 응급/재난 상황에서 비임상부서 간호인력 활용			
		관련 직원의 수행능력은 어느 정도인가? 정기적으로 직원평가가 시행되고 있는가?	사건에 관련된 모든 인력의 소아과 관련 업무성과는 우수하며, 매년 임상능력평가를 받았음 해당 간호사와 약사 모두 환자연령별 임상능력평가가 매년 시행되었는지 확인할 수 없음 투약지시 의사는 사건발생당시 스트레스가 있었음(질병이 있음: 결혼을 앞두고 있음)			#8

		신규교육/부서교육은 어떻게 개선될 수 있는가?	약국업무지침과 간호사-약사간 의사소통 지침이 신규교육/부서교육 내용에 포함되어 있지 않음 간호사의 의사지시 수행절차가 모호하며 혼동을 줌(간호사 - 약사간의 의사소통)			#9
	정보관리	필요시 모든 필요한 정보는 접근가능한가? 정확하고 완전하며 모호하지 않은가?	1. 약국의 컴퓨터시스템은 약물용량을 체크하기에 불완전함 2. 약국에서 환자 체중을 확인할 수 없는데도 정보누락에 대한 어떤 대응/확인도 없었음 3. 처방전 원문 외에 팩스로 보낸 투약지시를 사용할 경우 처방중복 사고가 발생할 수 있음			#6,10 #6,10 #11,12
		관련 직원간의 의사소통은 얼마나 잘되고 있는가?	약제사용에 대해 효과적으로 의사소통을 하고 대응할 수 있는 컴퓨터시스템이 부재함			
	환경관리	제반(물리적) 환경은 과정/절차 수행을 위해 얼마나 적절한가?	약사는 조제검토 확인, 처방입력 과정 등 많은 전화와 응대해야 할 사항으로 집중력이 저하되는 환경에 노출되어 있었음			#13
		환경의 위험요소를 규명하기 위한 적절한 시스템이 있는가?	해당 부서의 환경적 위험요소를 모니터링하는 약제 및 간호행정 체계가 있다. 입원서비스는 과거에 재설계되었다(변화된 환경에 대처하기 위해 스트레스가 있음).			
		어떤 응급/오류 대응체계가 계획되고 평가되고 있는가?	미해당			
	리더십 조직문화	위험을 확인하고 감소시키기 위한 어떤 조직문화가 있는가?	약국에는 위험을 확인하고 감소시키기보다 효율적이고 완전하게 업무를 수행하는 조직문화가 있음 간호부서에는 오류가 발생했을 때 강력하게(공격적으로) 훈계/교육을 하고 있어 결과적으로 보고자체가 잘 되지 않고 있음			#14
	의사소통	잠재적 위험의 원인에 대해 의사소통하는데 장애요인은 무엇인가?	1. 담당의사 확인이 어렵고 연락이 잘 안됨 2. 의사는 다른 의료진의 대응에 대해 방어적이고 위협을 느끼기 쉬움 3. 의사조직구조는 간호사/약사에 대해 독단적인 의사소통을 하는 경향이 있음			#15
	우선순위	위해사건예방이 최우선이라는 것에 대한 의사소통이 어느 정도 이루어지고 있는가?	질 높은 서비스란 '최선의 결과'와 '오류의 예방'이며, 여기에 가장 명확하게 우선순위를 두고 있다.			
	통제 불가능한 요인	통제 불가능한 요인의 결과에 대응하기 위한 방안은?	미해당			

개선활동(Action Plan)수립	
위험감소 전략	효과측정지표
개선활동 #1: 고위험 약물 용량은 재확인하고 2명의 의사(주치의와 선임 레지던트/펠로우)가 확인하고 서명한다.	사건발생보고 시스템을 통해 보고된 처방오류건수
개선활동 #2: 교육계획에 따라 간호사들간 동료평가를 시행한다.	
개선활동 #3: 간호사는 환자위험을 감지한 경우 처방이 확인될 때까지 투약을 중단한다.	약물투여오류로 인한 적신호 사건 수
개선활동 #4: 해당 간호영역에서 충분한 의사소통 및 갈등해결이 되어야 한다.	연도별 표준성과를 달성한 간호사수
개선활동 #5: 교육계획에 따라 약사들간 동료평가를 시행하고 신규업무배치/재배치를 받은 약사는 감독하에 시행한다.	
개선활동 #6: 약국에 환자 체중을 입력할 수 있는 컴퓨터 소프트웨어를 설치하고, 위험약물에 대해 양약을 체크할 수 있도록 업그레이드 한다.	월별 신장, 체중, 알러지 데이터 누락건수
개선활동 #7: 메시지 확인 시스템을 장착한 호출기를 도입한다.	호출기 모니터링 횟수
개선활동 #8: 간호사와 약사에 대해 매년 환자연령별 임상수행능력평가를 시행하고, 약사는 분기별로 테스트를 한다.	
개선활동 #9: 업무수행지침에 따라 반드시 일대일로 약사교육/훈련을 시행하고 신규교육에 포함하고 분기별 스텝미팅에서 환기시킨다.	연도별 임상수행능력 평가에 대한 효과성 평가
개선활동 #10: 진료부서와 약국간의 컴퓨터 시스템 호환에 문제가 있는지를 확인하고 개선한다.	월별 신장, 체중, 알러지 데이터 누락건수
개선활동 #11: 사본이 있는 처방전 원본에는 반드시 '중복주의: 팩스처방 있음'라고 스탬프를 찍고, 팩스처방은 가능한 긴급상황에만 낸다.	팩스처방 관리절차에 대한 확인 및 모니터
개선활동 #12: 중복처방을 방지하는 처방입력 컴퓨터 시스템을 설계하고 도입한다.	지표 개발 필요
개선활동 #13: 약사의 업무 방해요인을 감소시키고 업무확인을 위해 타이머를 사용	팩스처방 관리절차에 대한 확인 및 모니터
개선활동 #14: 오류보고에 대한 질책/비난을 줄인다.	약제사용시스템 개선을 위한 오류의 근접원인 경향 분석
개선활동 #15: 의사는 본인확인이 가능하도록 서명을 하고 호출기 번호를 기록한다. 위원회는 담당의사를 확인하는데 어떠한 문제가 있는지 모니터링한다.	

자료 : Joint Commission Resources

(2) 오류유형 및 영향분석(Failure Mode and Effect Analysis, FMEA)

오류유형 및 영향분석은 사건이 발생하기 전에 문제의 과정/절차에 대한 시스템적 접근법을 이용함으로써 사건발생을 예방하는 방법론이다. 제조/공정과정에서 잠재적인 오류와 원인을 평가하고 위험성에 따라 잠재적인 오류의 우선순위를 두고 발생 가능성을 제거하거나 줄이는 작업을 지칭하기 위해 쓰이는 도구이다.

보건의료분야에서 FMEA는 환자의 위해를 감소시키기 위하여 통계적 분석 방법을 사용하지 않고 팀 활동을 통하여 위해를 일으킬 수 있는 상황을 발견한다는 점에서 근본원인분석과 공통점을 가지고 있으나, 몇 가지 측면에서 차이점도 있다.

〈표 3-5〉. FMEA와 RCA의 공통점과 차이점

공통점	
- 다학제적 팀구성 - 순서도(흐름도)를 사용 Flow diagram - 시스템에 초점 focus on systems issues - 개선활동/결과지표 개발 actions and outcome measures developed - 점수표(심각도/빈도) scoring matrix(severity/probability) - Triage/Triggering questions, 원인영향도(cause & effect diagram), 브레인스토밍	
차이점	
FMEA	RCA
- 과정순(process) 흐름도 - 전향적(prospective) 분석 - 전체 과정/절차를 다룸 - 발견가능성(detectability)과 치명도(criticality) 평가함으로써 사건발생 예방을 강조	- 시간순(chronological) 흐름도 - 후향적(retrospective) 분석 - 발생한 사건의 과정/절차에 초점 - 개선활동(testing intervention)을 강조

FMEA는 미국방부에서 1949년 시스템과 기기오류의 영향을 확인하기 위해서 개발되었고, 미항공우주국(NASA)에 의해 1960년대에 아폴로 우주 프로그램에서 오류를 예측하여, 예방대처전략을 계획하고, 오류의 비용을 예측하여 중복 시스템을 계획하기 위해 사용되었다. 1970년대에 미국 제조업체들은 자동차와 공장에서 이 도구를 사용하기 시작했고, 자동차 제조업체들은 1993년 산업 전반에 FMEA 표준을 확립했다. 1998년에는 미국 보훈보건청(Veterans Health Administration)[3]은 병원시스템에서 안전을 중시하는 문화를 만들기 위하

여 국가환자안전센터(National Center for Patient safety)를 설립했다. Tanet Health System과 공동으로 '제품과 과정 문제가 발생하기 전에 그것을 확인하고 예방하기 위한 제도적인 접근법' 으로 Healthcare Failure Modes and Effects Analysis를 개발했다.

2001년 7월, JCAHO는 모든 인증 병원들이 최소한 높은 위험성과정에서 최소한 매년 하나의 Proactive risk assessment 예방적 위험 평가를 실시하도록 요구하는 새로운 표준을 도입했다(LD.5.2).

1) Healthcare FMEA

VA National Center for Patient Safety(NCPS)는 Healthcare Failure Modes and Effects Analysis(HFMEA)를 보건의료 분야를 위해 개발하였다. HFMEA는 FMEA의 위험 발견가능성과 치명도 분석단계에 의사결정 나무라는 알고리즘을 추가함으로써 전통적인 FMEA 과정의 위험분석단계를 현대화했다. 또한 위험도 우선순위를 설정을 위해 위해매트릭스표를 통한 위해점수를 산출한다.

FMEA은 위험성이 높은 의료절차에서 무슨 일이 잘못될 수 있는지를 예상하고 오류를 예방하기 위한 대처전략을 세우는데 도움이 된다. HFMEA의 첫 번째 적용사례를 살펴보면, VA는 163 의료센터에 정전이나 다른 시스템 문제 발생을 대비하여 컴퓨터화된 바코드 투약 시스템을 분석하라고 권고했다. 그 과정은 매우 중요한 경험이었다고 평가되고 있으며 각 시설의 대처 전략에서 문제점을 보여주었고 문제의 재발을 막기 위해 시설을 개선하도록 하였다. 예를 들면, 어떤 의료기관들은 컴퓨터화 된 바코드 시스템의 데이터 백업간격이 24시간 이내로 더 자주 시행되는 것으로 알고 있었다. 정전이 되는 경우 환자의 투약 변화, 즉

3) 미국 보훈보건청(Veterans Health Administration, VHA)은 헬스 케어 문화 확립의 한 예로서, 정부소유 운영의 헬스 케어제도를 성공적으로 리엔지니어링했다. VHA는 장애가 있는 빈곤 퇴역군인들에게 의료 재활 서비스를 공급하기 위해 만들어진 곳이다. 그러나 1990년대 초반 여러 경영상의 실패와 악화된 이미지, 그리고 민간 분야와의 경쟁에 직면하게 되었다. 이러한 위기를 극복하기 위해 1990년대 중반 이후 리스트럭처링 노력이 시작되어, 보편적 일차 의료의 시행과 일정한 지역 내의 모든 공급자들을 한 단위로 묶는 통합서비스 네트워크가 구축되었다. 그와 같은 혁신은 측정치를 근거로 한 성과관리 프로그램 및 정보기술에 대한 임상지침 적용 등과 함께 의료의 질을 대폭 개선시켰다. 그들은 첫째 그들이 가져야 할 가치를 인식하고, 둘째 교육하고, 셋째 정보를 공유하는 커뮤니케이션을 하면서 성과를 이루어 내었다(윤인모 저. 한국 헬스 케어산업의 미래 경쟁력. 삼성경제연구소. 2005).

새로 입력된 정보는 데이터 백업에 포함되지 않았을 수 있고, 환자는 약제처방을 잘못 받을 위험성에 노출되어 있다. HFMEA팀은 의료기관의 컴퓨터 투약시스템의 데이터 백업주기를 더 단축하도록 요구하고 백업이 언제 완료되었는지 알려주는 기능을 추가하여 설계할 것을 권고했다. HFMEA과정에 다음 사항을 검토하여 대처전략을 확인하도록 하였다.

- 의료진은 투약 시스템에 대한 대처전략을 알고 있는가?
- 투약 시스템을 사용할 수 없을 때, 병동에서 새로운 처방를 차단할 수 있는 절차가 있는가?
- 문제 발생 시 담당자와 비상가동 인력체계가 있는가?
- 컴퓨터 시스템이 복구되었을 때 정전 중에 수동으로 기록된 의약품에 대한 정보를 관리자에게 보고하는 절차가 있는가?
- 컴퓨터 시스템이 가동되지 않는 동안 새로운 투약 처방은 어떻게 기록되고 시스템이 복구되면 어떤 형태로 입력되는가?
- 종이 백업 기록이 필요할 때 환자의 투약기록에서 얼마나 데이터가 제공되어야 하는가? (종이 백업 기록에서 필요한 정보의 양에 대한 기준이 없이는 몇몇 의료기관들의 경우 문서 기록이 한 환자 당 100페이지 이상 될 수도 있다는 사실을 인식하게 되었다)

HFMEA팀은 동일한 주제를 다루지만, 제기된 문제에 대한 해답은 분석에 의해 각자 설계했다. 또한 2003년 현재 VA의료기관들은 혁신적인 위험성 평가를 위한 주제를 선택하는데 있어 다양하였다. 정해진 주제는 검사실 또는 방사선과의 결과보고, 환자식별 절차, 환자대기시간 지연 등이다. VA의 HFMEA은 혁신적인 위험성 분석을 위해 절차가 개선될 수 있도록 하였으며 아래와 같은 교훈을 얻었다.

- 순서도를 그리는 작업을 맡을 팀 멤버의 선정(이것은 팀이 처음부터 올바른 방향으로 움직이는 것을 보장)
- 절차의 단계마다 숫자를 붙이고 하위절차는 문자로 순서가 표현되도록 한다. 이런 간단한 방법은 팀을 조직적으로 운영하게 하고 잠재적인 오류형태를 간과하는 것을 예방한다.
- 절차의 순서도를 10~12단계 이상 넘어가지 못하도록 해야 한다.
- 제안된 변화에 대한 테스트를 HFMEA 과정에서 공식적인 부분으로 만들어야 한다. 테스트는 제안된 변화가 어떤 예상하지 못한 결과를 초래하는지 확인할 수 있도록 한다.

2) Healthcare FMEA의 단계

VA의 HFMEA모델은 분석을 위한 주제 선택, 분석팀의 선정, 위험성이 높은 절차의 순서도 매핑, 절차내의 오류형태 확인, 그리고 절차의 재설계를 포함한 다섯 단계이다.

가. 1단계 : 주제선정

조사할 과정/절차의 정확한 정의를 내린다.

나. 2단계 : 팀 구성

주제에 따라 관련 전문가와 조언가로 구성된 다학제적 팀을 구성한다.

다. 3단계 : 과정의 시각화

순서도를 통해 과정을 표현하고 각 단계에 숫자를 붙인 후 초점을 두어야 하는 부분을 확인, 모든 하위과정을 확인

3A. 순서도 그림
3B. 각 단계에 번호를 매김
3C. 과정이 복잡한 경우 한 단계에 집중
3D. 각 단계별로 하부 단계(과정)을 기술함
3E. 하부 단계에 대한 순서도를 그리고 각 단계에 문자를 매김(1a, 1b...3e, 등)

라. 4단계 : 위해분석

모든 가능한 오류의 형태를 나열하고 각각의 심각성과 확률을 확인한 후 오류 형태에 대해 추가적 대응이 필요한지 확인하기 위해 의사결정트리를 사용함. 또한 의사결정이 진행되었을 때의 모든 오류형태를 나열함

4A. 하부단계에 대한 오류유형의 리스트를 만들고 번호를 매김(예 : 1a(1), 1b(2) …3e(4), 등)
(이 단계에서 전문가와 담당자는 triage/triggering questions, brainstorming, cause and effect diagramming 등의 도구를 이용하여 잠재적인 실패유형을 도출하게 된다.)

4B. 잠재적인 오류유형에 대한 심각성과 발생빈도를 정의하고 위험도 점수를 산출한다.

4C. 의사결정도(그림 3-11)를 이용하여 실패유형 분석에 대한 실행여부('다음 단계 진행' 또는 '중단')을 선택하고 '중단'인 경우에는 그 다음 단계의 실패유형 분석에 들어간다. (위험도 점수가 8점 이상임에도 불구하고 실패유형 분석을 '중단'하는 경우에는 그 사유를 기재한다.)

4D. '다음 단계 진행'의 경우 실패유형의 원인에 대한 리스트를 만든다.

마. 5단계 : 실행 및 결과측정

행위와 결과 대응전략을 평가해서, 해당 오류형태를 삭제, 제어, 수용 여부를 확인

5A. 실패유형별 원인을 '제거', '관리', '수용'여부를 결정함

5B. 제거 또는 관리해야할 각 실패(사건)유형에 대한 실행전략을 기술

5C. 재설계된 과정을 분석하고 평가하기 위한 결과측정지표를 정의

5D. 제안된 실행전략을 책임질 담당자 선정

5E. 최고관리자의 승인(동의)

단계 1. 검토해야할 과제를 선정하고 범위를 설정(과정 및 절차를 상세히 기술하고 명확한 정의를 포함할 것)

This HFMEA™ is focused on ____________________

____

____

____

____

____

단계 2. 팀 구성

HFMEA™ 번호 ____________________

시작일 ____________________ 종료일 ____________________

팀원 1. ____________________ 4. ____________________

2. ____________________ 5. ____________________

3. ____________________ 6. ____________________

팀장 ____________________

팀원이 해당 과제를 대표하는가? YES NO

팀원은 각기 다른 영역 범위와 수준을 가진 자들로 구성되어 있는가? YES NO

회의록을 작성하고 관리하는 담당자는? ____________________

〈그림 3-11〉 Healthcare FMEA Process: 단계 1-2.

Severity Categories:
Catastrophic = 4
Major = 3
Moderate = 2
Minor = 1

Probability Ratings:
Frequent = 4
Occasional = 3
Uncommon = 2
Remote = 1

Probability		Severity of Effect			
		Catastrophic	Major	Moderate	Minor
	Frequent	16	12	8	4
	Occasional	12	9	6	3
	Uncommon	8	6	4	2
	Remote	4	3	2	1

〈그림 3-12〉 위험도 점수 산출표(Hazard Scoring Matrix)

〈표 3-6〉 심각도(Severity) 분류표

구분	최상(Catastrophic)	상(Major)	중(Moderate)	하(Minor)
FMEA 점수	10점에 해당 : 오류는 사망이나 장애를 초래함	전통적 FMEA 점수 7점에 해당 : 매우 높은 강도의 불만족 수준	4과정이나 품질 개선을 통해 극복될 수 있지만 일부	1고객이 알아차리지 못하고 진료제공과정에는 영향을 주지 않음
환자	- 사망 또는 중증도의 영구적 기능손상 - 자살 - 강간 - 용혈성 수혈반응 - 잘못된 부위의 수술 또는 처치 - 유아 유괴 - 타인에게 신생아 양도	- 경미한 영구적 기능 손상 - 외모손상 - 외과적 중재술 시행 - 3명 이상의 재원일수 연장 - 3명 이상의 진료강도 상향조정	- 1~2명의 재원일수 연장 또는 진료강도 상향조정	- 손상, 재원일수 연장, 진료강도 상향조정은 없음
방문객	- 사망 - 3명 이상의 입원	- 1~2명의 입원	- 1~2명의 외래진료	- 경과관찰 - 치료거부
의료진/직원	- 1건 이상의 사망 - 3일 이상의 입원	- 1-2명 입원 - 3명 이상의 질병 또는 업무지체	- 1-2명의 질병 또는 업무지체	- 사건발생 1일째만 보조적 업무수행
장비/시설	- 25만달러 상당의 장비/시설 손상	- 10만달러 상당의 장비/시설 손상	- 1~10만달러 미만의 장비/시설 손상	- 환자에 영향을 주지 않으며 1만달러 미만의 장비/시설 손상
화재	- 대형화재	미해당	- 소형화재	미해당

〈표 3-7〉 발생빈도(Probability rating)

최상(Frequency)	1년에 여러 번 발생
상(Occasional)	1~2년에 몇 번
중(Uncommon)	2~5년에 몇 번
하(Remote)	5~30년에 몇 번

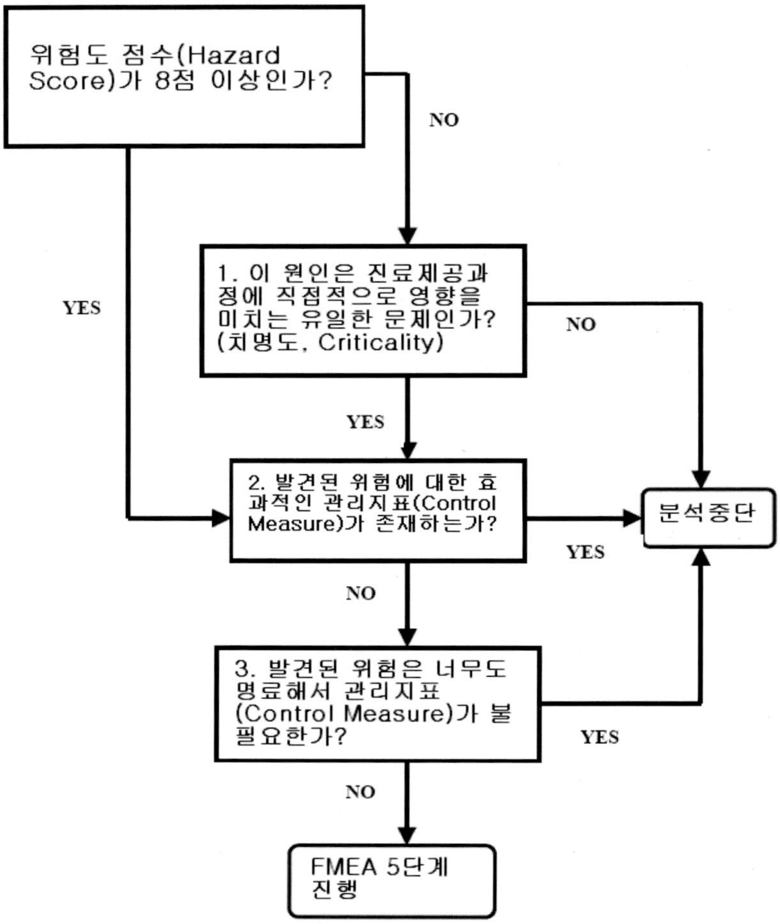

〈그림 3-13〉 의사결정도(Decision Tree)

3) 사례 분석: PSA(Prostate Specific Antigen) Test

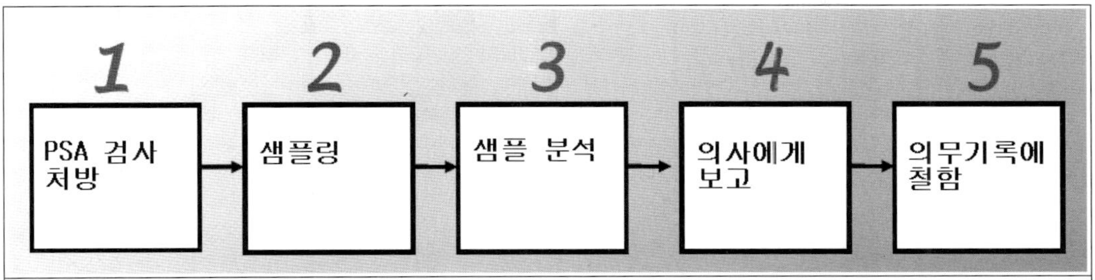

하부과정	하부과정	하부 과정	하부과정	하부과정
.	.	A.처방전 검토	.	.
.	.	B.원심분리	.	.
.	.	C.눈금확인	.	.
.	.	D.품질관리(QC)	.	.
.	.	E.샘플시행	.	.
.	.	F.보고	.	.
.	.	G.의무기록등록	.	.

〈그림 3-14〉 HFMEA 단계 3A-E. 순서도 그리기(과정/절차 및 하부 과정/절차 기술)

3A.처방전 검토	3B.원심분리	3C.눈금확인	3D.품질관리(QC)	3E.샘플시행	F.보고	G.의무기록 등록
오류유형	오류유형	오류유형	오류유형	오류유형	오류유형	오류유형
.	.	.	.	.	1.컴퓨터 파손	.
.	.	.	.	.	2.다른환자 결과입력	.
.	.	.	.	.	3.컴퓨터 전사오류	.
.	.	.	.	.	4.결과 미입력	.
.	.	.	.	.	5.결과측정 오류	.

〈그림 3-15〉 HFMEA 단계 4A. 오류유형 분석

3F. PSA 검사 결과보고														
HFMEA 4단계 - 위해분석										HFMEA 5단계 - 실행 및 결과				
오류유형	잠재 위험요소		점수			의사결정 나무 분석				개선유형 (관리,수용,제거)	개선활동 또는 중단 사유	결과지표	담당자	관리자 승인
			중증도	발생빈도	위해점수	유일한 문제인가?	관리지표 존재 여부	발견 용이성	진행여부					
3F(1) 컴퓨터 파손	→		상(3)	상(3)	9	→	N	N	Y					
	3F(1)a	바이러스	상(3)	상(3)	9	→	N	N	Y	관리	바이러스 보호 S/W 구입 및 설치	S/W 설치여부	정보자원관리자	Y
	3F(2)a	기기 노후	중(2)	하(1)	2	Y	Y	→	N	미해당	현재의 장비를 지속적으로 모니터링하는 체계 개발			
	3F(3)a	S/W 라이센스 기간 종료	중(2)	상(3)	6	Y	Y		N	미해당	매년 S/W 라이센스를 확인			

〈그림 3-16〉 HFMEA 단계 4B~5

연습문제

1. 도요타 생산 시스템의 7대 낭비유형(seven wastes)에 대해 설명하시오.

2. 통계적 공정관리에 대하여 설명하시오.

3. 다음 용어의 정의는? (위해사건, 근접오류, 적신호 사건, 우연요인, 이상요인)

4. 근본원인분석의 사례 중 근본원인분석 결과인 개선활동 수립을 설명하시오.

5. 본문의 사례 PSA 검사에 대해 FMEA 절차에 따라 사례분석 결과를 설명하시오.

제4장 환자진료체계

학습목표

1. 환자진료체계에 대하여 이해를 한다.

2. 환자진료체계의 국제적 기준을 이해한다.

3. 글로벌 기준에 부합되는 한국의 환자 진료체계 기준을 이해한다.

4. 환자진료체계의 기준을 충족시킬 수 있는 방안을 이해한다.

제4장 환자진료체계

1. 환자진료체계의 중요성

진료의 접근성(Access)이란 환자가 의사를 필요로 할 때 쉽게 의료서비스를 이용할 수 있어야 한다. 또한 적절한 질병 치료는 물론 예방에서 재활까지 포괄적인 의료서비스를 받을 수 있어야 한다.

환자가 의료기관을 처음 이용할 때, 해당 의료기관이 본인의 질병에 적합한 의료서비스를 제공하는지에 대한 정보를 필요로 한다. 즉 해당 의료기관은 어떤 진료영역, 의료진, 의료수준 등을 보유하고 있는지를 알려주어야 한다. 이를 위해 의료기관은 환자의 의료 요구도에 따라 의료서비스 제공 영역을 설정하고, 조정하며, 환자의 추후관리까지 고려하여 진료체계를 설계해야한다. 즉 궁극적으로 환자진료의 결과를 향상시키고 의료기관 자원의 활용 효율성을 제고하는 것이 '환자진료체계'를 구축하는 것을 그 목적이라고 할 수 있다.

양질의 진료란 무엇보다도 안전한 진료이다. 환자들은 치료를 받으려던 것이 오히려 상해로 이어질 수 있다는 두려움 없이 의료기관을 찾을 수 있어야 한다. 따라서 의료기관은 진료 시작에서 종료까지 의료진, 행정인력, 환자들을 위한 안전한 의료 환경을 조성하고 보장하기 위한 노력이 필요로 하다.

환자가 의료기관을 이용하는데 본인에게 적합한 진료영역인지 올바른 의사결정을 내리기 위해서 의료기관은 다음과 같은 사항을 고려하여야 한다.

- 해당 의료기관이 충족시킬 수 있는 환자 요구사항 범위
- 환자 서비스 영역에 따른 효율적인 진료절차
- 자택으로의 퇴원이나 다른 시설로의 적절한 후송 등 진료종결 후의 진료서비스에 대한 다각적인 정보

의료기관에서는 진료체계가 위 사항을 잘 고려하고 충족하는지를 확인하고 정기적으로 평가하여야 한다. 평가를 통해 환자를 정확하게 확인하고, 의료진간의 의사소통의 효과성을 향상시켜 국제적 수준의 환자안전 목표를 달성할 수 있다. 더불어 의료기관은 환자의 문화

적, 심리사회적, 영적 가치관을 이해하고 보호하기 위해 노력해야 하며, 더불어 환자의 신뢰를 확보하고 의사소통을 잘 할 수 있도록 최선을 다해야 한다.

일반적으로 환자의 진료결과는 환자와 보호자가 진료과정에서 의사결정에 참여하는 정도에 따라 호전 가능성은 커진다고 하나, 사회문화적 정서에 따라 차이가 있을 수 있다. 의료기관에서 환자의 권리를 증진시키기 위해서는 환자 권리를 규정하고 환자와 직원에게 교육을 시키는 것이 매우 중요하다. 이를 통해 환자는 자신의 권리에 따라 어떤 행동을 취할지를 잘 이해하게 되며, 병원 직원은 환자의 신념과 가치관을 존중하고 환자의 존엄성을 보장하는 조치를 취할 수 있게 된다. 환자 권리에 대한 내용은 다음과 같다.

- 환자의 권리를 확인하고 보호하며 증진시킴
- 환자에게 권리에 관한 정보를 상세하게 제공해 줌
- 적절한 시기에 환자의 가족을 환자진료에 대한 의사결정에 참여시킴
- 충분한 정보제공에 의한 동의를 받음
- 환자의 권리에 관해 직원을 교육시킴
- 의료기관은 윤리적인 조직의 기능을 확립함

환자진료체계는 의료기관과 환자와의 최초 시작임에도 불구하고, 이제까지 그 중요성에 대한 평가는 미비하였다. 의료기관의 공통 목표는 물론 환자들에게 양질의 의료를 제공하는 것이다. 양질의 의료는 의료의 질만을 의미하는 것은 아니며 접근, 과정, 효율성 모두를 만족시켜야 한다.

그러나 아직까지 우리나라 병원 현장에서는 예약진료제도 정도만 진료의 접근성 평가기준으로 활용되고 있다. 환자의 진료 참여도와 환자 권리에 대한 관심이 증가하는 시점에서 환자진료체계를 위한 글로벌 기준을 살펴보고, 우리나라 실정에 맞는 지침을 제시하여 의료기관의 규모에 상관없이 의료기관의 기본적인 기능을 설정하고 양질의 의료를 제공할 수 있는 토대를 마련하고자 한다.

2. 환자진료체계를 위한 글로벌 기준

환자진료체계에 대해 미국의 JCI와 호주의 ACHS 등에서 제시하고 있는 기준과 우리나라 의료기관평가의 진료체계 관련 기준은 다음과 같이 요약할 수 있다.

미국 JCI 외래 기준
1. 의료기관은 수용할 수 있는 환자의 범위를 제시하여야 한다. - 기관은 허가된 의료서비스 범위를 명시하고 하여야 한다. - 기관이 제공할 수 있는 서비스 목록을 제시하여야 한다. - 기관은 환자의 요구도를 정확히 파악할 수 있는 절차를 가지고 있어야 한다. - 의료기관내 환자 등록 절차가 규정되어 있어야 한다. 2. 수용할 수 없는 환자는 적정 타 의료기관을 제공할 수 있어야 한다. 3. 환자 분류 기준을 가지고 있어야 한다. - 기관은 진단적 검사제공의 기준이 있어야 한다. - 관은 검사결과에 따른 개별적 진료, 치료 또는 서비스를 제공할 방안을 가지고 있어야 한다. 4. 기관은 효율적 진료 접수 서비스를 가지고 있어야 한다. - 기관은 모든 환자가 차별화 되지 않고 진료 받을 수 있는 절차를 가지고 있어야 한다. - 응급환자에 우선권을 가질 수 있는 접수 방안이 있어야 한다. 5. 기관은 효율적 환자 동선이 일어나도록 시설배치 하여야 한다. 6. 진료 대기시간을 최소화 방안을 가지고 있어야 한다. - 예약관리 지침이 있어야 한다. - 당일 접수환자에 대한 관리 지침이 있어야 한다. - 대기 시간 지연에 대한 대처 방안이 있어야 한다. 7. 기관은 환자가 접근성이 용이 할 수 있는 시설 관리 방안을 가지고 있어야 한다. - 장애인 환자에 대한 관리 방안을 가지고 있어야 한다. - 외국인환자에 대한 관리 지침이 있어야 한다. - 기관 내 모든 표시 및 정보제공 내용은 환자의 눈높이에 맞는 기준으로 작성되어야 한다. - 진료장애요인 확인 방안을 가지고 있어야 한다.

미국 JCI 입원 기준

1. 기관은 입원 기준지침이 있어야 한다.
   - 입원을 결정하는 진단 검사 평가가 있어야 한다.
   - 필요한 검사 결과를 알기 전 입원 및 전원을 결정해서는 안 된다.
   - 수용할 수 있는 입원 범위를 제시한다.
   - 입원실이 없을 경우에 대한 환자 관리 방안이 있어야 한다.

2. 기관은 입원 등록 과정을 표준화하여야 한다.
   - 환자별 표준화된 입원 절차를 가지고 있어야 한다.
   - 응급환자는 입원 우선권을 가지고 있어야 한다.

3. 입원 필요성 우선순위를 위한 평가가 있어야 한다.
   - 예방, 완화, 치료 재활 등 집중할 부분을 우선 선정할 수 있어야 한다.
   - 우선권에 따른 적절한 진료가 선택되어야 한다.

4. 입원 진행과정에 대한 정보가 제공되어야 한다.
   - 응급 및 외과적 수술시 진행에 대한 정보를 알 수 있어야 한다.
   - 환자 이동시 보호자 및 의료진은 환자 이동경로를 알고 있어야 한다.

5. 입원 시 예상되는 진료 계획 및 진료비 정보를 환자와 가족들에게 제시하여야 한다.

6. 기관은 환자진료 서비스의 지속성을 위해 원내 협진 체계를 제시 하고 수행하여야 한다.
   - 응급상황에 치료가 적절히 이뤄질 수 있는 절차가 있어야 한다.
   - 각 의료 건강전문가들 사이의 협진 체계에 대한 규정이 있어야 한다.

7. 효과적으로 타과의 의료서비스 이뤄질 수 있는 공간이 확보되어야 한다.

8. 기관은 미리 설계된 입원관리 지침이 있어야 한다.
   - 입원 초기 통증 평가 지침이 있어야 한다.
   - 입실, 전동, 전실 등 병원의 체계화된 환자 관리 지침이 있어야 한다.

9. 입원 내 시설 및 표시는 환자가 이동이 용이하고, 알 수 있는 표현으로 이루어져 있어야 한다.

10. 환자의 적합한 퇴원을 안내하는 정책이 있다.
    - 기간은 시기적절할 때 퇴원을 결정하는 기준을 가지고 있어야 한다.
    - 퇴원 시 진료의 지속성을 유지 할 수 있는 계획을 가지고 있어야 한다.
    - 의료의 이송서비스가 일어 날 때(퇴원, 전원)는 이송수단에 대한 정책이 있어야 한다.

11. 전원과정에 대한 정책이 있어야 한다.

- 전원 받는 의료기관이 환자의 요구를 만족 시킬 수 있는 지 확인하고 전원을 결정하여야 한다.
- 전원시 환자의 임상정보요약 문서를 제공하여 진료의 연속성이 있도록 한다.
- 전원시 의료인이 지속적으로 환자를 모니터링하고, 전원 과정은 기록되어야 한다.
- 의료 이송서비스는 환자와 직원의 안전 그리고 질적인 이송서비스를 보장하는 과정으로 이루어져야 한다.

호주 ACHS 입원기준

1. 기관은 환자 진료 접근성을 보장해야 한다.
   - 항상 의료기관은 환자 서비스요구에 응하여야 한다.
   - 진료는 환자의 임상요구에서 시작한다.

2. 우선순위 진료에 대한 체계가 있어야 한다.
   - 임상적 요구에 따라 우선순위가 결정된다.

3. 동의 절차 지침이 있어야 한다.
   - 기관은 연구, 의료 관리 절차, 기관의 정책, 비용에 대한 모든 동의를 받아야 한다.
   - 동의 과정이 명시 되어야 한다.
   - 의료서비스 제공 전 동의 관리 절차가 있어야 한다.

4. 응급 서비스 접근성이 보장되어야 한다.
   - 환자는 가장 인근에 있는 응급 서비스 기관 정보를 제공 받을 수 있다.
   - 24시간 응급 서비스가 가능하여야 한다.

5. 기관은 환자 정보 수집체계를 가지고 있어야 한다.
   - 정보는 환자의 요구도를 명확하게 해 준다

6. 환자는 제공받는 의료서비스 범위를 알 수 있어야 한다.
   - 환자는 기관으로부터 제공 받는 특별한 서비스에 설명을 들을 수 있다.
   - 의료기관외 외부서비스 관련 정보도 포함된다.

7. 입원 지침이 있어야 한다.
   - 임상적 요구에 따라 입원 우선순위 지침이 있어야 한다.
   - 입원 절차 과정이 있어야 한다.
   - 입원 체계를 내 외부적으로 개선할 수 있어야 한다.

국내 의료기관평가 기준
1. 진료진행상황 안내 - 의료기관은 환자 및 보호자에게 외래진료, 수술, 분만과 관련된 진료진행상황정보를 제공하여야 한다. 2. 입·퇴원환자 안내 - 의료기관은 입원환자가 편리하게 입원생활을 영위하고 새로운 환경에 쉽게 적응할 수 있도록 입원환자에 대한 안내를 충실히 하고, 환자가 퇴원 시 편리하고 신속하게 퇴원할 수 있도록 퇴원환자에 대한 안내를 제공하여야 한다. 3. 입·퇴원환자 진료과정 설명 - 의료기관은 환자의 진료과정에 대한 알 권리를 보장하고 치료에 대한 순응도와 진료진에 대한 신뢰도를 높이기 위해 환자와 보호자에게 입원, 수술, 퇴원 후 추후관리 등 진료와 관련된 충분한 정보를 제공하여야 한다. - 입원 시 설명, 수술과정 설명, 퇴원 시 추후관리 설명 평가 4. 예약제도의 운영 - 의료기관은 외래환자들이 편리하게 외래진료서비스를 받을 수 있도록 외래환자 예약 제도를 적절히 운영하여야 하며, 외래환자의 각종 검사예약창구를 통합하여 동일창구에서 모든 검사의 예약이 가능하도록 노력하여야 한다. 5. 의료기관간 진료의뢰 체계 - 의료기관은 환자들이 질환의 상태에 따라 단계적으로 편리하게 의료서비스를 이용할 수 있도록 의료기관간에 협력진료가 활성화되도록 노력하여야 한다 - 환자의뢰체계, 의뢰받은 기관에 대한 진료결과 회신, 전원으로의 전원시 적절한 정보제공관리 6. 입실환자 관리 - 의료기관은 중환자실에 입실하는 환자의 입실 적정성을 평가하여 적절한 환자가 입실할 수 있도록 중환자실을 효율적으로 운영하여야 한다. 7. 입·퇴원 환자관리 체계 - 의료기관은 입퇴원 환자의 관리가 효율적적으로 이루어질 수 있는 체계를 적절히 운영하여야 한다. - 입원관리체계, 퇴원예고제 평가 8. 직원의 신분정보제공 체계 - 의료기관은 환자가 직원의 신분을 쉽게 확인 할 수 있도록 하여야 하며, 진료서비스를 담당하고 있는 사람에 대한 정보를 제공하여야 한다. 9. 진료 관련 환자동의서 수집 체계 - 의료기관은 수술 및 마취, 고위험시술 등 진료관련 및 진료 외 목적으로 환자가 임상시험 연구대상이 되는 경우 동의서를 받는 체계를 갖추고 적절히 운영하여야 한다 10. 진료비 내역 제공 체계 - 의료기관은 환자들에게 진료비 내역에 대한 정보를 제공하여야 한다.

3. 우리나라의 환자진료체계 지침

환자가 의료를 필요로 할 때 쉽게 의료를 이용할 수 있어야 함을 의료 접근성이라고 말하며, 양질의 의료 관리의 첫걸음이라고 할 수 있다. JCI에서도 의료의 접근성은 물리적, 언어적, 종교적 및 기타 요인에 제한을 받는다고 평가한다. 진료 접수란 진료 접근성의 대표적 형태이다. 체계적 접근성 관리는 의료의 질 향상에 이바지 할 수 있으므로 중요성을 강요하지 않을 수 없다. 앞서 살펴본 글로벌 환자진료체계 기준 및 우리나라 의료기관 평가지침을 바탕으로 하여 현재 효율적 진료 접근성관리의 필요성에 직면한 의료기관을 위한 우리나라 환자진료체계 지침을 아래와 같이 제시하고자 한다.

(1) 우리나라의 환자진료체계 지침

1) 허가된 진료서비스 범위에 관한 문서화된 규정을 갖추고 있어야 한다.

가. 허가된 진료서비스에 대한 내용은 다음을 포함하고 있다.

① 자격을 갖춘 의료진, 간호사, 물리치료사, 임상병리사 등 의료인적 사항
② 갖추고 있는 의료장비와 장비가 제공할 수 있는 서비스 목록
③ 의료 인력을 제공할 수 있는 서비스 목록에 대한 정의
④ 기관이 갖추고 있는 약제 목록과 효능
⑤ 의료 장비 외 갖추고 있는 편의시설 목록
⑥ 연계된 타 의료기관 목록가 제공될 수 있는 진료서비스 목록

2) 환자등록의 문서화된 지침 및 규정을 갖추고 있어야 한다.

가. 환자등록에 필요한 다음과 같은 환자정보내용을 규정하여야 한다.

① 기본적 인적 사항
② 진료기관에서 제공될 수 있는 진료서비스(진료과) 목톡
③ 가입된 보험에 관련된 사항
④ 환자정보내용에 대한 동의 및 서명

나. 의료기관은 신속한 환자 확인을 위한 등록번호를 규정한다.

3) 평가를 위한 기본적 진단 검사 지침이 있어야한다.

가. 환자분류를 위한 기본적 진단 검사 종류를 명시하여야 한다.

나. 응급환자에 대한 검사 종류를 명시하여야 한다.

4) 예약 및 당일 접수 지침 및 규정을 갖추고 있어야 한다.

가. 당일 접수 지침에는 다음 내용을 담고 있어야 한다.

① 당일 접수증 작성요령

② 당일 접수 담당자제시

③ 접수 목록에 따른 이동 경로 제시

나. 예약 접수 지침에는 다음 내용을 담고 있어야 한다.

① 예약 접수할 수 있는 경로 제시

② 예약 경로로 접수 요령

③ 예약 내원 시 이동 기관 내 이동 경로

5) 대기 환자 관리에 대한 교육 지침이 있어야 한다.

가. 환자가 대기 순번을 알 수 있도록 제시하여야 한다.

나. 대기 시간에 대한 사전적 양해의 조치 시 행하는 내용이 규정되어 있어야 한다.

6) 의료기관은 접수과정에 대한 문서화된 직원교육 지침이 있어야 한다.

가. 기관이 제공할 수 있는 진료서비스 범위를 포함한다.

나. 환자 응대에 대한 표준화된 절차 내용을 가지다.

다. 교육은 환자분류를 명확히 할 수 있게 하여야 한다.

라. 응급환자에 대한 적절한 응대 방안을 교육하여야 한다.

마. 개인건강정보 보안에 대한 교육을 포함하고 있어야 한다.

7) 의료기관별 입원 기준의 명확한 문서화된 규정을 갖추고 있어야 한다.

가. 의료기관은 수용할 수 있는 입원 범위를 설정하여야 한다.

나. 입원 기준의 문서에는 다음 내용을 담고 있어야 한다.

① 의료기관이 갖추고 있는 입원 시설 목록

② 입원 서비스에 참여할 수 있는 인적 자원 정보

③ 입원 서비스에 제공할 수 있는 시설, 의료 장비, 검사 서비스 목록

④ 연계되어 제공받을 수 있는 타 의료기관의 서비스 목록

⑤ 의료시설 외 갖추고 있는 시설 목록

다. 입원 결정 시기와 전원, 퇴원 시기에 대해 명시하여야 한다.

라. 입원 시 안전관리에 대한 내용을 담고 있어야 한다.

마. 입원 기준에 대한 직원 교육 지침을 명시하여야 한다.

8) 입원 관리 지침을 갖추고 있어야 한다.

가. 지침에는 다음과 같은 내용이 포함되어야 한다.

① 입원 초기 통증 평가에 서식이 있어야 한다.

② 치료의 효과 판정을 위해 재평가 주기를 명시하여야 한다.

③ 협진 시 수행 과정을 명시하여야 한다.

④ 전동, 전실에 관한 규정 및 절차를 명시하여야 한다.

⑤ 진료 및 간호관리에 대한 평가 지침이 있어야 한다.

⑥ 전원 및 퇴원시 수속과정을 명기하여야 한다.

⑦ 진료비에 대한 정보 제공 방법을 명시하여야 한다.

⑧ 응급시 환자 관리 지침을 제시하여야 한다.

⑨ 외과적 수술 전 환자 관리 지침을 명시하여야 한다.

9) 전원 및 퇴원 후 환자 관리에 대한 문서화된 규정을 갖추어야 한다

가. 전원 및 퇴원의 기준을 명시한다.

나. 전원 및 퇴원 시 제공할 수 있는 진료지원 서비스를 명시한다.

다. 전원 및 퇴원 후 모니터링 과정을 제시한다.

10) 환자 접근성 용이한 시설로 배치하여야 한다.

가. 장애인 환자를 배려한 시설을 갖추고 있어야 한다.

나. 기관 내 표시는 외국인환자, 일반 환자가 쉽게 알아볼 수 있게, 약어를 자제하고 풀이한 용어로 작성되어야 한다.

4. 환자진료체계 지침을 준수하기 위한 방안

의료기관수의 증가와 국민의 경제력 향상으로, 의료기관간의 경쟁은 심화되고, 환자의 의료에 대한 질적 요구도는 높아지고 있다. 양질의 의료 제공을 위해 의료기관은 환자의 요구도를 정확히 파악하고, 신속한 의사결정을 내려야 접근성의 효율을 높일 수 있게 된다. 이를 위해 의료기관에서 충족시킬 수 있는 환자요구도(환자가 요구하는 의료서비스)의 범위, 해당 의료서비스에 따른 효율적인 진료절차 등의 다각적인 정보가 필요하다. 환자진료체계는 진료접근성을 체계화시키는 것으로 의료기관과 환자의 신뢰를 확보하고 의사소통을 잘 할 수 있도록 하는 진료절차를 말한다. 이에 따라 글로벌 헬스 케어 시대를 맞이하고 있는 우리나라의 의료기관도 세계적인 수준의 기관으로 자리매김 하기 위해서는 앞서 제시한 환자진료체계 지침을 준수하기 위해 다음과 같은 방안으로 노력해야 할 것이다.

(1) 환자진료체계 지침을 준수하기 위한 방안

1) 의료기관 홍보체계 확립

의료기관은 환자의 이해도를 높이기 위해 여러 가지 방법으로 의료서비스에 대한 정보를 제공하고, 환자 및 보호자가 내원 전 충분히 숙지할 수 있는 환경 및 절차를 제공하여야 한다. 우리나라 의료기관은 비영리 기관으로, 의료기관의 홍보 범위가 제한적이다. 환자의 의료요구를 파악하고 의학적으로 필요한 시기에 적절한 서비스를 제공할 수 있는 접근성 증가를 위해, 다양한 홍보 활동을 실시함으로써 접근성을 높여야 한다. 의료기관의 홈페이지 개설, 진료범위 안내판, 의료기관 정보 시스템 등을 활용할 수 있다.

의료기관은 제 특성에 맞는 홍보 체계를 모색하고, 확립함으로써 의료 접근성을 높이는데 기여 할 수 있을 것이다.

2) 고객 지원센터 활용

양질의 의료 관리를 위해서는 의료 접근성과 함께 의료의 연속성을 같이 가져야 한다. 접근성과 연속성을 높이려면, 내원 시 의사결정에 도움을 주는 주변인의 도움이 필요하다. 의료기관은 환자와 보호자의 의사결정을 돕기 위해, 도우미 서비스를 제공할 수 있다. 최근 의료기관에서 이 기능을 담당하고 있는 부서가 고객 지원센터라고 할 수 있다. 고객 지원센터란 환자가 의사와 만나기전 상담을 하고, 환자의 질병에 적합한 적절한 의료진과 연결시켜 주는 곳을 말한다. 또한 의료기관이 수용할 수 없는 환자는 의료진과 협의하여, 적절한 의료기관으로 이송을 결정해 주는 곳에 해당된다.

고객 지원센터 직원은 환자의 질병상태와 요구도를 판별할 수 있어야 하며, 대개 우리 의료기관에서는 간호사, 서비스 코디네이터 등이 업무를 담당하고 있다. 고객 지원센터는 의료인의 환자에 대한 이해력을 높여 진료의사결정을 돕는다. 고객 지원센터에는 진료의뢰 접수안내지침을 마련하여 동일한 기준의 의사결정을 돕게 한다. 고객 지원센터에 접수안내 및 진료의뢰 지침을 비치하여 해당 업무를 표준화하고 의사결정의 효율성을 높인다.

3) 표준화된 접수 및 입원 체계의 관리

진료의 신속성을 도모하고 혼선을 줄이기 위해서 의료기관은 표준화된 접수 및 입원 절차 체계를 설정하고 제시하여야 한다. 의료기간 내에서 환자의 동선은 동일하게 적용되어야 한다. 표준절차가 마련되어져 있지 않을 경우 동일한 정보 제공이 되지 않아, 환자들의 혼선이 일어날 수 있다.

환자에 일관된 정보가 제공되지 않아 환자가 이동하는 중에 혼선을 빚는다면, 신속한 의료서비스가 제공되지 못하고 환자의 불편을 초래 할 수 있다.

대개 의료기관은 진료 신청서, 입퇴원 안내문 서식을 마련하여 진료접수 절차, 입원 시 유의사항 등을 안내한다.

외래접수안내, 입원안내 지침을 병원 곳곳에 비치해 환자와 직원들이 숙지할 수 있도록 하고, 의료기관의 홈페이지를 통해 관리 방법을 공개하는 것 또한 하나의 효과적인 방법이 될 수 있을 것이다.

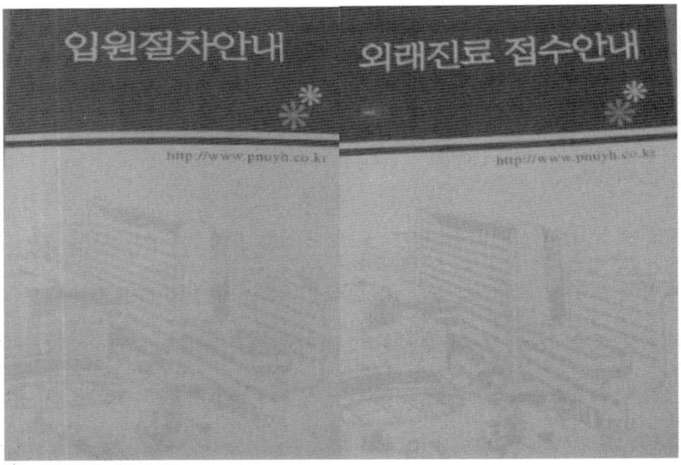

〈그림 4-1〉 안내 책자

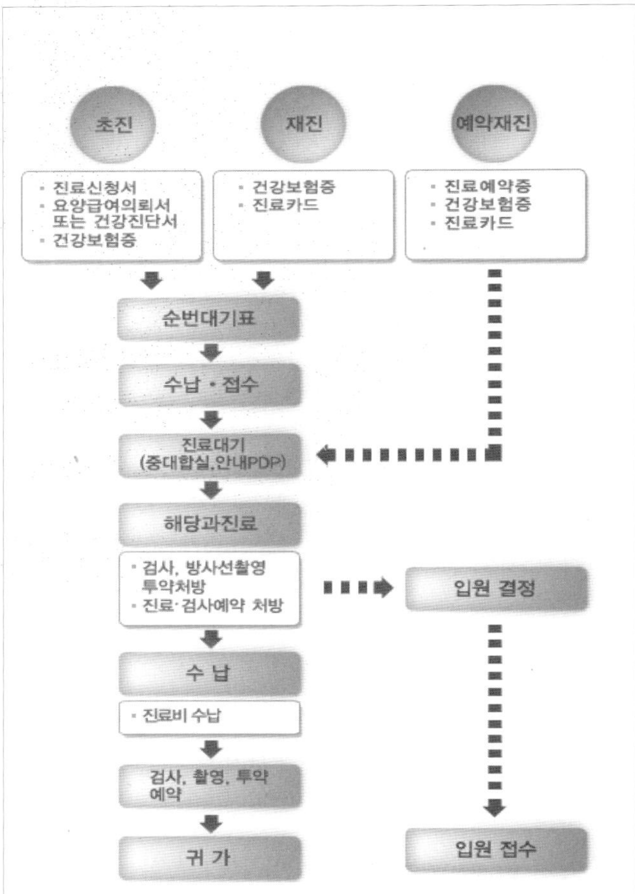

〈그림 4-2〉 진료 안내도

4) 대기시간 관리를 위한 행정지원시스템

의료기관의 외래서비스는 체계적이고 효율적인 진료접수가 이르어져야 한다. 이를 위해서는 몇 가지 진료접수 서비스의 요건이 보장되어야 한다. 첫째 고든 환자는 차별적 대우를 받지 않고 투명한 절차에 따라 진료 받을 수 있어야 한다. 둘째, 응급환자는 우선적으로 진료를 받을 수 있어야 한다. 셋째, 진료대기 시간이 순번 명부를 부여할 정도로 길어지면 이의 사유를 알려주고 다른 대안에 대하여 설명해 줄 수 있어야 한다. 특히 대기시간은 환자의료 만족도를 저하시키는 대표적인 요인이다.

의료기관은 환자에게 언제 정확히 진료를 받을 수 있는가에 대한 정보를 제공할 수 있는 방안을 마련해야한다. 또, 환자 순서가 투명하게 관리되어 부당하게 차별받지 않도록 하여야 한다. 대개 의료기관은 예약진료 서비스로 대기시간을 줄이고자 노력하고 있다. 예전에는 의료기관에 내원하여 예약을 해야 하는 불편함이 있었지만 최근에는 의료기관의 홈페이지 등 다양한 방법의 예약 접수 절차를 갖추고 있다. 이러한 시스템을 활성화함으로써 환자만족도를 높일 수 있을 것이다. 불가피하게 대기 시에는 진료 대기현황판을 제시하여 진료대기 상황을 알려주어야 할 것이다.

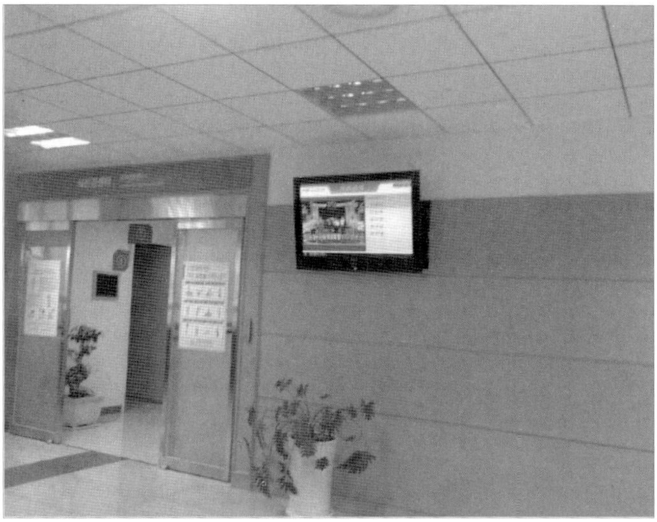

〈그림 4-3〉 진료실 대기현황판

5) 직무교육의 지속적 모니터링

직무교육이란 신규직원들이 해당 직무에 배치된 후 자신의 자격과 능력을 주어진 직무환경에 적응시켜 맡은 바 직무를 효과적으로 수행할 수 있도록 하게하고, 재직직원들도 새로운 기술을 습득하고 능률을 증진시켜 변화하는 환경에 능동적으로 대처하도록 하기위한 하나의 조직학습 행위이다. 이러한 직무교육의 목적은 의료기관의 정책 변화를 효과적으로 전달함으로써 변화에 능동적으로 대처하고, 의사소통을 원활하게 하고 함으로써 의료기관의 내 · 외부 환경에 적응하게 한다.

의료기관은 생명을 다루는 곳으로 잘못된 업무 지침은 환자의 생명을 위협할 수 있어 1회성으로 진행되어서는 안 된다. 직원은 직무기술서를 항상 숙지하여야 하며 의료기관은 이를 정기적으로 확인 · 평가하여야 한다. 특히 의료기관의 윤리 또는 개인 정보보호 지침은 사전에 서약을 받고 지침서를 배부함으로써 모든 직원이 숙지하도록 한다.

직무교육은 대개 전체교육과 부서 내 교육으로 나눠서 이뤄진다. 의료기관은 연초에 교육계획을 세우고, 실행해 나가야 한다. 또 부서에서는 일자를 정해 전 직원이 의료기관의 환경변화에 적응하도록 도와야 한다. 또 부서에서는 직원이 직무교육을 충실히 받을 수 있도록 지원하여야 한다.

개인건강정보보호 서약서

나 ____________ 는 근무 중에 알게 된 개인(환자)의 건강 정보에 대하여 본원 근무 중이나 퇴직 후에도 비밀을 지킬 것을 서약합니다.

개인(환자)의 건강정보보호에 관한 법적, 관리적 사항과 본원의 의무기록 관리규정에 대하여 교육을 받고, 내용을 충분히 숙지하였으며, 건강정보는 본원에서 정하는 의무기록 관리규정에 따라 열람, 복사할 것이며, 적정한 절차 없이 의무기록(또는 전자
의무기록)에 저장된 정보를 무단으로 열람, 복사, 누출하지 않을 것을 서약합니다.

관련법과 본원 규정에서 정하는 개인건강정보보호에 관한 내용을 준수할 것을 서약하며, 이를 위반 시에는 OOO 병원의 규정 및 민· 형사상의 법적 규제조항에 의거하여 어떠한 책임도 감수할 것을 서약합니다.

<별첨 : 개인건강정보보호 관련 법률>

년 월 일

소 속	과(팀)	직 위	
이 름	(서명)	사 번	
주민 번호			
직 종			
면허 번호			
입 사 일	년 월 일		

OOO 병원장 귀하

〈그림 4-4〉 개인건강정보보호 서약서

6) 의료 시설 개선

의료기관은 환자, 가족, 의료진, 방문자들에게 환자진료에 안전하고 기능적인 시설을 제공해야 한다. 이를 위해 진료공간이 효과적으로 배치·관리되도록 하여야 하며, 쉽게 접근할 수 있도록 안내도를 곳곳에 설치해야 한다. 의료기관의 시설 배치는 환자 이송거리를 최소화할 수 있는 수준으로 하여야 한다. 또한 안전하고 효과적으로 의료서비스를 제공하기 위해 적절한 공간, 장비를 갖추어야 한다. 이외 안전, 보안, 위험물질, 응급시 대응, 화재, 의료장비 유틸리티 시스템에 대해 특별히 고려해야 한다.

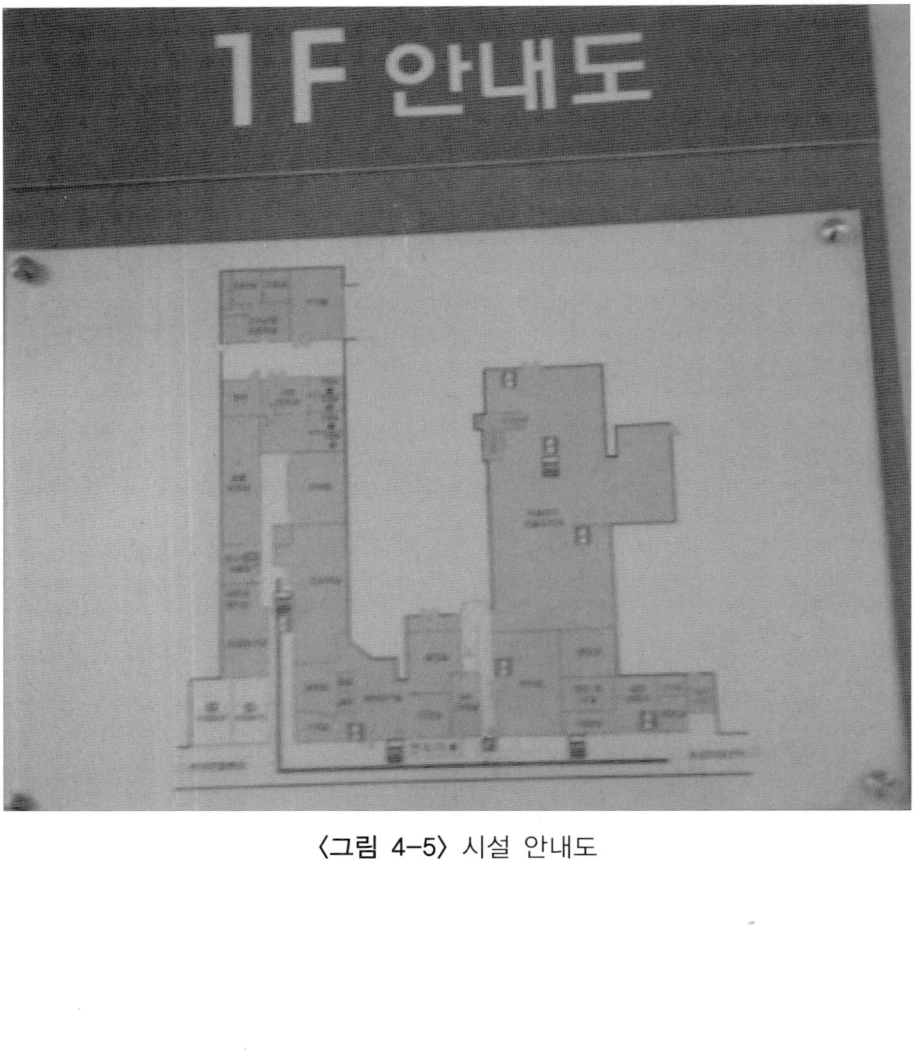

〈그림 4-5〉 시설 안내도

연습문제

1. 양질의 의료 개념 중 접근성에 대하여 설명하시오.

2. 진료 접수의 올바른 결정을 위해 어떤 점을 고려해야 하는가?

3. 대기시간관리에 대한 국제적 기준을 설명하고 방안을 제시하시오.

4. 환자진료체계에 대하여 설명하시오.

5. 환자진료체계의 국제적 기준에 대해 설명하시오.

6. 글로벌 기준에 부합되는 한국의 환자진료체계 기준에 대해 설명하시오.

7. 환자진료체계의 기준을 충족시킬 수 있는 방안에 대해 설명하시오.

제5장 환자평가

학습목표

1. 환자평가의 중요성을 이해한다.

2. 환자평가의 국제적 기준을 이해한다.

3. 글로벌 기준에 부합하는 우리나라 환자평가 지침을 이해한다.

제5장 환자평가

1. 환자평가의 중요성

(1) 중요성

환자평가는 환자진료의 시작점으로 환자의 질병상태가 변화되는 경우에도 적절하게 수행되어야 한다. 효과적인 환자평가는 응급진료가 필요한 경우, 환자의 치료방법에 대한 선택이 필요한 경우에도 진료계획에 따라서 체계적으로 수행되어야 하며, 환자의 지속적인 진료요구도(환자 질병상태 변화)에 대해 신속하고 적절하게 의사결정을 내리는 과정이다. 이를 위해 의료기관에서는 의사, 간호사, 기타 임상지원과에서 수행되는 환자평가의 내용과 범위를 정의하고 정책에 반영하여야 한다. 환자평가는 입원, 외래, 수술 등 환자의 전 진료과정 중에 이루어지는 역동적인 진행형 시제의 활동이다. 환자평가는 다음의 세 가지 주요 영역을 갖는다.

- **환자의 신체적, 정신적, 사회적 상태와 건강에 대한 정보 및 자료의 수집**
- **환자의 의료요구를 확인하기 위해 임상병리검사와 영상진단검사 결과를 포함한 임상자료와 정보의 분석**
- **환자의 의료요구를 충족시키기 위한 진료계획의 작성**

환자평가는 환자의 질병상태, 연령, 의료요구, 개별적인 요구사항 및 선호도를 종합적으로 고려해야만 적절하게 이루어질 수 있다. 특히 환자의 진료를 담당하는 다양한 의료전문가들이 환자를 위해 협력할 때 이러한 과정이 가장 효과적으로 수행된다. 진료에 대한 결정이 적절하고 효과적인지를 판단하기 위해 재평가를 하여야 한다. 재평가란 진료과정에서 환자의 상태와 의료요구에 따라 적절한 진료가 제공되는지를 지속적으로 평가하는 것이다. 재평가의 결과는 의무기록에 명시되어 해당 환자의 진료방향을 결정하게 한다. 의무기록에 기재되어야할 재평가 내용은 다음과 같다.

- **환자의 신체상태 모니터링(예: 체온, 호흡, 맥박 등 활력징후 등)**
- **급성기 질환에 대한 매일 또는 주기적 진료(진료정책 명시 필요)**
- **환자의 중요한 상태변화와 조치결과**
- **환자의 진단명이 변경에 따른 진료계획의 재설정**
- **환자 이동, 이송, 퇴원결정에 대한 내용**

환자의 평가와 재평가는 특수한 임상교육, 훈련, 지식, 기술이 요구되는 중요한 과정이다. 그러므로 환자평가는 자격을 갖춘 자가 시행하고 진료지침에 따른 직무를 수행해야만 한다. 환자평가는 임상실무, 면허, 관련법과 규정 또는 자격증의 범위 내에서 각 전문임상과목별로 수행되어야 한다. 또한 수련의사(인턴, 레지던트 등) 등 진료 결정에 중요한 역할을 담당하는 직책에 대한 관리 감독도 필요하다.

환자에게 적절한 치료를 가능한 빨리 시작하기 위해 초기평가는 가능한 신속하게 완성되어야 한다. 의료기관은 평가, 특히 진료 및 간호평가를 완성해야 하는 기한을 결정해야 한다. 이 기한은 해당 의료기관의 환자진료 형태, 진료의 복잡성과 기간, 주변 진료 여건의 변화를 포함하는 다양한 요인들에 의해 좌우된다. 때로는 이전 의료기관의 진료내용도 통합하여 환자평가를 해야 한다.

현재 우리나라의 평가 체계에서는 환자평가 영역에 대한 다양한 평가 방식이 미흡한 편이다. 즉 기록의 충실성, 일부 기록지의 정해진 시간 내 작성 여부 등으로 지속적인 환자 평가를 판단하고 있지만, 양질의 의료 제공과 최상의 진료계획 수립을 위해서는 보다 구체적인 환자평가 체계가 필요 하다.

이 장에서는 효율적인 환자평가를 위한 글로벌 기준을 살펴보고, 우리나라 실정에 맞는 지침을 제시하여 의료기관의 규모에 상관없이 양질의 의료를 제공할 수 있는 토대를 마련하고자 한다.

2. 환자평가를 위한 글로벌 기준

효율적인 환자평가를 위해 미국의 JCI와 호주의 ACHS 등에서 제시하고 있는 기준과 우리나라 의료기관평가의 환자평가 관련 기준은 다음과 같이 요약할 수 있다.

미국 JCI 외래 기준
1. 환자 요구에 맞는 초기 환자평가를 시행하여야 한다. - 기관은 환자의 진료 요구를 파악하여야 한다. - 모든 평가는 일관성 있게 적절한 시간에 이루어져야 한다. - 초기 평가 정보는 신체적, 정신적, 사회적 평가를 포함한다. - 지속적인 환자 평가를 위해서 평가 범위와 내용을 설정하여야 한다. 2. 평가자에 대한 기준이 설정되어야 한다. - 타과와 연계성 있는 평가가 이루어져야 한다. - 평가는 임상적으로 훈련된 사람들에 의해 수행되어야 한다. - 평가 내용은 외부 평가 내용도 포함하여야 한다. 3. 평가는 지속적으로 되어야 한다. - 모든 환자들의 치료에 대한 반응과 회복 확인을 위해 적절한 간격 기준이 있어야 한다. - 평가 주기가 설정되어야 한다. - 환자의 특성에 따라 재평가 범위와 내용은 달라야 한다. 4. 특별한 관리 대상자를 위한 평가는 달라야 한다. - 정신질환자, 통증치료, 영양치료, 재활치료를 목적으로 하는 환자의 평가는 기준과 과정이 다르게 설정하고 관리되어야 한다. - 특별한 관리 대상자의 직원 인식 교육이 필요로 하다 - 특별한 서비스를 원해 타 기관으로 의뢰가 필요할 경우에 대한 협진 규정이 있어야 한다. 5. 초기 평가 및 재평가에 대한 조직 내 시간 규정이 있어야 한다. - 기관은 모든 임상분야별 서비스 수행별 시행 시기를 규정해 두어야 한다. - 수행 시간은 진료 받는 환자의 유형과 진료 기간 등을 고려하여 정해 져야 한다. 6. 합리적으로 평가내용이 관리 될 수 있는 체계가 있어야 한다. - 평가 기록은 통합적으로 기재되어 의료진이 필요시 쉽게 이용할 수 있도록 관리 되어야 한다. - 평가는 의무기록에 기재되어야 한다. - 평가 기록은 진료의 연속성을 위해 보존되어야 한다.

7. 기관은 환자의 통증을 평가 관리하여야 한다.
- 기관은 종합적 판단을 위해 통증평가를 수행하여야 한다.
- 환자의 나이, 상태 이해력을 바탕으로 타당한 통증 평가법을 이용하여야 한다.
- 재평가 기초자료로 통증평가를 이용할 수 있다.

8. 치료 및 서비스 계획은 평가를 기초로 하여야 한다.
- 기관은 환자의 평가, 재평가, 진단적 검사를 기초로 환자의 진단 및 치료 계획을 세워야 한다.
- 기관은 개별화된 진료계획에 따라 환자에게 진료, 치료 서비스를 제공하여야 한다.

미국 JCI 입원 기준

1. 기관은 개별적 입원 요구도에 따른 초기 평가 하여야 한다.
- 기관은 입원환자로부터 얻어야 할 평가 정보를 정의한다.
- 의료기관은 평가 내용과 범위를 법 규정으로 전문적으로 표준화한다.
- 평가 내용에는 육체적, 정신적, 사회적, 경제적 항목을 포함하여야 한다.

2. 평가의 범위를 설정하여야 한다.
- 환자의 진단과 간호 범위를 평가 내용으로 확인할 수 있어야 한다.
- 평가는 의료기관이 명시된 기간 내에 이루어져야 한다.

3. 치료에 대한 반응을 결정하고, 치료 지속성 및 퇴원 결정을 위해 재평가 규정이 있어야 한다.
- 환자들은 치료의 효과 및 치료 계획 및 퇴원 계획 수립을 위해 재평가 받는다.
- 환자들의 상태, 개인적 요구도에 따른 적절한 기간을 정책 절차로 설정한다.
- 의료기관은 환경적으로 매일 평가해야 하지 않아도 되는 환자와 간격을 정의한다.
- 재평가는 항상 기재되어야 한다.

4. 급성기, 응급에 대한 평가 기준이 있어야 한다.
- 환자의 급성기, 응급 시에는 매일 평가해야 한다.

5. 수행할 수 있는 특수 자격을 갖춘 자를 명시하여야 한다.
- 환자평가를 수행할 자격이 확인 된 자에 의해 시행되도록 명문화 한다.
- 응급평가는 그 상황에 평가할 자격이 있는 사람에 의해 수행되도록 한다
- 간호평가는 그 상황에 평가할 자격이 있는 사람에 의해 수행되도록 한다.

6. 특수 환자군에 대하여는 개별화된 평가기준이 있어야 한다.
- 기관은 먼저 환자의 특성이나 특수한 상황을 파악할 수 있는 방안이 있어야 한다.
- 환자군은 의료기관으로부터 개별적 평가가 이뤄 질 수 있어야 한다.
- 특수 환자군은 어린환자, 노인, 말기 암환자, 진통 중인 여성, 정신장애자, 약물 및 알콜 의존자, 학대와 유기 피해자등 보호해야 할 대상을 의미한다.

7. 평가는 계획된 시간 내 완성되어야 한다.
- 환자에서 올바른 치료를 가능하게 하기위해 빠른 시간 내 평가가 이뤄지도록 시간계획을 수립하고 실행하여야 한다.
- 입원 환자에 대해서는 기관 외부에서 수행된 모든 평가의 결과도 입원 당시에 검토 파악할 수 있어야 한다.

8. 환자 진료 책임이 있는 의사, 간호사, 그 밖의 사람과 서비스는 환자평가를 통합하고 분석하기 위해 협력하여야 한다.
- 환자는 다수의 상이한 부서가 실시하는 많은 종류의 평가를 받을 수 있다
- 환자 기록에는 많은 종류의 정보와 검사 결과가 존재한다.
- 환자를 책임지는 의료진이 평가결과를 분석할 수 있어야 한다.
- 의료진들은 제공된 정보로 환자의 상태를 종합적으로 분석하는 데 도움이 되도록 협력과정이 이루어져야한다.
- 협력은 환자에게 중요한 처방이 나올 수 있게 하면 효과적이 진료 결정을 돕는다.
- 과정에 참여하는 사람은 의료진뿐 아니라 환자 편에서 결정하는 환자, 가족도 치료결정과정에 적절하게 참여해야 한다.

9. 환자의 평가는 퇴원 계획이 중요한 환자를 위한 결정을 돕는다.

호주 ACHS 입원기준

1. 평가 체계는 환자의 요구를 보장해 준다.
- 환자들 상태를 파악하여 기준에 따라 분류를 할 수 있다.
- 평가는 환자의 신체적, 정신적, 사회적 요구를 포함한다.
- 진료 초기에 평가하여 진료 계획을 수립하게 해 준다.
- 평가 지침은 문서화 하여야 한다.

2. 평가는 포괄성을 갖추고 있어야 한다.
- 여러 전문 분야의 내용을 담고 있다.

3. 평가 체계는 중복 진료를 피하게 한다.

4. 재평가 지침이 있어야 한다.
- 환자 건강 상태나 기능 상태에 변화가 생길 때 이뤄진다.

5. 퇴원 및 전원에 대한 평가 기준이 있어야 한다.
- 일관된 기준으로 발생 하여야 한다.
- 의뢰체계는 여러 과의 협력으로 이루어진다.
- 환자와 보호자의 참여가 있어야 한다.
- 전원 및 퇴원의 지시는 내 외부 체계 모두를 평가해 실행 하게 한다.

6. 의료평가는 의료 관리 제공자들에 의해 평가 된다.
- 환자는 제공된 의료 반응에 대하여 격려를 의료 관리자에게 제공 받을 수 있어야 한다.
- 임상진료 검토는 여러 부서로부터 검토되어 진다.
- 환자, 보호자가 관련 있을 때 진료 평가에 참여해야 한다.

7. 의료전달체계의 평가 향상은 임상의 집단 평가에 따른다.
- 임상적, 사망 관련 평가는 관련 된 임상의사에 의해 검토되고 문서화하여야 한다.
- 평가는 의료 전달체계 계획 수립을 돕는다.

국내 의료기관 평가의 기준

1. 입원기록 및 경과기록 충실성
- 의료기관은 환자진료가 적정하게 제공될 수 있도록 입원초기평가를 적시에 실시하여야 하며, 환자의 질병상태 및 경과, 상태의 변화, 치료에 대한 반응 등을 충실히 관찰하여 이를 치료계획에 반영하고 그 기록을 기재하여야 한다.

2. 수술과정 충실성
- 의료기관은 환자의 질병치료에 적합한 수술을 안전하게 제공하여야 하며, 그 기록을 충실하게 기재하여야 한다.

3. 간호과정 충실성
- 의료기관은 환자의 간호요구에 대한 체계적인 관찰을 통하여 환자의 상태를 파악하고, 그에 따른 환자 간호계획을 수립, 시행하여야 한다.
- 간호과정, 간호요구도 평가

4. 퇴원요약 충실성
- 의료기관은 퇴원환자의 추후진료에 필요한 정보가 정확하고 용이하게 제공될 수 있도록 퇴원요약정보를 충실하게 기재하여야 한다.

5. 통증관리
- 의료기관은 모든 환자가 호소하는 통증에 대해 존중하고 환자의 통증평가의 통증관리를 위해 적절한 체계를 갖추도록 노력하여야 한다.
- 통증 평가도구 구비, 통증의 초기평가, 통증의 정기적 재평가

6. 응급환자 기록충실성
- 의료기관은 응급환자 진료기록을 충실히 작성하여 의료기관을 이용하는 환자진료의 연속성과 효율성을 도모하여야한다.

7. 마취 전 환자평가
- 의료기관은 수술예정환자상태를 적절하게 평가하여 수술이 안전하게 시행될 수 있도록 노력하여야 한다.

8. 수술 전후 모니터링

- 의료기관은 수술환자가 안전하게 수술을 받고 회복될 수 있도록 노력하여야 한다
- 수술 전후 피부상태 확인, 회복실 퇴실기준 평가

9. 검사 및 영상 관리의 충실성관리
- 의료기관은 시행된 영상검사 및 진료에 필요한 검사가 정확하게 이루어질 수 있도록 영상검사 판독, 검사 결과 관리하여 환자진료에 적절하게 활용될 수 있도록 충실하게 기재하여야 한다.

10. 의료기관내 진료의뢰체계
- 의료기관은 환자진료에 필요한 진료과 간 진료의뢰가 원활하고 신속하게 이루어질 수 있는 체계를 갖추고 적절히 운영하여야 한다.

3. 우리나라의 환자평가 지침

정확한 환자평가에 근거한 초기 대응은 진료 결과에 큰 영향을 미치게 된다. 의료기관은 양질의 의료 제공을 위해 환자의 신체적, 육체적, 정신적, 사회적 상태와 과거력에 대한 정보를 수집하고, 자료를 분석하여 환자 요구에 부합하는 진료계획을 갖는 것이 평가 목적이다.

체계적으로 잘 수집된 정보는 양질의 의료에의 접근 판단을 용이하게 하고 의료기관의 경영 효율화에 이바지 할 수 있으므로 환자평가 관리의 중요성을 강조하지 않을 수 없다. 앞서 살펴본 글로벌 진료평가관리 기준 및 우리나라 의료기관 평가 지침을 바탕으로 하여 현재 우리나라 환자평가관리 지침을 아래와 같이 제시하고자 한다.

1) 초기 평가 작성 지침을 가지고 있어야 한다.

가. 환자의 상태를 정확히 판단하기 위해 내원 및 입원 즉시 평가하여야 한다.

나. 평가는 다음 내용을 담고 있어야 한다.

① 환자의 내원 주 증상

② 과거 병력, 수술력

③ 사회력, 가족력

④ 각 기관별 평가

⑤ 기본 활력증후군

⑥ 통증 사정 정보

2) 효율적 관리를 위해 과별 대상자 선정 기준을 제시한다.

가. 과별 관리대상 군을 선정한다.

나. 대상 군 별 평가 항목을 선정하여 개별 평가 서식을 개발한다.

다. 대상 군 특성에 맞게 평가 주기를 선정하여 관리한다.

3) 효율적 진료 서비스를 위해 환자평가 수행 시기를 선정하여 관리한다.

가. 외래 초기 평가는 내원 즉시 시행하여야 한다.

나. 질환군별 재평가시기를 명시하고, 수행한다.

다. 입원 초기평가는 입원 후 24시간 이내에 시행되어야 한다.

라. 입원 재평가는 질환 군 별 평가시기에 따른다.

다. 응급, 급성기 환자는 매일 평가를 원칙으로 한다.

바. 환자평가 결과로 퇴원 및 전원을 결정하여야 한다.

사. 환자평가 결과로 진료 계획 변경 조정할 수 있다.

아. 환자평가는 평가 즉시 기록하고 보관하여야 한다.

4) 기관은 평가를 할 수 있는 의료진 및 의료관련 전문가를 규정하여야 한다.

가. 환자평가를 수행할 수 있는 전문 인력 범위를 명시한다.

나. 평가 항목과 담당 전문 인력을 명시한다.

다. 기관이 수용하고 있는 인적 자원을 명시한다.

라. 평가는 응급 평가, 간호평가를 포함한다.

5) 통증평가지침을 갖추고 있어야 한다.

가. 환자의 나이, 상태 이해 수준에 따른 통증평가지침이 있어야 한다.

나. 통증 평가는 초기평가, 재평가의 기본 자료가 된다.

6) 환자평가에 대한 관리 지침을 규정하여야 한다.

가. 환자평가기록은 통합적으로 기록될 수 있는 지침이 있어야 한다.

나. 환자평가기록은 의료진 접근이 용이하게 이용될 수 있도록 관리되어야 한다.

다. 환자평가 기록은 법 규정에 따라 보호, 보안되고, 보관기한에 따라 보존되어야 한다.

라. 환자평가 기록은 해당 의료기관의 의무기록 관리규정을 따른다.

마. 환자평가 기록를 관리할 수 있는 전문 관리 인력이 있어야 한다.

7) 의료진 협진체계를 구성하고 운영 지침을 마련하여야 한다.

가. 의사, 간호사, 타과의사, 기타 의료인에 의한 진료 팀을 구성한다.

나. 개별로 얻어진 의료 정보 결과를 분석하는 팀별 활동이 이루어지게 한다.

다. 효과적 팀별 협의가 이뤄질 수 있는 의사소통 통로를 마련하여야 한다.

라. 협의진료 결과를 토대로 진료계획을 세워야 한다.

4. 환자평가 지침을 준수하기 위한 방안

진료를 위해 환자가 의료기관을 내원했을 때 의료진은 환자의 요구도에 따라 개별 환자를 평가할 필요가 있다. 평가는 환자 초기대응을 준비하게 한다. 이는 의료 결과에 영향을 미치게 된다. 지속적 관리를 위해 평가는 구조화되고 통합적으토 관리되어야 하며 평가의 범위와 내용을 의사, 간호사, 기타 의료진별로 구분하여 수행할 수 있다.

환자평가의 효율성을 높이기 위해서는 의무기록 관리가 중요하다. 기관은 기록 관리에 대한 지침을 규정하여 관리함으로써 평가가 효율적으로 이루어질 수 있게 하여야 한다.

환자평가는 환자의 정보 수집과 임상결과 정보 분석 측면과 진료계획의 작성 과정이다. 의료진간의 협력적 평가는 양질의 의료제공에 중요한 역할을 제공한다. 이에 따라 글로벌 헬스 케어 시대를 맞이하고 있는 우리나라의 의료기관도 경쟁력 있는 세계적 수준의 기관으로 거듭 자리매김 하기 위해서는 앞서 제시한 환자평가 지침을 준수하기 위해 다음과 같은 방안으로 노력해야 할 것이다.

1) 환자 통증 평가 체계 확립

병력 및 신체검진 기록지, 간호기록지 등의 서식의 정보를 수집하여 통증을 평가할 수 있는 서식을 작성하고 관리한다. 적시에 적절한 환자 평가를 보장하기 위해 평가시기를 설정하고, 지속적 재평가를 하여 환자진료계획의 효율성을 높인다. 대상자의 특성에 따라 통증을 호소하는 정도가 다르므로 이들의 특성을 고려한 통증평가를 하여야 한다.

2) 지속적 의무기록 모니터링 시스템 운영

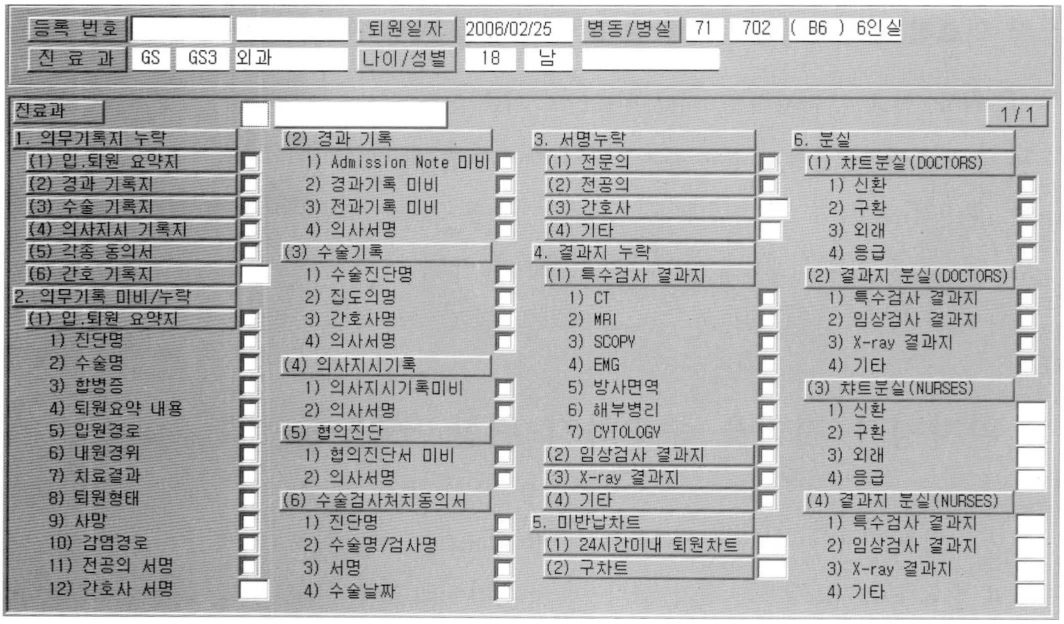

〈그림 5-1〉 OO병원의 미비항목 체크 화면

모든 의료진에 의해 시행된 환자평가 기록은 진료결정을 적절하고 효과적으로 이해하는 데 매우 중요하다. 평가내용은 통합적으로 기록되면서 체계적으로 관리되어야 한다. 환자평가 기록은 의무기록관리 지침에 따르며, 병력기록지나 신체검사기록지는 입원 후 24시간 이내에 작성하여야 한다. 환자평가 기록은 평가 후 즉시 기재될 수 있도록 관리해야 하며, 부득이한 경우 기한을 정해놓고 기록을 완성하도록 관리하여야 한다. 의무기록관리 부서에서는 지속적으로 미비기록을 확인하여 모니터링 하여야 한다. 이전에는 퇴원 후에 정질량분석을 통하여 의무기록을 관리하였지만, 최근에는 전자의무기록이 보편화되어 많은 의료기관에서 재원환자의 의무기록을 수시로 모니터링하여 재원 중에도 환자기록이 누락 없이 충실하게 기재되도록 관리하고 있다. 대부분의 의료기관에서는 월 2회 미완결 의무기록의 현황을 임상과장, 병원장 등에 보고하고 있으며, 진료과의 요청 시 수시로 보고하고 있다. 미완결 의무기록을 보다 효율적으로 관리하기 위한 방안으로 진료과별 미완결 전담 인력을 두는 경우 담당 직원이 진료과의 특성을 보다 정확하게 파악하고 신속히 응대할 수 있는 장점이 있다.

○○○ 의원

외래 의무기록정보관리 지침

2008년 3월 5일 개정

2009년 5월 10일 개정

제1장 총 칙

제1조 (목적) 이 규정은 OOO의원의 의무기록의 작성, 보관, 보존 및 대출 등의 관리와 기타 의무기록/정보에 관한 사항에 관하여 규정함을 목적으로 한다.

제2조 (정의) 이 규정에서 의무기록이라 함은 의사, 간호사, 의료기사 등의 의료직 종사자가 환자진료에 관한 각종 정보를 기록한 문서, 정보 및 전산자료를 말한다.

제3조 (적용범위)

1. 이 규정은 OOO의원의 모든 의무기록/정보에 적용한다.
2. 의무기록정보의 관리에 관하여는 정부에서 정한 관련 법령과 의료원의 관련 규정에 정하는 바에 따른다.

제2장 의무기록의 작성

제4조 (내용) 의무기록에는 환자의 인적사항(성명, 성별, 생년월일, 주민등록번호, 주소, 직업 등), 병력, 진단명, 질병의 상태, 치료 및 결과에 관한 모든 정보를 정확하게 기록해야 하며, 모든 기록에는 날짜와 기록자의 서명이 있어야 한다. 서명은 인정받은 서명, 전자서명 등으로 할 수 있다.

1. 외래기록에는 다음 각 호의 내용을 기록한다.
   1) 환자의 인적사항 및 초진 날짜
   2) 병력기록, 신체조사기록
   3) 진단명 및 치료내용
   4) 각종 검사결과 및 투약
   5) 치료자의 서명

제3장 의무기록정보의 관리

제5조 (보관 및 보존)

1. 보관 : 의무기록은 원무과에서만 보관, 관리하며 대출 시에는 언제나 그 소재가 확인되어야 한다.
2. 보존 : 의무기록은 영구보존을 원칙으로 하며, Inactive 기록은 CD 파일에 수록하여 영구 보존한다.

〈그림 5-2〉 의무기록정보관리 규정

3) 의료진의 협진 평가 체계

환자 요구가 간단할 경우에는 의료진 한 사람의 평가로도 효율적인 진료계획 수립이 되겠지만, 환자 상태가 포괄적인 경우에는 다수 의료진의 협력이 필요하다. 협진이란 주치의가 고유의 전문분야가 아닌 영역에서 문제가 발생되거나 의심이 갈 때, 보다 정확한 진단이나 치료를 위하여 그 분야 전문의에게 진료 의뢰를 하는 것이다. 외부 의뢰는 협진의 요구가 있으나 기관 내 해당 전문의가 없거나, 타 의료기관의 의료장비나 시설을 이용해야 할 경우에 시행된다. 이때 효율적으로 진료를 통합하고 조정하며 의사소통 할 수 있는 절차와 체계가 있어야 한다. 진료계획 수립을 위해 각 과나 부서 간에 통합과 역할 조정이 있어야 하며, 진료 수행을 위해서 통합적인 의무기록 작성이 필요하다.

의뢰 환자의 경우에도 지속적으로 모니터링하면서 관리하여야 한다. 또 의뢰하는 기관에 대하여도 정보 변화가 없는지 지속적으로 모니터링하여 진료계획 변경여부를 확인하여야 한다.

4) 개인별 맞춤형 환자평가

환자 건강증진에 대한 관심이 커지면서, 의료가 예측 및 관리모형으로 변화하고 있다. 의료기관은 환자들의 유전정보, 건강행태 정보 등을 활용하여 질병 발생 확률을 예측해 주고 개인들이 스스로 건강관리를 예측해 주도록 해주는 형태로 변화하고 있다. 환자별 신체적, 정신적, 사회적, 기능적 상태가 다르고 의료 요구도가 다르므로 개인환자별로 맞춤형 단계별 환자평가 체계를 갖추어야 한다.

특히 특수한 관리를 필요로 하는 일반질환 외의 만성통증 질환자, 기능치료자, 영양치료자 등은 일반적 기준의 평가로는 만족한 의료결과를 얻기 어렵다.

그러므로 맞춤형 의료정보제공 기능, CRM기법을 응용한 개별적 평가관리가 이루어질 수 있도록 지원하여야 한다. 환자의 상태를 고려하지 않은 의료 서비스는 진료 결과에서도 현저한 효율의 차이를 보일 수 있다.

연습문제

1. 환자평가의 중요성에 대하여 설명하시오.

2. 환자평가의 주요 세 가지 영역을 설명하시오.

3. 환자평가에 대한 글로벌 기준을 설명하시오.

4. 효율적 환자평가를 위한 적정 시기에 대해 설명하시오.

제6장 환자 진료

학습목표

1. 환자 진료 중요성에 대하여 이해한다.

2. 환자 진료의 국제적 기준을 이해한다.

3. 글로벌 기준에 부합하는 우리나라 환자 진료 지침을 이해한다.

제6장 환자진료

1. 환자진료의 중요성

의료기관의 가장 중요한 목표는 환자 진료이다. 최상의 진료를 제공하는 것이 모든 의료기관의 목표에 해당된다고 해도 과언은 아닐 것이다. 이에 많은 의료기관은 다양한 방법으로 진료의 질을 높이기 위해 노력하고 있으며 국가는 환자들의 양질의 의료 제공 욕구를 충족시키기 위해 다양한 방법으로 의료기관을 평가 관리하고 있다. 의료는 생명과 건강을 다루는 서비스이므로 다음의 고유 특성을 지닌다.

- 의료서비스는 다른 서비스에 비하여 무형성이 높다.
- 의료서비스는 고객의 기대수준과 실제 성과 사이의 불일치가 크다.
- 의료서비스는 수요에 대한 예측이 어렵다.
- 환자가 진단이나 치료를 위한 의료서비스 선택에 대한 의사결정권이 낮다.

즉 환자진료는 개별 환자의 독자적인 요구에 대응하며 가장 적절한 서비스를 제공하기 위해서 고도의 계획과 조정 기능이 필요하다. 특히 환자진료를 위한 제반 지침에는 다음과 같은 활동이 기본적으로 포함되어야 한다.

- 개별 환자에 대한 진료계획의 수립과 의료서비스 제공
- 진료의 결과를 파악하기 위한 환자 모니터링 활동
- 필요할 때 진료의 변경사항
- 진료의 종결사항
- 추후관리를 위한 계획의 작성

진료는 의사, 간호사, 약사, 물리치료사 등의 다양한 의료제공자간의 협력적 활동으로 이루어진다. 이들은 각기 다른 고유의 영역을 가지고 역할을 담당한다. 이러한 역할을 수행하기 위해서는 상응하는 면허, 자격, 관련 법규, 기술, 지식을 가져야 한다. 또 환자진료 과정은 동적이며 다양한 의료제공자와 복합적인 진료행태와 부서가 관여하게 된다.

환자진료 활동을 통합하고 조정하는 것은 효율적인 진료 절차와 기관 내 인적 물적 자원을 보다 효과적으로 이용하고 진료 결과를 개선하기 위해 필요하다. 의무기록은 진료의 통합과 조정을 촉진하고 반영한다. 따라서 의료기관은 진료과정의 일환으로 의무기록 작성을 철저히 준수하여야 한다.

환자진료 과정은 최적의 결과를 얻기 위해 주의 깊게 계획되어야 한다. 이 계획 과정에서는 초기 평가자료, 원인을 찾거나 치료 계획을 위한 주기적 재평가 자료, 시술 자료, 간호자료, 환자요구를 충족하기 위해 제공한 기타자료 들을 사용하게 된다. 이 과정에는 환자와 가족이 참여할 수 있고 진료 계획에 관한 내용을 기록해야 한다. 입원한 지 24시간 이내에 진료 계획을 세워야 하며 환자의 재평가 자료에 근거해서 환자의 변화 상태를 적절하게 반영하여 새로운 계획을 세워야 한다.

환자진료는 동등한 건강문제와 진료 요구도를 지닌 환자들은 해당 기관에서 동등한 질적 수준의 진료를 받을 권리가 있으므로 이에 준해 시행되어야 한다. 기관은 동일한 수준의 진료 질을 이행하기 위해 환자진료를 계획하고 조정할 수 있어야 한다. 균일한 환자 진료에는 다음의 내용이 포함된다.

- 자격을 갖춘 의사로부터 받는 진료와 치료에 대한 접근성과 적절성이 환자의 지불능력이나, 지불방법에 따라 차이가 있어서는 안 된다.
- 자격을 갖춘 의사로부터 받는 진료와 치료에 대한 접근성과 적절성이 요일이나 시간에 따라 차이가 있어서는 안 된다
- 환자 상태의 응급정도에 따라 환자의 필요성을 충족하기 위한 자원 배분을 결정해야 한다.
- 환자에게 제공하는 진료 수준은 기관 전반에 걸쳐 일치해야 한다
- 같은 수준의 간호를 받을 필요가 있는 환자들에게 제공하는 간호 수준은 기관 전반에 걸쳐 유사하여야 한다.

양질의 의료 제공은 모든 의료기관의 목표이지만, 이를 위한 질 관리 활동은 아직도 여전히 대형병원이나 큰 규모의 병원에만 해당된다고 여기는 경우가 많다. 국가적 의료의 질 향상을 위해서는 모든 의료기관에서 양질의 의료제공에 관심을 갖고 질 관리를 하여야 하며, 이 공통 목표를 달성하기 위해 관계자 모두가 책임을 다하여야 할 것이다. 이 장에서는 환자진료를 위한 글로벌 기준을 살펴보고, 우리나라 실정에 맞는 지침을 제시하여 의료기관의 규모에 상관없이 양질의 의료를 제공할 수 있는 토대를 마련하고자 한다.

2. 환자 진료관리를 위한 글로벌 기준

안전한 환자 진료관리를 위해 미국의 JCI에서 제시하고 있는 환자 진료관리의 기준과 우리나라에서 도입해서 실시하고 있는 의료기관 평가의 진료관리 항목은 다음과 같이 요약할 수 있다.

미국 JCI 외래 기준
1. 기관은 환자진료에 대한 규정된 계획 지침이 있어야 한다. - 환자평가에 근거한 환자 진료가 계획되어야 한다. - 환자진료계획은 모든 환자에게 동일하게 적용되어야 한다. - 환자의 요구를 충족하기 위해 환자진료계획의 우선순위가 달라질 수 있다. - 진료계획에는 환자나 가족이 참여하는 내용을 포함한다. - 모든 진료계획의 설정 및 실행사항은 의무기록에 기재하여야 한다. 2. 재평가에 따라 진료계획은 수정될 수 있다. 3. 균일한 진료수준보장을 위한 진료 과정의 투명성이 보장되어야 한다. - 유사한 환자군은 유사한 의료서비스가 제공받아야 한다. - 균일한 수준의 환자진료에 대한 자원 소모는 최소화하여야 한다. - 환자의 지불능력에 상관없이 균일 수준의 의료가 제공되어야 한다. - 기관의 운영시간에 따라 의료서비스 제공이 달라지지 않아야 한다. - 환자에게 제공된 진료의 수준은 전체 동일해야 한다. 4. 환자가 응급 시에는 충분한 의료 자원을 배분받을 수 있어야 한다. 5. 고위험 환자에 대한 진료 정책이 있어야 한다. - 어린이, 노인, 정신질환자, 중증도 통증환자군 등은 고위험 대상군으로 설정하여야 한다. - 고위험 환자군에 대한 의료 정책 및 절차는 따로 설정해 두어야 한다. 6. 고위험서비스 제공에 대한 진료 정책이 있어야 한다. - 투석, 혈액 등 환자에게 해를 끼칠 수 있는 위험도 있는 서비스를 규정해 두고, 안전관리 지침을 설정해 두어야 한다. - 응급상황에 대한 계획을 수립하여야 한다. - 고위험시술, 마취가 투여되는 수술에 대한 안전 관리지침이 있어야 한다. - 기관은 억제대 사용 기준을 명시하고 안내하여야 한다. - 고위험 서비스에 대한 위험 감소 절차를 명시해 두어야 한다.

7. 말기 환자 관리 지침이 있어야 한다.
   - 기관은 말기환자를 인식하고 존엄을 보장받도록 관련 진료 지침이 있어야 한다.
   - 말기환자 진료는 증후에 대한 치료, 통증관리, 환자의 가치 및 종교 문화의 존중, 환자 및 가족의 심리적 안정 등을 포함한다.
   - 말기 환자 외부기관 의뢰는 따로 절차를 규정해 두어야 한다.
   - 임종환자의 평가는 치료 후유증과 관련된 증상관리를 포함한다.

8. 진료 책임의 규정이 명확해야 한다.
   - 환자 진료에 책임을 지는 자의 지침이 있어야 한다.
   - 환자 진료에 책임을 지는 자의 신원 및 자격을 확인 할 수 있어야 한다.
   - 책임자에 대한 내용은 의무기록에 기재되어야 한다.
   - 책임자는 진료의 연속성, 조정, 환자 만주 및 의료 질 개선에 참여하고, 다른 진료 제공자와 협력하여야 한다.

9. 진료 의뢰 체계 정책 및 절차가 있어야 한다.
   - 외부 의뢰 필요 기준을 설정해 두어야 한다.
   - 외부 의뢰 기준에는 사회적, 영양적, 금전적, 심리전 요인이 포함된다.
   - 신뢰할 의료 기관 및 의료인 목록을 가지고 절차 규정에 따라 시행되어야 한다.
   - 기관은 환자의 평가 및 요구와 그를 충족시킬 수 있는 능력 근거에 의해 환자를 전원해야 한다.

10. 기관은 진료 중 환자와 가족의 권리를 보호할 수 있는 정책이 있어야 한다.
   - 환자 및 가족의 권리의 관련법에 규정한 권리 보장 지침이 있어야 한다.
   - 기관 내 모든 직원은 권리 보호 지침을 숙지하고 있어야 한다.
   - 환자 및 가족의 권리 보호를 위해 기관은 협력 하여야 한다.
   - 진료 정보의 제공은 가족과 보호자의 권리를 존중하여 결정하여야 한다.
   - 환자와 가족의 권리 보장을 위하 지침 작성 시 환자와 가족의 참여 내용을 포함한다.

미국 JCI 입원 기준

1. 동일한 진료를 제공할 수 있는 법규 및 규정 지침이 있어야 한다.
   - 동일한 진료 요구도를 지닌 환자는 동일한 수준의 의료 질을 받아야 한다.
   - 기관은 동일한 수준의 진료 질을 유지하도록 노력하여야 한다.

2. 여러 임상과에 유사한 환자가 내원하더라도 균일한 의료서비스가 제공할 수 있는 지침이 있어야 한다.

3. 효과적 진료 제공을 위한 진료 통합 조정과정이 있어야 한다.
   - 환자 진료 과정은 다양한 부서가 관여함으로 활동을 통합하고 조정하여 효율적인 진료 절차가 필요하다.
   - 원내 인적·물적 자원 공급이 필요하다.
   - 기관은 환자의 진료를 보다 바람직하게 통합하고 조정하기 위한 기술적 접근을 사용할 수 있다.

4. 통합적 의료 정보를 제공할 수 있는 의무기록이 있어야 한다.
- 의무기록 내용은 진료의 통합과 조정을 촉진하고 반영하여야 한다.
- 환자에게 제공할 진료를 모두 기록되어야 하며, 의무기록을 기재하도록 허락받은 자는 기록지의 정해진 위치에 그 사항을 기재하여야 한다.

5. 고위험군 입원진료에 대한 진료 지침이 있어야 한다.
- 성인과 소아집단간의 차이를 파악한 진료계획이 포함되어야 한다.
- 고위험군의 효율적 진료를 위한 진료팀 간의 효과적 의사소통 수단이 있어야 한다.
- 고위험군의 위험에 대비하여 동의서를 갖추어야 한다.

6. 지속적 입원 환자 모니터에 내용을 가지고 있어야 한다.

7. 응급 진료에 대한 지침이 있어야 한다.

8. 전체적으로 통용되는 소생술에 대한 진료지침이 있어야 한다.

9. 생명연장 중이거나 의식불명에 대한 진료지침이 있어야 한다.

10. 적절한 타 의료기관 의뢰 및 퇴원에 관한 지침이 있어야 한다.
- 환가의 건강상태 및 지속적 의료 서비스 필요 정도를 고려하여야 한다.
- 담당 주치의나, 책임자의 퇴원 결정 기준이 있어야 한다.
- 환자의 퇴원 준비 상태를 고려하여야 한다.
- 의뢰 및 퇴원에 관한 계획은 가능한 진료과정 초기에 시작하고, 가족과 상의하여야 한다.
- 환자 의뢰 및 퇴원 절차가 규정되어 있어야 한다.
- 시간 범위내의 환자 외출 허락에 관한 절차도 있어야 한다.

11. 전원 및 퇴원을 지원하는 서비스가 있어야 한다.
- 기관에서 퇴원 시 환자의 진료 요약지를 준비하여 지속적 진료서비스를 지원하여야 한다.
- 퇴원이나 전원 후 추적 진료에 대한 환자 및 보호가 교육을 하여야 한다.
- 적절한 기간 내 전원 할 수 있도록 기관과의 협조를 해야 한다.
- 지속적 진료를 보장하기 위한 전원 과정에 대한 지침이 있어야 한다.
- 환자 상태에 적합한 이송수단을 선택하여 전원 퇴원하여야 한다.
- 환자의 안전과 양질의 의료 서비스를 제공할 수 있는 운송 서비스가 은용되어야 한다.

12. 지속적 환자 진료 요구에 적합한 기관으로 보내야 한다.

13. 이송 받은 환자의 진료 정보 수집 절차가 있어야 한다.
- 의뢰 받은 기관은 환자의 임상적 상태 및 의뢰기관에서 제공한 시술에 대한 문서화된 요약지를 수령하여야 한다.

호주 ACHS 기준
1. 최상의 진료 결과를 위한 진료 계획을 수립한다. - 진료는 시기적절한 방법으로 환자 요구에 응한다. - 진료에 편안한 환경이 환자를 위해 제공된다. - 진료 계획은 환자의 요구 평가와 환자와 관련된 보호자 요구를 포함한다. 2. 환자와 보호자는 진료를 이해하기 위해 허락된 정보를 받을 수 있어야 한다. - 환자들이 의료전달 선택에 대한 정보를 제공 받아야 한다. 3. 환자는 의료 정보 제공에 대해 동의해야 한다. - 환자는 연구, 진료 절차, 의료관리에 대한 포괄적인 동의 전 쉽게 정보 제공 동의 설명을 들어야 한다. - 동의가 필요한 연구, 조사 처리와 절차는 명확하게 정의되어야 한다. 4. 기관은 동의 절차 지침을 가진다. - 기관은 내·외부 규범을 비교 하여 더 나은 실행을 위한 동의 절차과정을 가지고 있다. 5. 퇴원과 전원 과정 지침이 있어야 한다. - 퇴원, 전원을 구별하는 지침이 있어야 한다. - 퇴원, 전원은 환자와 의료진간의 진료 연속성을 보장하여야 한다. - 환자에게 퇴원 후 진료 연속성을 위해 퇴원요약지가 제공되어야 한다. 6. 개별화된 진료 관리가 있어야 한다. - 환자는 사례 관리를 이용 가능하여야 한다. - 만성병 환자는 자가 교육을 제공 받아야 한다. 7. 의료에 의무기록 정보를 활용하여야 한다. - 의료기관은 모든 환자에 대한 의무기록을 작성보관해야 한다. - 기관은 개인 의료 정보 보호에 관한 문서화 된 정책을 가지고 실행해야 한다. - 기관은 법률과 규제에 맞게 개인 정보에 대한 정책을 실행하며, 합당한 목적을 위해서만 의료 정보를 사용해야 한다.

국내 의료기관 평가의 기준
1. 의료기관내 진료의뢰체계 - 의료기관은 환자들이 질환의 상태에 따라 단계적으로 편리하게 의료서비스를 이용할 수 있도록 의료기관간에 협력진료가 활성화되도록 노력하여야 한다. 2. 입원기록 및 경과기록 충실성 - 의료기관은 환자진료가 적정하게 제공될 수 있도록 입원초기평가를 적시에 실시하여야 하며, 환자의

질병상태 및 경과, 상태의 변화, 치료에 대한 반응 등을 충실히 관찰하여 이를 치료계획에 반영하고 그 기록을 기재하여야 한다.

3. 수술과정 충실성
- 의료기관은 환자의 질병치료에 적합한 수술을 안전하게 제공하여야 하며, 그 기록을 충실하게 기재하여야 한다.

4. 퇴원요약 충실성
- 의료기관은 퇴원환자의 추후진료에 필요한 정보가 정확하고 용이하게 제공될 수 있도록 퇴원요약정보를 충실하게 기재하여야 한다.

5. 간호과정 충실성
- 의료기관은 환자의 간호요구에 대한 체계적인 관찰을 통하여 환자의 상태를 파악하고, 그에 따른 환자 간호계획을 수립, 시행하여야 한다.
- 간호과정, 간호요구도 평가

6. 응급환자 기록충실성
- 의료기관은 응급환자 진료기록을 충실히 작성하여 의료기관을 이용하는 환자진료의 연속성과 효율성을 도모하여야 한다.

7. 간호 관리
- 의료기관은 양질의 간호서비스를 환자에게 제공하기 위하여 환자 일상적 생활을 위한 간호를 필요로 하는 경우 간호요원이 간호를 직접 제공하도록 노력하여야 한다
- 신생아에게 적절한 간호를 제공하여야 하며, 산모와 신생아의 신분 확인을 통하여 신생아를 보호하는 체계를 갖추고 이를 위해 노력하여야 한다.

8. 중증응급환자 입원소요시간
- 의료기관은 심혈관질환자, 뇌혈관질환자, 중증외상환자의 진료에 대한 의사결정을 신속히 하고 적정한 시간 내에 입원이 이루어져야 한다.

9. 수술관리
- 의료기관은 효율적인 수술 관리를 통해 예정된 수술이 일정대로 시행될 수 있도록 노력하여야 한다.

10. 검사관리
- 의료기관은 환자진료의 효율성을 높일 수 있도록 진단검사의학 검사의 운영 체계를 확립하고 검사 소요시간을 적절하게 관리하여야 한다.

11. 중환자실 운영관리
- 의료기관은 중환자에게 양질의 의료서비스를 제공하기 위하여 중환자실 운영위원회를 구성하여 환자의 중증도에 우선한 환자진료를 실현하여야 한다.
- 중환자의 치료효과를 높일 수 있도록 적절한 인공기도 관리 및 욕창간호를 제공하여야 한다.

> 12. 입·퇴원환자 진료과정 설명
> - 의료기관은 환자의 진료과정에 대한 알 권리를 보장하고 치료에 대한 순응도와 진료진에 대한 신뢰도를 높이기 위해 환자와 보호자에게 입원, 수술, 퇴원 후 추후관리 등 진료와 관련된 충분한 정보를 제공하여야 한다.
> - 입원 시 설명, 수술과정 설명, 퇴원 시 추후관리 설명 평가

3. 우리나라의 환자진료 관리 지침

양질의 의료란 좋은 의료의 결과를 만드는 것으로 접근성, 의료의 질적 수준, 지속성, 효율성을 가진 의료를 말한다. 진료의 목표도 환자 개인별 요구를 충족시키면서, 환자에게 적합한 의료진이 환자를 평가하여 최적의 결과를 이끌어 내는 것이다. 의료기술의 발달과 함께 의료 정보량 증가로 환자 요구도는 계속적으로 증가하고 있다. 환자 만족도 증가 및 양질의 의료 제공을 위해 평가하고 계획을 세우는 진료과정의 관리는 중요성을 강조하지 않을 수 없다 하겠다. 앞서 살펴본 글로벌 환자진료관리 기준 및 우리나라 의료기관 평가 지침을 바탕으로 하여 의료기관을 위한 우리나라 환자진료관리 지침을 아래와 같이 제시하고자 한다.

(1) 우리나라의 환자진료 관리지침

1) 우리나라의 환자진료 관리지침

가. 질환군별 진료과정에 대한 지침이 있어야 한다.

① 수집된 환자 평가정보를 분석한다.
② 균일한 환자 진료과정을 수립한다.
③ 환자 진료계획 정보로 제공할 수 있어야 한다.
④ 의료자원의 효율성을 극대화 할 수 있는 진료과정 지침이 있어야 한다.

나. 환자 진료의 우선순위 선정 지침이 있어야 한다.

① 환자상태를 평가하고, 환자 및 보호자의 요구를 평가한다.
② 평가에 따라 의료진의 진단, 예방, 재활, 치료 등 순서 과정이 변경 될 수 있다.

다. 응급환자 진료 지침이 있어야 한다.

① 응급환자의 기준을 설정하고 명시한다.
② 응급 환자 내원 시 기본적 서비스 항목을 설정한다.
③ 의료 자원을 배분을 최우선으로 할 수 있는 규정을 명시하여야 한다.
④ 응급 진료에 대한 동의서 작성 규정을 명시하여야 한다.

라. 고위험군 환자 진료 지침이 있어야 한다.

① 고위험환자군 기준을 설정하고 명시한다.
② 고위험환자군의 안전관리 지침을 명시한다.
③ 위험 감소를 위한 절차를 명시하여야 한다.
④ 고위험환자군의 응급 시 대응 절차를 명시하여야 한다.
⑤ 팀별 진료가 이뤄질 수 있는 절차를 명시하여야 한다.

마. 고위험서비스 제공 지침이 있어야 한다.

① 고위험서비스 목록을 설정한다.
② 고위험시술 및 수술에 대한 안전관리 지침을 명시한다.
③ 고위험서비스의 위험도 감소 절차를 명시한다.
④ 고위험서비스 제공의 동의서 작성 규정을 명시하여야 한다.

바. 말기 환자 관리 지침이 있어야 한다.

① 말기 환자의 존엄 진료 지침을 규정한다.
② 말기 환자 진료 범위를 설정한다(증후군 치료, 통증관리, 환자 가치관 존중, 심리적 안정 등)
③ 말기 환자 관리 평가규정을 명시한다.
④ 말기 환자 이송 절차를 설정하고 규정한다.
⑤ 환자의 동의서 작성 규정을 명시하여야 한다.

사. 진료 의뢰 체계 정책을 수립하여야 한다.

① 진료 의뢰 및 전원의 기준을 설정하여야 한다.
② 적절한 의뢰 및 전원대상 의료기관을 선정 평가한다.
③ 의뢰 및 전원시기 설정 기준을 제시하여야 한다.
④ 이송시 진료 지원서비스를 명시하여야 한다.
⑤ 이송 수단에 대한 기준을 설정하여야 한다.

아. 진료 통합 조정을 위한 의무기록 작성지침이 있어야 한다.

① 다양한 부서의 진료 활동을 조절할 수 있는 절차가 있어야 한다.
② 진료정보를 통합적으로 확인 할 수 있게 행위 즉시에 의무기록이 작성될 수 있는 지침이 있어야 한다.
③ 의료진 접근성이 용이한 의무기록 확인 방법 절차가 명시되어야 한다.
④ 허가된 의료진만 작성할 수 있는 권한이 부여 되어야 한다.
⑤ 허가된 의료진만 효율적 진료를 위해 접근하여야 한다.
⑥ 접근성이 용이한 의무기록 관리 방법을 제시하여야 한다.

자. 퇴원관리 지침이 있어야 한다.

① 퇴원 기준을 설정하여야 한다.
② 퇴원을 결정하는 평가를 제시하여야 한다.
③ 퇴원 후 진료 계획에 대한 설정이 있어야 한다.
④ 퇴원 계획은 입원 초 예견 될 수 있어야 한다.
⑤ 퇴원 절차가 명시 되어야 한다.
⑥ 시간 범위내 외출에 대한 절차도 명시되어야 한다.
⑦ 퇴원시 지속적 진료서비스 제공을 위해 진료요약지를 제공하여야 한다.

4. 진료관리 지침을 준수하기 위한 방안

진료관리란 질 관리를 의미한다. 의료분야에서 질 관리는 의학이 시작된 이후 지금까지도 지속적이 관심의 대상이다. 최근 과학 기술 및 사회적인 발전에 따라 의료분야도 변화가 일어나고 있다. 특히 의료 경쟁이 치열해지면서 의료서비스의 질에 대한 관심은 더 높아지고 있다. 진료의 질이란 평가기준에 비추어 이에 부합하거나 능가하는 상태를 의미하며, 이때 평가기준은 전문가적인 지식에 의할 수도 있고 서비스를 제공받는 사람에 의해 주관적으로도 평가될 수 있다.

의료서비스 질 관리의 대상은 적정 진료관리, 이용도 조사, 위험도 관리, 감염관리, 영양관리, 의무기록관리, 정보관리 등이 있다. 진료관리 지침은 적정 진료관리에 준하며, 개별적 진료계획의 확보, 진료의 결과를 파악하기 위한 환자 모니터링활동, 진료변경, 추후관리를 포함한다. 글로벌 헬스 케어 시대를 맞이하고 있는 우리나라의 의료기관도 경쟁력 있는 세계적 수준의 기관으로 거듭 자리매김 하기 위해서는 앞서 제시한 진료관리 지침을 준수하기 위해 다음과 같은 방안으로 노력해야 할 것이다.

(1) 임상적 경로(clinical pathway)활용

CP는 특정진단명의 진료의 순서와 치료의 시점을 미리 정해 둔 표준화된 진료과정으로 전 진료 과정에 대해 일목요연하게 정리가 되어 있어 전문분야가 달라도 쉽게 이해할 수 있으며, 모든 관련 인력이 참여하게 되어 전 진료과정에 대한 계획기능과 협조가 형성되므로 최적의 의료자원을 사용하고 양질의 의료서비스를 보장하는 데 많이 이용된다.

국제적 기준이 제시하고 있는 효과적 진료 계획이란, 진료계획 수립에 의료서비스를 제공하는 모든 사람이 참여하여 정해야 하며, 전 과정을 모든 의료서비스 제공자가 알 고 있어야 한다. CP는 환자상태평가, 환자의 활동, 식이, 검사, 투약, 처치, 환자교육 등의 환자진료의 모든 구성요소를 시간적 순서에 따라 정리한 시간-업무 교차표에 해당된다. CP는 진료의 표준화를 통하여 환자 진료 과정상의 변이를 감소시킴으로써 합병증 감소, 의료자원의 효율적 활용의 효과를 기대할 수 있다. 이에 CP의 활용은 글로벌적 진료 관리를 도울 수 있다.

(2) 클리닉/센터

클리닉 진료는 외래 환자들에게 다양한 의료진에 의해 진단 · 치료 · 예방에 관한 의료를 조직적으로 제공하는 곳이다. 최근의 의료 질환은 간단하기 보다는 복합적 특성을 띠고 있다. 또 만성질환의 경우 기존 질환외의 합병증이 있어, 의료기관을 방문하는 환자는 한 가지 진단으로 여러 과를 순례하는 경우가 빈번하다. 이럴 경우 중복처방, 의료비 가중 등 의료 자원소모에도 불합리한 점이 많다. 우리나라는 다량의 투약 처방으로 건강보험심사평가원에서는 중복 처방에 대한 모니터링을 하고 있다. 이에 다양한 전문 분야의 의료서비스 제공이 필요한 복합 질환군은 클리닉 센터 운영으로 효과를 높일 수 있다.

클리닉의 운영은 환자의 동선을 최소화 할 수 있고, 의료진의 의사소통의 원활성도 이끌어 낼 수 있다. 또 고가의 의료 시설을 함께 운영함으로써 자원의 효율성도 높일 수 있다. 한 건물에 함께 개업하여 시설이나 직원에 드는 비용뿐만 아니라 서로 조언을 구할 수 있기 때문에 민간 클리닉이 많이 생기고 있으며, 일부 의료기관에서는 클리닉 진료를 늘려나가고 있다. 〈그림 6-1〉은 한 의료기관의 다양한 분야의 클리닉 현황을 보여 준다.

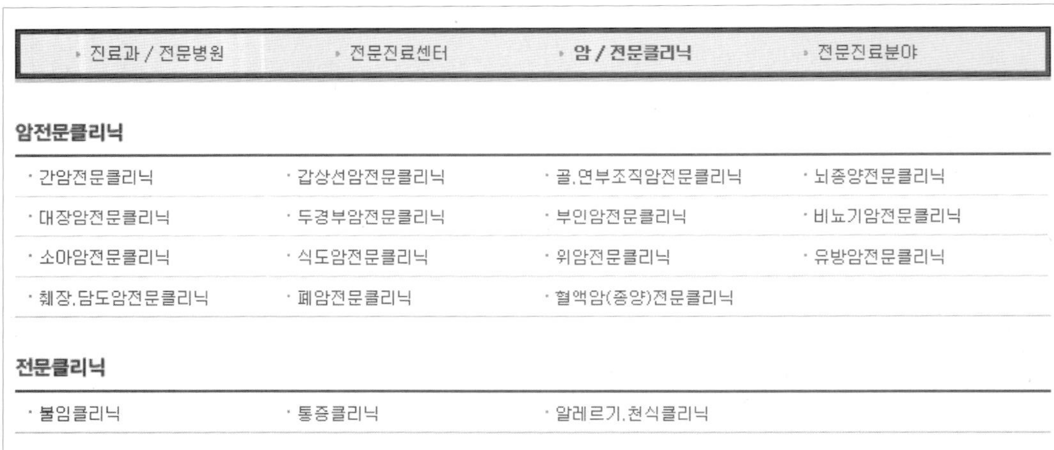

〈그림 6-1〉 클리닉의 현황

(3) 활발한 질 향상 활동 유도

의료기관은 질 향상을 위해 학습하고 계속적인 노력을 유도하여야 한다. 계속적인 의료 환경의 변화, 의료기술의 발전, 환자의 요구도 향상 등 지속적으로 환경은 변화하고 있다. 이에 의료기관은 한 번 설정된 기준은 그대로 유지하는 것이 아니라, 지속적으로 효율성을 가져올 수 있는 방향으로 직원들을 유도하여야 한다. 즉 지속적 질 향상 활동이 필수적이다.

의료기관평가 등으로 병원의 질 향상 활동의 중요성이 인식되면서, 적극적인 질 향상 활동이 이루어지고 있다. 의료기관은 직원의 질 향상 활동 참여율을 높이기 위해 포상제도를 시행하거나, 부서의 질 향상 활동을 전체 기관에 알림으로써 사기를 진작 시킬 수 있어야 한다. 또한 홈페이지를 통한 질 향상 활동 소개는 의료기관의 신뢰성을 높일 수 있어 좋은 홍보방안이 될 수 있다. 질 향상 활동의 진료 부분뿐 아니라 업무 전반적인 부분의 효율성 증대에 있다.

(4) 사후관리지침

의학이 전문화, 세분화되면서 의료가 단편화하는 경향이 심해졌다. 예방, 치료, 재활, 사회로의 복귀에 대한 의료서비스가 체계적으로 연결되어야 하며 육체적 치료뿐만 아니라 정신적 안도감을 갖게 하는 전인적 서비스가 요구된다. 이것이 의료 지속성에 해당된다. 즉 의료서비스가 체계적으로 연계되어서 제공되어야 지속적인 양질의 의료서비스로 볼 수 있다. 현재는 의료서비스가 세분화됨에 따라 진료의 체계적 연관성이 부족하다는 지적이 많다. 이에 의료기관은 환자가 외래 진료 후, 시술이나, 진료에 대한 사후관리지침을 마련하여 환자에게 제공하여 관리함으로써 환자와 의료기관과의 유대관계를 증진 시킬 수 있다.

또 환자가 진료 후 나타나는 합병증, 부작용에 대해서도 교육지침을 제공함으로써 환자만족도 증대를 유도할 수 있다.

(5) 퇴원 후 방문 모니터링

국제적 평가기준에서 의료기관은 퇴원 시 환자에게 입원 중 진료정보를 제공함으로써, 어떠한 경우에라도 환자가 진료의 연속성을 잃지 않도록 제시하고 있다. 의료기관을 벗어난 환자는 더 이상의 우리의 고객이 아니라는 생각을 버려야 한다. 의료기관을 벗어나더라도 환자의 그 의료기관의 영원한 고객이면, 만족도를 높여야 할 대상에 해당된다. 이에 의료기관은 퇴원 환자관리 체계를 마련하여, 퇴원시 관련 정보를 제공할 수 있어야 한다. 퇴원 시 외래 방문에 대한 정보를 관리하여, 환자가 의료기관을 방문 할 수 있도록 도와야 한다.

환자가 타 의료기관으로 전원하였다면, 입원 중 정보를 제공하고, 환자를 지속적으로 모니터링하여 환자와의 의사소통이 이어지게 하는 것이 중요하다.

(6) 환자 권리 보호 체계 점검

환자권리 장전에 따르면 진료를 받는 환자는 인간으로서 관심과 존중을 받아야 하며 의료진의 성실한 대우를 받을 권리가 있다. 또 환자는 새로운 의학적 시도나 교육에 참여 선택의 권리가 있으며 환자는 치료에 적절한 환경을 제공받을 권리가 있다. 환자는 진료와 관련하여 알려진 사생활의 비밀을 보장 받을 권리가 있다.

최근 정보보호법의 개정으로 의료기관의 개인건강정보 보호에 대한 관심과 함께 환자 권리 보호가 많은 의료 기관의 관심의 대상이 되고 있다. 특히 프라이버시 보호에 대한 관심이 증대 되고 있다. 정보통신망법의 개정으로 의료기관은 개인건강정보 보호 관리에 대한 규정을 설정하고, 직원들에게 숙지할 수 있도록 하여야 한다.

○○○ 병원
개인건강정보 보호관리 규정

2007년 5월 10일 개정

제1장 총　　칙

제1조 (목적) 이 규정은 OOO병원(이하 "병원"이라 한다)의 환자 정보를 보호하기 위한 규정으로, 병원의 모든 환자 정보의 허가되지 않은 공개, 변조, 유출, 파괴 등의 위협으로부터 환자의 개인 건강정보를 보호하기 위해 필요한 기본적인 사항을 기술함을 목적으로 한다.
제2조 (적용범위) 병원의 환자 진료에 관여하는 모든 의료인과 건강정보접근 가능하거나 병원의 정보시스템을 사용하는 모든 직원에게 적용되며, 또한 병원 업무와 관련한 직원 외 관계자라도 환자의 건강정보에 접근이 가능하거나 병원의 정보시스템을 이용하는 모든 사람에게도 동일하게 적용된다.
제3조 (용어정의) 본 정보보호 규정에서 사용되는 용어의 정의는 다음과 같다.
1) **환자건강정보**라 함은 개인에 관한 정보로서 당해 정보에 포함되어 있는 성명, 주민등록번호 및 화상 등의 사항에 의하여 당해 개인을 식별할 수 있는 정보 및 진료와 관련된 모든 정보를 말한다.
2) **기밀성**이라 함은 허가되지 않은 사용자/접근자에게 정보가 노출되지 않도록 보호하는 기능을 말한다.

〈그림 6-2〉 개인건강정보 보호 규정

스마트카드에 이어 차세대 정보인식시스템으로 주목받고 있는 전자태그는 거의 모든 생물체와 미생물체를 식별할 수 있는 이식 가능한 스마트칩으로 무선 주파수로 식별이 가능하다. 환자의 이름, 주민등록번호 등의 기본정보는 물론 처방정보, 투약과 건강상태 등의 이력관리 정보를 의료진이 실시간으로 확인 할 수 있으며 손목이나 발목 팔찌에 부착된 전자태그(RFID)를 통해 전달된 정보를 PDA에 장착된 전자태그 리더를 통해 입력하는 것으로 환자의 기본 정보가 외부에 노출되지 않게 돕는다.

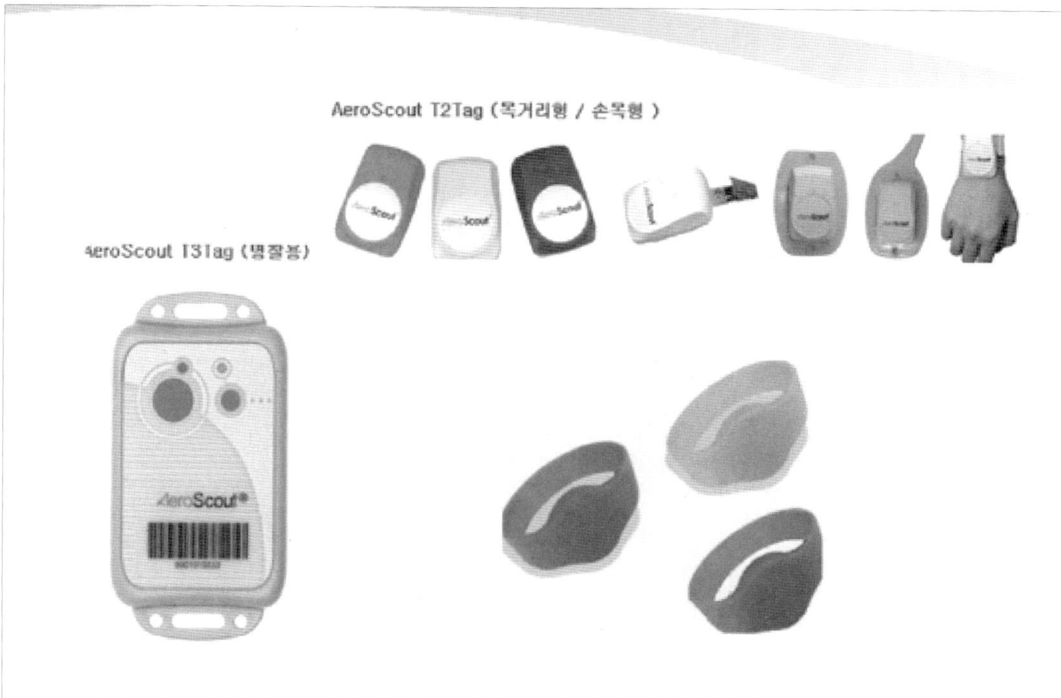

〈그림 6-3〉 전자태그(RFID)

병동에는 환자의 정보가 있던 현황판이 사라지고, 환자를 방문한 경우 외부에 노출되지 않고 환자의 소재를 알 수 있는 안내데스크를 설치하여야 한다. 또 기관은 면회 안내문을 제시하여 환자의 사생활이 보호되도록 노력하여야 한다. 기관 내 설치된 편의 시설물도 환자의 기본정보가 사용되게 되면, 옆에 노출되지 않도록 안전장치를 하여야 한다.

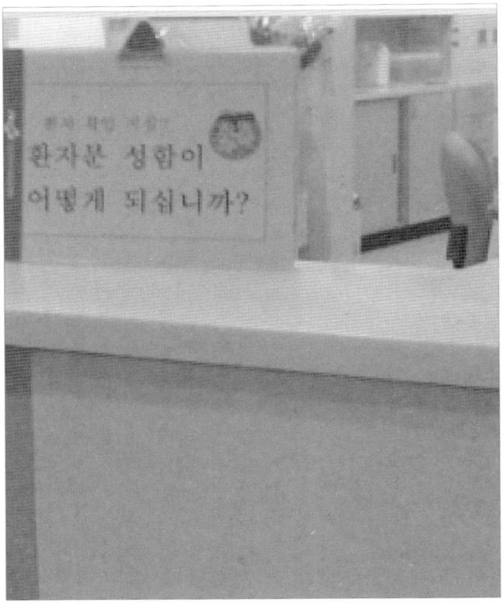

〈그림 6-4〉 병동 데스크

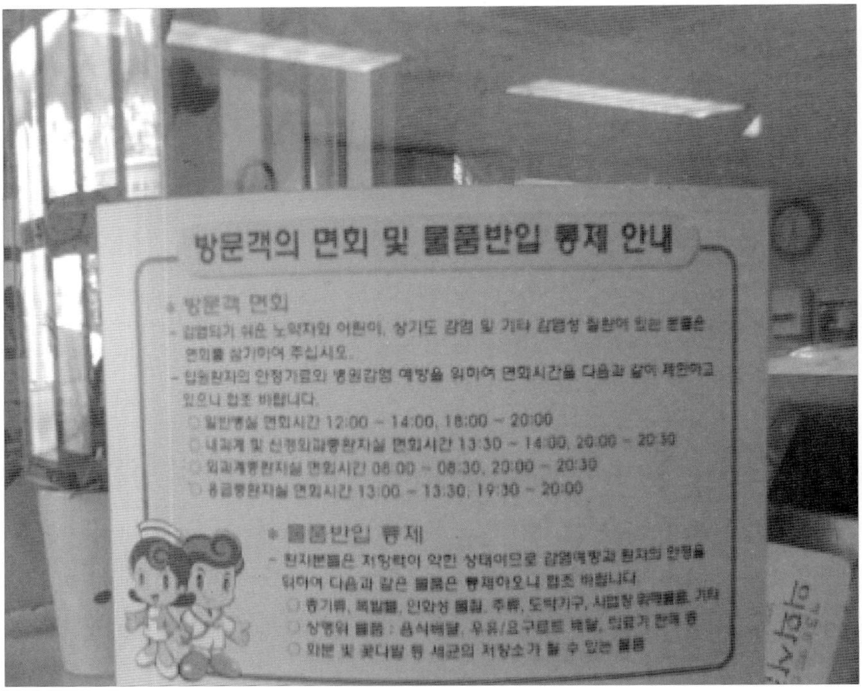

〈그림 6-5〉 병동 안내문

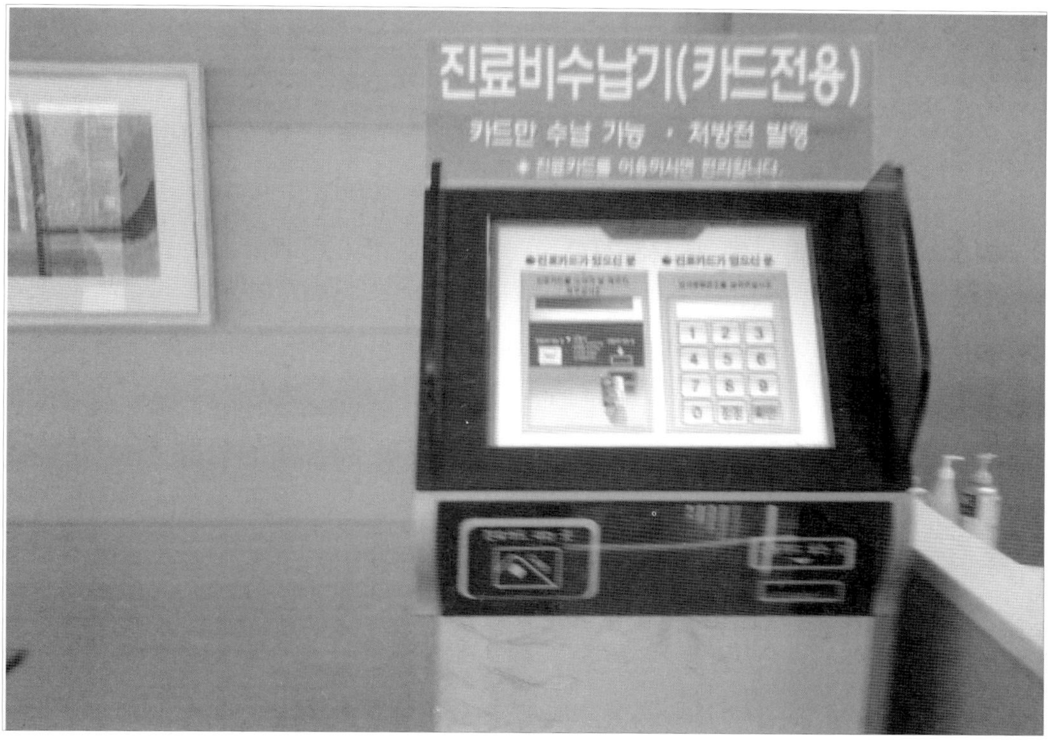
진료비수납기(카드전용)
카드만 수납 가능 · 처방전 발행

〈그림 6-6〉 진료비 수납기

연습문제

1. 의료서비스의 특성을 제시하시오.

2. 균일한 진료보장을 위한 국제적 기준을 설명하시오.

3. 균일한 진료보장을 위한 우리나라 환자진료관리 지침과 방안을 제시하시오.

제7장 투약관리

학습목표

1. 의약정보 제공 및 의약품 사용관리체계를 이해한다.
2. 약물이 정확하게 조제되는 시스템을 이해한다.
3. 투약관리지침에 대한 법과 규정을 이해하고 기관의 정책과 절차를 이해한다.
4. 약품의 보관 및 관리의 표준화된 처리절차를 이해한다.
5. 투약사고의 보고방법을 이해한다.

제7장 투약관리

1. 투약관리의 중요성

투약이란 인체에 의약품을 투여하는 의료행위이다. 이러한 투약 관리는 의학의 발전과 전문화에 따라 점차 복잡하고 세분화되며, 많은 과정을 포함한다. 이러한 이유로 의료기관은 안전과 품질이 유지되게 하기 위해서 주의를 기울여 투약과정의 각 부분을 계획해야 하며, 적용 가능한 법과 규정을 따르고 환자의 욕구에 맞게 조직해야 한다.

약제는 투약의 중요한 자원으로 효과적으로 구성해야 하고, 투약관리는 약제서비스 뿐만 아니라 관리자와 진료 제공자의 책임이며, 이들 책임을 어떻게 공유하는가는 그 기관의 조직과 인적 구성에 따라 좌우된다. 효과적인 투약관리는 의료기관, 입원, 외래, 특수부서 등 모든 부분을 포함하며, 적용 가능한 법과 규정은 의료기관에서 이용되는 투약관리시스템의 구조와 운영에 의해 좌우된다. 효과적이고 효율적인 투약관리와 약품 사용을 위해서는 의료기관은 최소한 매년 시스템을 검토해야 하며, 시스템 검토에는 약제의 선정과 발주, 보관, 처방/전사, 준비/조제, 투약/모니터링을 포함한다. 검토는 질과 안전에 있어 지속적인 개선시스템을 위한 근거중심 활동, 내적 질 관리 개선활동을 해야 하고, 해당 면허를 소지한 약사, 기타 훈련받은 전문가들이 약국 또는 약제 업무를 관리 감독하여야 한다.

(1) 약제선정 및 철회

처방이나 오더를 위한 적절한 약제 선정을 위해서는 재고가 있고 언제든 이용 가능해야 하며, 언제든지 의료기관은 의료제공자의 처방에 대해 어떤 약제를 사용할 것인지를 판단해야 한다. 이러한 결정은 의료기관의 미션, 환자의 요구, 제공되는 서비스의 형태에 기초하지만 의료기관은 기관이외의 곳에서 쉽게 구할 수 있거나 보관되고 있는 모든 약제의 목록을 만들어야 한다. 법과 규정이 약제의 공급원 또는 목록에 있는 약제를 결정해야 한다. 약제의 선택은 환자의 요구, 안전, 경제성을 고려한 상호협력적인 과정이며, 약제는 배송지연, 국가적인 부족, 정상적인 관리를 통해 생각지 않았던 다른 이유로 가끔 재고가 떨어질 수 있으므로 이런 부족을 처방의사에게 알리고 대체를 제안하는 절차가 있어야 한다.

또한 해당 기관은 약품 철회 시스템(recall system)을 갖추고 있어야 하며, 의료기관은 제조업자나 공급자에 의해 철회된 약품을 확인하고 회수하고 반송하고 폐기하는 절차를 가지고 있고, 유효기간이 경과되거나 임박한 약제의 사용 여부 또는 제거를 규정하는 규정이나 절차가 있어야 한다. 또 해당 기관은 완전한 오더 및 처방의 요소와 수용할 만한 오더의 유형을 명시하고 환자의 안전을 증진하기 위해 의료기관은 처방의 종류를 규정집에 규정해야 한다.

(2) 약품의 조제 환경 및 보관

약제는 안전하고 청결한 환경에서 준비, 조제되어야 한다. 약국은 법규, 전문 업무기준에 따르는 청결하고 안전한 환경에서 약을 준비하고 조제하고, 의료기관은 안전하고 청결한 준비 조제 환경을 위해 업무기준을 규정해야한다. 예를 들면, 진료실과 같은 약국이외의 장소에서 보관되고 조제된 약제는 동일한 안전, 청결 기준에 따른다. 정맥주사제와 경막외 주사제 등 무균 제제를 혼합하는 인력은 무균 조제의 원칙을 훈련 받아 관리한다. 예를 들면 항암제의 경우 전문 업무 규정에 따라 사용 가능해야 한다.

약품관리는 환자 안전을 보장할 수 있도록 표준화된 처리절차를 따라야 한다. 기관은 투약을 안전하게 보관하고, 약품의 보관은 약물의 완전함을 유지하고, 약물이 필요할 때의 사용성을 높이고, 약물 전환의 위험을 최소화시키고, 잠재적인 투약 과실을 감소시키는 것을 돕도록 해야 한다. 어떤 응급 투약이라도 안전하게 관리하고, 환자 비상사태는 보건 간호 환경 내에서 빈번히 일어날 수 있으므로 기관은 환자 비상사태를 대비한 투약을 공급하는 방법을 계획하는 것이 필요하다.

해당 기관은 약품 목록과 약제사용을 감독하기 위한 실질적인 방법이 있어야 한다. 의료기관은 약품목록을 유지, 검토하고, 약제사용을 모니터하기 위원회를 구성해야 한다. 약품목록을 관리하는 것은 약품의 처방, 조제, 투약, 모니터링하는 절차를 포함한다. 리스트에 약제를 추가 또는 제거 결정은 적응증, 효과, 위험, 비용 등 규정에 따르고, 새롭게 추가된 약제에 대한 환자의 반응을 모니터링하는 절차도 있어야 한다. 예를 들면, 목록에 새로운 형태나 새로운 분류의 약제를 추가하고자 할 때, 적응증, 용량, 경로, 예기치 않은 부작용, 도입기간 동안 신약과 관련된 조건을 모니터하는 과정이 필요하다.

응급 약제가 약국 이외의 장소에 보관될 때는 언제든 이용 가능하고, 적절히 모니터링되고 안전해야 한다. 환자의 응급상황이 발생했을 때, 적절한 응급약제에 대한 빠른 입수가 중요하다. 각 의료기관은 응급약제의 위치, 약제의 공급에 대해 계획을 세워야 한다. 예를 들면, 수술실에는 마취상태를 전환할 수 있는 약제가 있어야 하고, 응급 약품장이나 응급 키트(kit), 응급상자 등으로 이용될 수 있어야 한다. 필요시 응급 약제에 대한 접근을 용이하게 하기 위해 의료기관은 남용, 도난, 손실을 막기 위한 과정이나 절차를 마련해야 마약의 경우 이중 잠금 장치가 있어서 남용을 막을 수 있어야 한다. 응급약제가 유효기간 경과의 경우나 손실의 경우, 사용 후 재고가 없을 때 대체하는 절차도 확립되어 있어야하며 응급약제가 보관되어 있는 곳의 접근 용이성과 안전성이 있어야 한다.

(3) 처방과 전사

처방과 전사는 의료기간의 규정과 절차에 따라야 한다. 의사, 간호사, 약사, 행정부서 직원은 규정과 절차를 개발하고 점검하기 위해 상호 협력한다. 올바른 처방, 전사를 위해 신뢰할만한 직원을 교육한다. 불명확한 처방은 환자의 안전을 위태롭게 하고 치료가 지연될 수 있으므로 의료기관의 규정은 불명확성을 줄이기 위한 활동을 규정해야 한다. 또한 현재 사용 중인 모든 약제의 목록은 환자의 의무기록지에 기재되어야 하고, 약사, 간호사, 의사가 공유해야 한다. 처방되거나 투여된 모든 약제는 환자의 의무기록지에 기록되어야 한다. 투약을 받는 각 환자의 의무기록은 약이 투여된 시간과 용량, 처방받은 약품 목록을 포함하고 있어야 한다. 필요시 투여된 약(PRN)도 의무기록지에 기록되어야 한다. 만약이 이 정보가 별도의 투약기록의 양식으로 기록되었다면 퇴원이나 전원시 의무기록지에 기재될 수 있도록 해야 한다.

(4) 준비와 조제

정확한 시간에 해당 환자에게 정확한 용량을 조제하기 위한 시스템이 가동이 중요하다. 의료기관은 분배와 투약 동안의 오류를 최소화시킬 수 있는 투약 형태로 약을 조제한다. 약국과 의료기관 전체에 약을 분배하는 다른 장소도 같은 시스템을 이용하며 시기적절한 방식으로 정확한 조제를 지원해야 한다.

(5) 투약 모니터링

해당 환자에 대한 약효 모니터링은 항상 이루어져야 한다. 환자, 의사, 간호사, 다른 의료제공자는 함께 약효를 모니터링 하는 것이 필요하다. 모니터링의 목적은 환자의 증상과 질환, 혈액검사, 신기능, 간기능 등이 약과 관련되는지, 즉 약물의 부작용을 평가하기 위해서이다. 모니터링에 기초하여 필요에 따라 약의 용량, 형태를 조정하는 것이 필요하다. 새로운 약제의 처음 투약에 대한 환자의 반응을 모니터링하는 것은 더욱 중요하다 할 수 있다. 모니터링은 기대되는 치료반응, 알러지 반응, 예기치 않은 약/약 상호작용, 낙상위험을 일으키는 환자의 평형상태의 변화 등을 확인하기 위해서도 필요하다. 약효 모니터링에는 부작용을 관찰하고 기록해야 한다. 의료기관은 보고되고 기록되어야 하는 모든 부작용을 확인하는 규정도 가지고 있어야 한다. 부작용을 보고하는 보고서를 만들어 현재 또는 잠재적인 약의 이상반응, 뚜렷한 약의 역 반응을 확인해야 한다. 환자의 안전과 의료의 질 향상을 위해서 기관은 약의 역 반응 또는 투약 과실의 경우에 환자를 감시하고 보상하기 위한 시스템을 가져야 한다.

(6) 투약사고

투약사고(오류)는 해당 기관에서 정해진 절차에 따라 정해진 시간 내에 보고되어야 하며, 의료기관은 투약사고와 자칫 잘못될 뻔한 상황('near miss')을 보고하는 절차를 가지고 있고, 절차는 투약사고와 near miss(사고가 발생하기 직전의 상황)를 규정하고 표준화된 보고양식을 이용해서 보고와 그 중요성에 대해 직원을 교육하는 것이 필요하다. 보고 절차는 의료기관의 질과 환자 안전 프로그램의 일부분으로 의료기관내에서 발생한 사고의 형태와 왜 near miss가 일어났는지를 파악함으로써 투약사고를 예방하는데 초점을 맞추어야 한다. 또한 앞으로 있을 투약사고 예방을 위해 투약 절차와 직원 교육을 개선해야 한다.

2. 투약관리를 위한 글로벌 기준

투약을 정확하고 안전하게 관리하기 위해 미국의 JCI와 호주의 기준, 우리나라 의료기관 평가의 투약관리를 위한 기준 항목은 다음과 같다.

미국 JCI 기준

1. 약품관리
   - 약품은 환자의 약품요구사항에 충족될 수 있어야 한다.
   - 약품 관리 정책은 관련법과 규정을 준수해야 한다.

2. 약품관리정책
   - 외래 의료기관의 미션, 환자의 요구 및 제공되는 서비스에 적합한 약품이 처방되고 사용되어야 한다.
   - 약품사용의 지침이 되는 정책과 절차는 협력적인 프로세스를 통하여 개발되어야 한다.
   - 정책과 절차는 다음 사항을 포함해야 한다.
     - 의료기관에서 이용할 수 있는 약품의 종류
     - 약품의 조달 과정
     - 약품의 안전한 보관과 라벨링 방법
     - 유효기간이 지난 약물의 부적절한 사용을 포함하여 약품에 대한 철회처리 절차
     - 약품의 처방과 분배 방법
     - 약품 준비와 분배구역의 안전
     - 약품 처방, 분배, 관리자의 자격요건
     - 조직 내에서 이용할 수 있는 비상약품
     - 견본약품의 관리방법
     - 방사성 및 기타 약품의 보관, 분배, 취급 방법
     - 약품행정과 약품 모니터링
     - 약품 오류 보고나 약품 부작용 대처 및 보고서
     - 약품 정보 자료
   - 정책과 절차는 준수되어야 한다.
   - 약품의 사용과 약물안전을 책임지는 한명 이상의 관리자가 있어야 한다.

3. 약품관리표준화지침
   - 통일된 분배 및 배급 시스템 절차가 있어야 한다.
   - 투약은 처방에 의해 확인된다.
   - 환자를 확인할 수 있는 시스템이 있어야 한다.
   - 처방 및 투여되는 약물은 환자의 의무기록에 기재되어야 한다.
   - 여러 약품에 대한 환자의 의무기록은 약품명, 투여량, 횟수 및 투여방법을 포함한 현재 투여되고 있는 약물의 목록이 있어야 한다.

4. 약품관리모니터링
   - 환자에 대한 약품의 효과는 모니터링 되어야 한다.
   - 모니터링 과정을 협조적이어야 한다.
   - 모니터링에는 부작용의 관찰을 포함한다.
   - 부작용의 효과는 환자의 의무기록에 기재되어야 하고, 부작용으로 보고되는 내용은 정의되어 있어야 한다.
   - 부작용의 효과는 환자의 의무기록에 기재되어야 한다.
   - 부작용은 필요시에 보고되어야 한다.

5. 투약사고보고지침
- 약물사고는 정의되어야 한다.
- 약물사고는 정해진 절차에 따라 적시에 보고되어야 한다.
- 약물사고에 대한 보고정보는 약물을 사용하는 프로세스를 개선시키는데 사용된다.

호주 ACHS 기준

1. 호주 투약 가이드라인과 더불어 주/지역/연방 법률과 부합하는 투약에 관한 정책이 있어야 한다.
2. 보건의료제공자는 투약 관리를 위해 발표된 가이드라인에 접근할 수 있어야 한다.
3. 의료기관에서는 표준화된 투약 약어를 사용해야 한다.
4. 잠재된 투약 위험은 확인되고, 평가되고 그리고 이에 근거하여 조치되어야 한다.
5. 안전한 투약관리를 위해서는 여러 부서가 공동으로 노력해야 한다.
6. 투약절차는 투약 사고의 위험을 감소하기에 적절해야 한다.
7. 투약 사고, 자칫 잘못될 뻔한 오류, 약물의 역반응을 보고하기 위한 체계가 있고, 이 체계는 사건 관리 체계와 연결되어야 한다.
8. 임상 직원들은 안전한 투약 관리의 정책과 절차에 대한 오리엔테이션과 현재 적용중인 교육을 제공받아야 한다.
9. 오리엔테이션 체계는 새로운 위험이 확인될 때 갱신되어야 한다.
10. 의료기관 내에 투약 차트가 표준화 되어있어야 한다.
11. 약국은 유통체계와 연관되어 있어야 한다.
12. 고객/환자는 자신들의 투약에 대해 교육받아야 한다.
13. 개인적으로 고객/환자의 투약 검토를 보장하기 위한 체계가 존재해야 한다.
14. 안전한 투약 관리 체계는 평가되고 요구대로 개선되어야 한다.
15. 투약 차트는 검토되고, 차트와 투약 관리 체계는 요구대로 개선되어야 한다.
16. 투약 사고, 자칫 잘못된 뻔한 오류와 약물의 역반응은 분석되고, 나아가 투약 사고를 줄이기 위한 전략이 실행되어야 한다.
17. 약국의 배급 관리는 평가되고 요구대로 개선되어야 한다.
18. 의료기관은 투약 관리 향상을 위한 혁신적인 방법의 조사와 개발을 수행해야 한다.
19. 의료기관은 투약관리를 위해 근거중심의 진보된 체계를 실행해야 한다.
20. 의료기관은 내부/외부적으로 투약관리체계와 투약사고 자료를 비교하고, 개선은 더 나은 실행을 보장하기 위해 이루어져야 한다.
21. 투약관리를 하는 직원은 자격요건을 갖추어야 한다.
22. 투약 재검토 체계는 내부/외부의 체계와 비교되고, 개선은 더 나은 실행을 보장하기 위해 이루어져야 한다.
23. 의료기관은 안전한 투약 관리에서의 선도자로서 인식되어야 한다.

국내 의료기관 평가기준

1. 의약정보 제공 및 의약품 사용관리체계

의료기관은 정확한 의약정보를 의료진에게 제공하여 의료진이 환자치료에 적절한 약물요법을 선택할 수 있도록 하여야 하고 의료기관에서 사용하는 의약품의 객관적인 선정 및 적절한 사용을 위하여 약물사용평가, 항생제 사용관리 등의 활동을 하여야 한다.

1) 의약정보제공

약제부서장 면담 및 의약정보, 업무관련 회의록, 공문, 활동실적 등 관련 자료를 통해 의약정보, 실무담당 약사 배치여부, 신약정보 제공여부, 정기적 약물제공, 원내 의약품집 개정여부를 확인하여 기재한다.

2) 철회약품관리

조사시행 전년도 1년간 식약청에서 관할 보건소 등 정부부처에서 조사대상병원으로 송부한 약품 철회 요청 요청을 통해 철회약품을 확인한 약품관리를 말한다.

3) 의약품 선정

약사위원회 회의 자료를 통해 연간 약사위원회 개최횟수를 확인하여 신약 도입여부 결정시 활용한 심의 자료, 약사위원회 회의록 등을 통해 신약선정 과정에서 해당약제에 대한 안정성, 유효성, 경제성을 검토를 시행하였는지 자료를 확인한다.

4) 의약품 사용관리활동

약물사용평가 보고서 등 관련 자료를 통해 약품사용평가 활동실적 및 활동내역을 확인하여 기재한다.

2. 조제관리체계

1) 처방검토체계

외래, 병동처방전 또는 처방검토 확인 관련 자료를 통해 발행된 모든 처방전에 대한 검토가 이루어졌는지 확인하여 기재한다.

2) 24시간 조제체계

조사시행 6개월간 약사근무일지, 당직근무일지를 통해 약사의 주간, 야간 및 휴일 근무를 확인하여 기재한다.

3) 약품의 병동제공형태

약품을 병동에 제공하는 형태를 조사하여 투약경로별로 구분, 일회분 투약형태(UDS) 등을 조사한다.

4) 조제약 라벨링의 적절성

조제약 라벨링은 투약경로에 따라 낱알 정제는 개개의 약포지에 기재되어야 하고, 산제는 개개의 약포지에 기재되거나 동일 환자인 경우 종류별로 1포의 약포지에 기재되어야 한다.

3. 산재조제 안전관리
의료기관은 산제조제 과정에서 발생할 수 있는 조제오류 및 교차오염의 가능성을 사진에 차단하여 산제 투약의 안정성을 보장하여야 한다.

1) 산제조제 적정성
약제부서에서 조제된 무균주사제, 고영양 수액제에 환자명, 투약일시, 유효기간, 약품명, 용법 및 용량이 기재되어 있는지 확인하여 기재한다.

2) 조제 이중감사 실시
조제 전과 조제 후에 각각 감사가 이루어지는 것을 확인하는 것을 말하며, 각 단계별 약사의 사인을 기재하여야 한다.

3. 우리나라의 투약관리 지침

(1) 의약정보 제공 및 의약품 사용관리체계

1) 의약정보제공을 실시한다.

2) 의약품 사용관리활동을 실시한다.

약물사용평가 보고서 등 관련 자료를 통해 약품사용평가 활동실적 및 활동내역을 확인하여 기재한다.

가. 약물사용평가 활동실적

나. 약물사용평가 활동내용

다. 항생제사용관리

라. 제한항생제사용관리 규정

(2) 조제관리체계

1) 약품의 일회분 병동제공형태로 실시한다.

2) 조제약 라벨링의 적절하도록 한다.

3) 약물이 정확하게 조제되는 시스템이 있어야 한다.

(3) 투약관리지침

1) 의료기관은 투약 관리 과정을 계획한다.

투약 관리 과정에는 종종 복잡한 과정들이 있다. 기관은 안전한 투약 관리를 위해 주의를 기울여 과정의 각 부분을 계획하는 것이 필요하다.

가. 의료기관은 환자의 투약 관리에 참여하는 직원들이 접근하기 쉬운 정책을 수립해야 한다.

① 나이
② 성별
③ 진단
④ 알레르기
⑤ 민감성
⑥ 현재 사용하는 투약
⑦ 키와 몸무게(필요할 경우)
⑧ 임신과 수유 정보(필요할 경우)
⑨ 실험 결과들(필요할 경우)
⑩ 기관에 의해 필요한 다소의 추가적 정보

2) 약물사용은 적용 가능한 법과 규정을 따르고 환자의 요구에 맞게 효율적으로 관리해야 한다.

가. 의료기관은 약물사용에 대한 조직과 관리 체계를 확인할 수 있는 계획, 규정 또는 기록을 포함한 투약관리 지침이 마련되어야 한다.

나. 지난 12개월 동안 투약관리 시스템을 검토한 최소한 한 가지 이상의 기록이 구비되어야 한다.

다. 법의 규정에 맞게 약제 업무와, 약물사용을 해야 한다. 약물에 대한 적절한 정보원은 약물사용과 관련하여 쉽게 이용할 수 있어야 한다.

3) 약품은 의료기관의 정책과 절차에 따라 효율적으로 관리되어야 한다.

가. 약품관리에 대한 문서화된 정책과 절차가 있어야 한다. 정책과 절차는 자격 있는 전문가에 의해 개발되어야 하고 다음과 같은 내용이 포함되어야 한다.

① 의료기관에서 이용할 수 있는 약품의 종류
② 약품의 조달 과정
③ 약품의 안전한 보관과 라벨링 방법
④ 유효기간이 지난 약물의 부적절한 사용을 포함하여 약품에 대한 철회처리 절차 : 3개월마다 유효기간을 조사해야 한다.
⑤ 약품의 처방과 분배 방법
⑥ 약품 준비와 분배구역의 안전
⑦ 약품 처방, 분배, 관리자의 자격요건
⑧ 조직 내에서 이용할 수 있는 비상약품
⑨ 견본약품의 관리방법
⑩ 방사선 및 기타 약품의 보관, 분배, 취급 방법
⑪ 약품행정과 약품 모니터링
⑫ 약품 오류 보고나 약품 부작용 대처 및 보고서
⑬ 약품 정보 자료

나. 약품의 사용과 약물안전을 위해 한명 이상의 관리자가 있어야 한다.

4) 의료기관은 완전한 처방 및 처방의 요소와 수용할 만한 처방의 유형을 명시하고 있어야 한다.

차이를 감소시키고 환자의 안전을 증진하기 위해 의료기관은 완전한 처방의 요소를 규정에 규정하고 규정에 규정된 요소는 최소한 아래와 같은 사항을 포함한다.

가. 환자를 정확하게 확인하기 위한 자료

나. 처방의 내용

다. 사용가능한 일반명과 상품명

라. 필요시(PRN) 사용

마. 외관 유사, 유사 발음을 갖는 약제

바. 불완전하고 불명확하고 불분명한 처방에 대한 대처방법

사. 응급상황에서 추가적으로 허용된 처방형태와 처방에 필요한 요소가 있어야 한다.

아. 구두처방의 이용과 구두처방을 명확하게 하기 위한 절차가 있어야 한다.

자. 소아의 경우 몸무게에 기초한 처방의 형태

5) 약제는 안전하고 청결한 환경에서 준비, 조제되어야 한다.

가. 약제는 적절한 장비와 설비를 갖춘 청결하고 안전한 장소에서 준비 조제되어야 한다.

나. 약제의 준비와 조제는 법, 법규, 전문 업무기준에 따라야 한다.

다. 무균조제를 준비하는 인력은 무균조제방법을 훈련받아야 한다.

(4) 약품의 보관 및 관리

1) 약품관리가 환자 안전을 보장할 수 있도록 표준화된 처리절차를 따라야 한다.

가. 약품관리에 대한 표준화된 지침을 개발하여야 한다.

① 통일된 분배체계

② 처방약물을 확인하는 절차

③ 투여 전 환자의 신분을 확인하는 절차

④ 처방 및 투여되는 약물의 의무기록 기재

나. 환자 의무기록의 투약 요약 목록에는 환자의 투약을 감시하는 과정이 표준화되어야 한다. 의무기록의 투약 요약 목록에는 약품명, 복용량, 횟수, 투여방법 같은 내용이 포함되어야 한다.

다. 기관은 고주의(high-alert) 약물과 고위험 약물을 안전하게 관리한다.

고주의 약물의 사례는 임상연구용 약물, 통제된 약물, FDA로부터 승인되지 않은 약물의 목록, 좁은 치료 범위를 가진 약물, 정신 치료 약물, 그리고 유사 약물을 포함한다. 그러나 안전한 관리를 위해서, 기관은 스스로 투약 과실과 감시 사건들에 대한 내부 데이터와 투약의 특수한 이용 패턴에 기초를 둔 고주의 약물 목록을 만들어야 한다.

① 기관은 기록으로 그것의 고주의(high-alert) 약물을 확인해야 한다.

② 기관은 고주의 약물을 관리하기 위한 과정을 가져야 한다.

③ 기관은 고주의 약물을 관리하기 위해 과정을 이행해야 한다.

④ 기관은 위험한 약물의 관리와 연관된 위험을 최소화해야 한다.

2) 의료기관은 약물을 선택하고 조달한다.

가. 의료기관은 환자에게 투약 및 조제에 관한 지침을 만들어야 한다.

나. 약물을 선택하는 기준에 비용과 효과, 위험 표시를 해야 한다.

다. 새로운 투약을 사용하기 전에, 기관은 환자의 반응을 관찰할 수 있는 과정이 필요하다.

라. 의료기관은 기록된 투약 목록을 유지하고, 조제와 투약을 위해 복용량을 기록한다.

마. 의료기관은 기록된 투약의 목록을 투약 관리에 포함시켜 사용하게 한다.

바. 의료기관은 기관 내에서 사용하는 약의 농도 수를 표준화하고 제한해야 한다.

사. 의료기관은 투약 목록에 없는 투약을 선택하고 조달하는 과정도 있어야 한다.

아. 투약은 적어도 매년 최근 만들어진 안전하고 유효한 정보를 바탕으로 재검토 하고 가능한 한 조제와 투약을 위해 표시해야 한다.

자. 의료기관은 투약 관리에 참여하는 직원들을 위해 약물 부족량과 감소량에 대해 의사소통하는 과정을 가져야 한다.

차. 의료기관은 약물이 부족한 경우에 사용하기 위한 대체 약물을 승인해야 한다.

3) 의료기관은 약물을 안전하게 보관해야 한다.

약물의 보관은 약물의 완전성을 유지하고, 약물이 필요할 때의 사용성을 높이고, 약물 전환의 위험을 최소화시키고, 잠재적인 투약 과실을 감소시켜야 한다.

가. 의료기관은 생산자의 권고에 따라 약을 보관한다.

나. 의료기관은 법과 규정에 따라 약을 저장하고 보관해야 한다.

다. 의료기관은 직원들에 의한 수령과 투약 관리 책임자들 사이에서 투약을 안전하게 처리해야 한다. 마약이나 항정신성 약물은 규정에 따라 적용해야 한다.

라. 의료기관은 기관의 규정에 따라 의사의 처방없이 투약이 이루어지는 것을 방지해야 한다.

마. 모든 저장된 약물과 성분들은 조제와 표기된 내용, 만료 일자를 표시해야 한다.

바. 의료기관은 모든 만료된, 손상된, 오염된 약물들을 제거하고 그것들을 투여가 가능한 약물로부터 분리하여 저장해야 한다.

사. 의료기관은 현재 환자 진료 장소에서, 즉각적인 사용 또는 부주의한 투여를 막는데 사용되는 예방책이 있을 경우에만 농축된 전해질들을 취급해야 한다.

아. 의료기관은 모든 투약 보관 영역을 정기적으로 검사해야 한다.

4) 의료기관은 어떤 응급 투약이라도 안전하게 관리해야 한다.

환자 비상사태는 보건의료 환경에서 빈번히 일어난다. 의료기관은 환자 비상사태와 투약과 더불어 그것을 공급하는 것이 필요하게 될 때 이행하는 방법이 필요하다. 기관은 비상사태가 아닌 환경 안에서 투약을 다룰 때 안전을 위해 응급 투약을 다룬다.

가. 의료기관의 책임자는 집단의 공급을 기초로 간호 영역 내에서 즉시 이용할 수 있게 응급 투약과 그것들과 관련된 공급을 결정해야 한다.

나. 응급 투약들과 그것과 관련된 공급은 즉시 이용가능 해야 한다.

다. 언제라도 가능하도록, 응급 투약은 단위 복용량, 특정 나이, 그리고 투약 준비 형태로 이용할 수 있어야 한다.

라. 응급 투약과 공급이 사용될 때, 기관은 가능한 한 빠르게 충분한 재고를 유지하기 위해 그것들을 다시 채워 넣어야 한다.

5) 의료기관은 환자, 가족에 의해 투여하는 약을 안전하게 통제해야 한다.

의료기관 내에는 스스로 투약하는 환자들을 허가하기 위한 많은 정당한 이유들이 존재한다. 의료기관은 의료의 질의 안전성을 보장하기 위해 약물의 사용을 통제하는 것이 필요하다.

가. 의료기관은 환자와 그들의 가족들에 의해 투약되는 경우를 규정해야 한다.

나. 사용 또는 투약 전에, 기관은 자가 투약들을 규정하고, 투약의 완전성을 시각적으로 평가한다.

다. 의료기관은 자가 투약이 허가되지 않았을 경우 처방자와 환자에게 알린다.

6) 의료기관에서 사용되는 약물은 분류 · 표시되어야 한다.

약물의 라벨과 용기는 제약업자에 의해 오랫동안 실행한 기준이었고, 법과 규정에 의해 요구되었다. 투약 표시와 용기를 위한 표준화 방법은 투약의 안전성을 증가시켰다.

가. 약물 용기들은 약물이 준비될 때는 언제든 표시한다.

나. 약물 표시 정보는 표준화된 형식 내에서 표시되고, 법과 규정 그리고 실험의 기준에 따라야 한다.

① 약물의 이름, 효능, 양

② 24시간 내에 사용되지 않을 때의 만료 날짜

③ 24시간보다 적은 시간 내에 만료될 때의 만료 시간

④ 정맥주사 혼합물을 위한 준비되고 희석된 날짜와 장관외(腸管外) · 비경구(非經口)의 영양 처방방법

다. 다양한 환자를 위해 개인 투약을 준비할 때, 표시는 또한 다음의 항목들을 포함해야 한다.

① 환자의 성명

② 약물이 전달된 장소

③ 사용법, 약물사용과 관련된 부속물 및 주의사항 안내

7) 의료기관은 철수된 약물을 안전하게 관리해야 한다.

약물은 법 또는 규칙이나 기관의 정책에 의해 허락될 때 기관으로 철회될 수도 있다. 이전에 조제되었지만 사용되지 않은, 기한이 지난, 또는 기관 내 에서 철회된 약물은 환자의 안전 그리고 전환 방지를 유지하기 위해서 설명하고, 통제되고, 그리고 처분되어야 한다.

8) 의료기관은 안전하게 약물을 관리해야 한다.

가. 오직 권한을 받은 임상 직원이 약물을 관리해야 한다.

나. 개인의 자가투약 관리는 아래사항을 준수해야 한다.

① 지시된 투약과 생산물 분류표시와 비교하여 선택된 약물을 검증해야 한다.

② 미립자, 변색, 또는 다른 보전의 손실을 위해 약물을 눈으로 검사해야 한다.

③ 투약 기간이 만료되었는지 검증해야 한다.

④ 금기가 존재하지 않는 것을 검증해야 한다.

⑤ 약물이 적당한 시간에, 처방에 의해서, 그리고 올바른 과정을 통해 관리되어 왔는지 검증해야 한다.

⑥ 환자의 약물에 관해 정확한 성분명, 함량, 용량, 약리 작용에 대해 확인한다.

9) 의료기관은 연구용 약물을 안전하게 관리해야 한다.

연구용 약물은 환자에게 좋은 도움이 될 수 있다. 몇몇 경우에서 연구용 약물은 환자 치료의 계획에서 몇 가지의 선택사항으로 설명될 지도 모른다. 기관은 이러한 투약의 사용을 억제하거나 감독하기 위해 연구용이나 임상의 투약 연구에 참여하는 환자의 안전에 기여한다.

10) 환자 진료 종료 후 퇴원약물투여 목록이 환자에게 제공되어야 하며 필요시 환자의 가족에게 약물목록에 대해 설명해야 한다.

가. 환자의 투약목록의 정확한 의사소통은 약물 이상반응과 관련된 위험을 줄여준다. 환자투약목록의 지식은 환자진료의 다음 단계 관리를 위한 일차의료 기관이나 다음 의료제공자를 위해 필수적이다.

나. 환자가 의료기관의 진료를 벗어날 때 조정된 투약의 목록은 환자나 필요시 가족들에게 제공되어야 한다. 또한 이러한 상호작용은 문서화되어야 한다.

(5) 약품투약 모니터링

1) 해당 기관의 약품 목록과 약제사용을 감독하기 위한 실질적인 방법이 있어야 한다.

의료기관은 약품목록을 유지, 검토하고, 약제사용을 모니터하기위한 위원회가 구성, 활동해야 한다. 약품 목록을 관리하는 것과 관련된 이런 활동은 약품의 처방, 조제, 투약, 모니터링하는 절차를 포함한다. 리스트에 약제를 추가하거나 제거하는 결정은 적응증, 효과, 위험, 비용을 포함하는 규정에 따라 새롭게 추가된 약제에 대한 환자의 반응을 모니터링하는 절차가 있다. 예를 들면, 목록에 새로운 형태나 새로운 분류의 약제를 추가하고자 할 때,

적응증, 약을 어떻게 처방할 것인지(예를 들면 용량 또는 경로), 예기치 않은 부작용 또는 도입기간 동안 신약과 관련된 조건을 모니터하는 과정이 있다. 성과 효능, 부작용에 관한 정보 목록은 최소한 매년 검토되어야 한다. 총괄적인 투약관리는 약국 또는 약품이 보관되고 조제되는 공간에서의 약품의 손실과 도난을 예방하기 위한 요구와도 관련이 있다.

가. 의료기관에 약제사용을 관리하기 위한 방법이 있어야 한다.

나. 약제는 의료기관 전체에 걸쳐 손실과 도난으로부터 보호되어야 한다.

다. 처방, 조제, 투약, 모니터링 절차와 관련된 의사는 약품리스트를 유지하고 검토해야 한다.

라. 약품목록에 약제를 추가하거나 제거하는 결정은 마련된 기준에 따라야 한다.

마. 약품목록에 새롭게 추가된 약제의 환자 반응을 모니터링하는 과정과 절차가 있어야 한다.

바. 약품목록은 안전성과 효과 정보에 기초하여 최소한 매년 검토되어야 한다.

2) 응급약품모니터링

가. 응급약제는 응급상황에서 의료기관내 쉽게 접근가능하거나 필요로 하는 부서에서 이용 가능하여야 한다.

나. 응급약제는 손실과 도난으로부터 보호해야 한다.

다. 응급약제는 점검되고 사용 후 또는 유효기간 만료, 손상되었을 때 적기에 대체되어야 한다.

라. 응급 투약과 공급이 사용될 때, 기관은 가능한 한 빠르게 충분한 재고를 유지하기 위해 그것들을 다시 채워 넣어야 한다.

3) 처방 전사는 규정과 절차에 따라야 한다.

안전한 처방과 전사는 의료기관의 규정과 절차에 따른다. 의사, 간호사, 약사, 행정부서 직원은 규정과 절차를 개발하고 점검하기 위해 상호 협력해야 한다. 올바른 처방, 전사를 위해 신뢰할만한 직원을 교육한다. 불명확한 처방은 환자의 안전을 위태롭게 하고 치료를 더디게 하기 때문에 의료기관 규정은 불명확성을 줄이기 위한 활동을 규정해야 한다. 현재 사용 중인 모든 약제의 목록은 환자의 의무기록지에 기재되어야 하고, 약사, 간호사, 의사가 공유해야 한다.

가. 의료기관내에서 약제의 안전한 처방과 전사를 포함한 규정과 절차가 있어야 한다.
나. 규정과 절차는 불명확한 처방과 관련한 활동을 다루어야 한다.
다. 규정과 절차를 개발하기 위한 상호협력적인 절차가 있어야 한다.
라. 올바른 처방과 전사를 위해 신뢰할만한 인력을 교육하여야 한다.
마. 환자 의무기록은 입원 전에 복용한 약품 목록을 포함하고 있고 이 정보는 약사와 의료제공자가 공유해야 한다.

4) 처방되거나 투여된 모든 약제는 환자의 의무기록에 기록되어야 한다.

투약을 받는 각 환자의 의무기록은 약이 투여된 시간과 용량, 처방받은 약품 목록을 포함하고 있다. 필요시 투여된 약도 포함한다. 만일 이 정보가 별도의 투약기록의 양식으로 기록된다면 이 양식은 퇴원이나 전원시 의무기록지에 기재되어야 한다.

가. 처방된 약제는 환자마다 기록되어야 한다.
나. 투약은 각 용량이 기록되어야 한다.
다. 투약정보는 환자의 의무기록지에 기록되거나 퇴원, 전원시 환자의 의무기록에 삽입되어야 한다.

5) 정확한 시간에 해당 환자에게 정확한 용량을 조제하기 위한 시스템이 가동되어야 한다.

의료기관은 분배와 투약 동안의 오류를 최소화시킬 수 있도록 즉시 투약 가능한 형태로 약을 조제한다. 중심약국과 의료기관 전체에 약을 분배하는 다른 장소는 같은 시스템을 이용한다. 시스템은 시의적절한 방식으로 정확한 조제를 지원한다.

가. 의료기관내 일정한 조제와 분배 시스템이 있어야 한다.
나. 약은 준비 후 적절하게 라벨링하여야 한다.

다. 약은 바로 투여될 수 있는 형태로 조제하여야 한다.

라. 시스템은 정확한 조제를 지원하여야 한다.

마. 시스템은 시기적절한 조제를 지원하여야 한다.

(6) 약품감시관찰

1) 의료기관은 그들의 투약의 효과를 결정하기 위해서 환자를 감시해야 한다.

가. 의료기관은 환자의 투약 부작용과 효과를 감시해야 한다.

나. 의료기관은 임상기록, 관련된 임상시험 평가, 임상반응, 그리고 투약에 따른 임상정보를 고려해서 반응을 감시해야 한다.

2) 환자에 대한 약효 모니터링이 이루어져야 한다.

가. 약효는 부작용을 포함하여 모니터링 되어야 한다.

나. 모니터링과정은 상호 협력적이어야 한다.

다. 의료기관은 보고되고 환자의 의무기록에 작성되어야 하는 부작용을 확인하는 규정이 있어야 한다.

라. 부작용은 규정에 따라 환자의 의무기록에 기록되어야 한다.

마. 부작용은 규정에서 요구하는 시간 내에 보고되어야 한다.

(7) 투약사고

1) 의료기관은 약물 이상반응사건, 현저한 약물의 역 반응, 그리고 투약 과실을 보상해야 한다.

안전과 의료의 질을 위해서, 기관은 약의 역 반응 또는 투약 과실의 경우에 환자를 감시하고 보상하기 위한 시스템을 가져야 한다.

가. 의료기관은 현재 또는 잠재적인 약의 이상반응사건, 현저한 약의 역 반응, 그리고 투약 과실에 보상하기 위한 서면상의 절차를 가져야 한다.

나. 의료기관은 약의 이상반응사건, 현저한 약의 역 반응, 그리고 투약 과실일 경우에 처방자의 공지를 제안하는 서면상의 절차를 가져야 한다.

다. 의료기관은 현재 또는 잠재적인 약의 이상반응사건, 현저한 약의 역 반응, 그리고 투약 과실을 위해 내부의 그리고 외부의 요구를 준수해야 한다.

라. 의료기관은 약의 이상반응사건, 현저한 약의 역 반응, 그리고 투약 과실에 보상하기 위해서 절차를 이행해야 한다.

마. 투약사고의 보고 형식은 다음과 같다.

① 투약 사고의 보고 절차 및 보고 기한

② 투약 사고를 통한 차후 개선 과정

③ 투약 사고 보고를 위한 표준서식

4. 투약관리 규정을 준수하기 위한 방안

(1) 의약정보 제공

1) 의약정보제공 방법

병원에서 새롭게 사용하는 모든 약품의 약품명, 함량, 효능, 용법, 용량 등 약품 사용에 필요한 기본적인 정보를 의료진에게 사용시작 전에 서면 또는 온라인으로 제공하는 형태로 아래의 그림처럼 정기적 약물정보제공, 온라인이나 원내 의약품집, 전산시스템 등을 통하여 성분명, 함량, 효능 및 효과, 용량, 부작용, 투여방법 등을 제공한다.

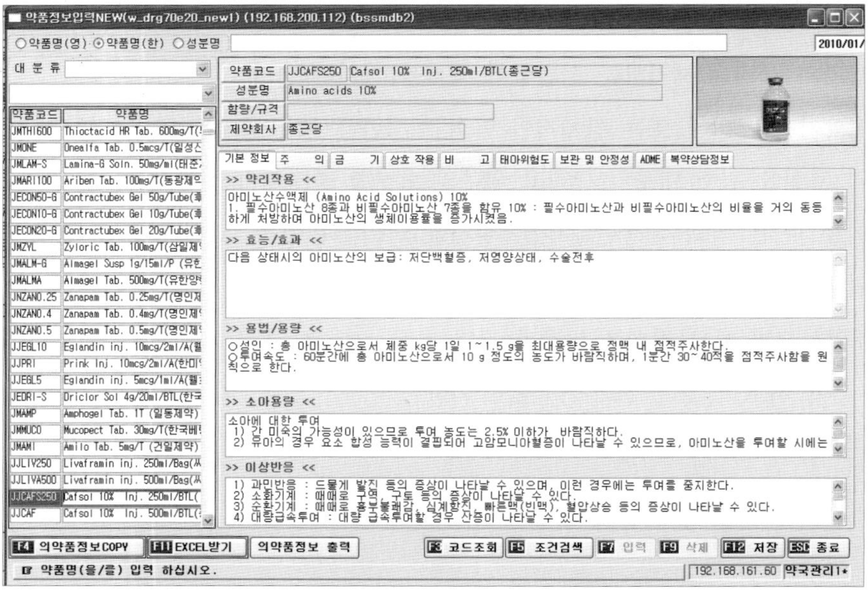

〈그림 7-1〉 약물에 대한 적절한 정보관리

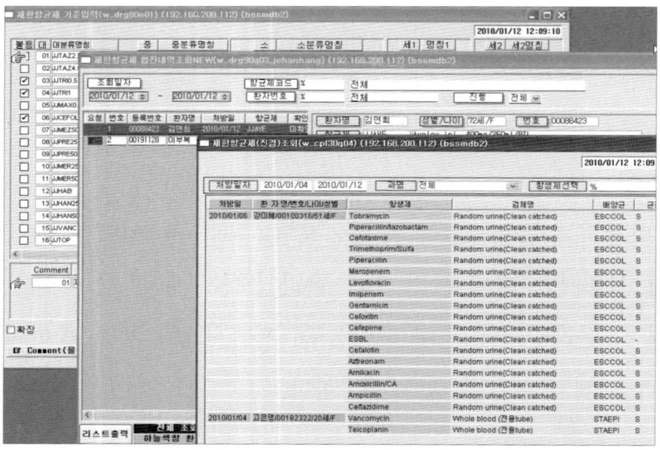

〈그림 7-2〉 제한 항생제 사용관리 규정

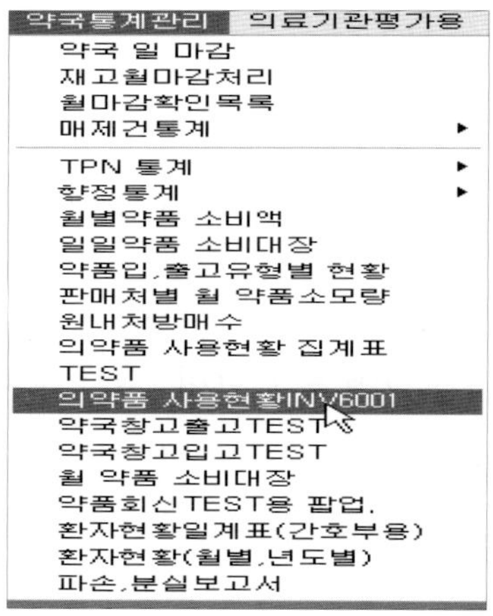

〈그림 7-3〉 의약품사용현황

2) 의약품 사용관리활동을 실시해야 한다.

약물사용평가란 의약품 사용상의 문제점 식별을 통해 약물을 선정하여 선정된 약제가 정해진 기준에 따라 안전하고 효율적으로 이용되는지 평가하고 이에 대한 해결방안을 수행하기 위하여 제한 항생제 사용 관리, 의약품 사용 현황 등을 주기적으로 평가한다.

(2) 조제관리체계

1) 약품의 일회분 병동제공

일회분 병동제공형태(unit dose system, UDS)란 조제실에서 조제하여 공급하는 모든 약이 병동에서 더 이상 분할되거나 재포장되지 않고 즉시 투약할 수 있는 형태로 공급되는 시스템이다. 즉 환자가 복용하는 시간대 별로 일회분포장된 경우 일회분 투약형태로 실시한다. 환자별 투약이란 환자명, 병동명 등을 각각 기재한 형태로 조제함으로써 병동에서 환자별로 다시 구분하여 약을 관리하는 일이 없도록 하는 형태이다. 병동별 투약이란 주사약, 외용제 등을 환자별로 구분하거나 환자명을 기재하지 않고 병동별로 일괄 제공하는 것을 말한다. 아래의 그림은 일회분 병동제공 형태이다.

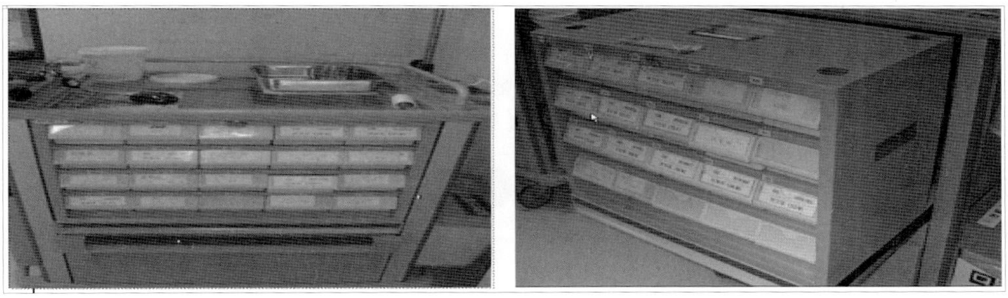

〈그림 7-4〉 일회분 병동제공형태

2) 조제약 라벨링의 적절성

약물의 안정성을 향상시키기 위해 모든 약물용기(예를 들어 주사기, 약컵, 수반), 수술 및 시술 시 멸균영역내외에서 사용하는 용액 모두에 라벨을 붙인다.

가. 낱알정제, 산제, 분할투여액제 등에 환자명, 투약일자, 유효기간, 약품명, 용법 및 용량이 정확히 기재되어야 한다.

나. 바코드 시스템으로 라벨에 정확히 부착하도록 하여 라벨의 적절성을 기하는 제도가 도입되고 있다.

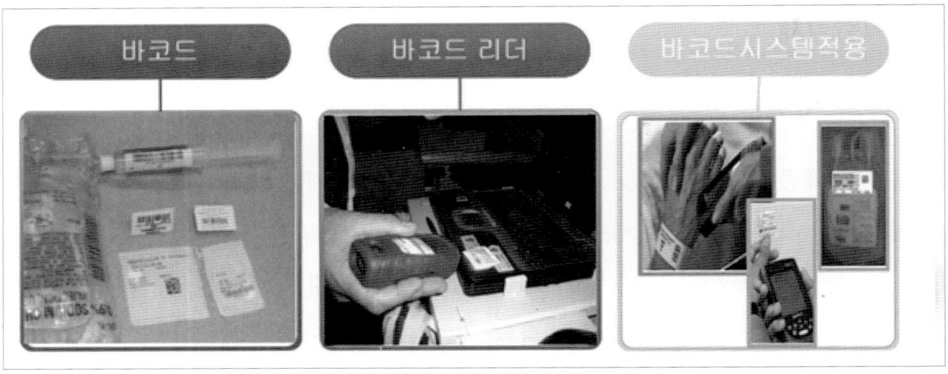

〈그림 7-5〉 바코드 시스템의 라벨 적용

다. 중요한 투약의 경우 글씨를 강조하여 마약, 항암제, 고가약, 항정신병약, 고위험약 등은 라벨이 정확하도록 한다.

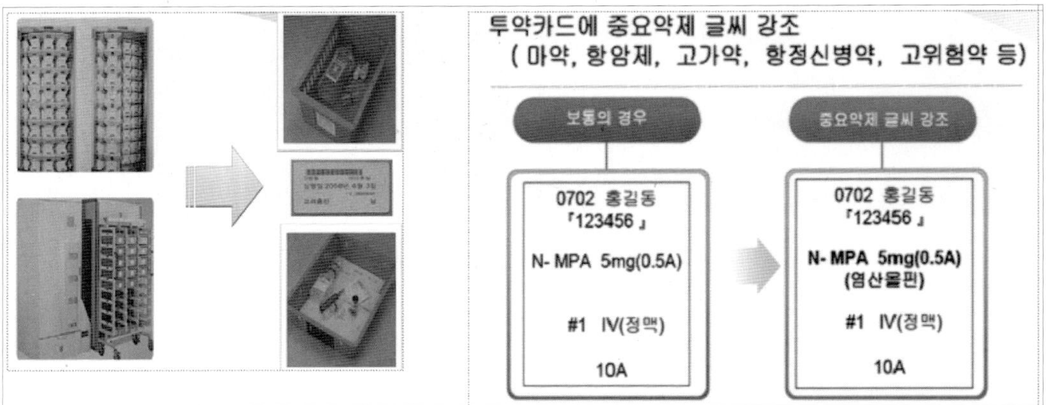

〈그림 7-6〉 투약카드 자동라벨 적용(좌), 중요약제 투약카드 강조 사례(우)

라. 환자 인식용 팔찌를 착용하여 라벨링

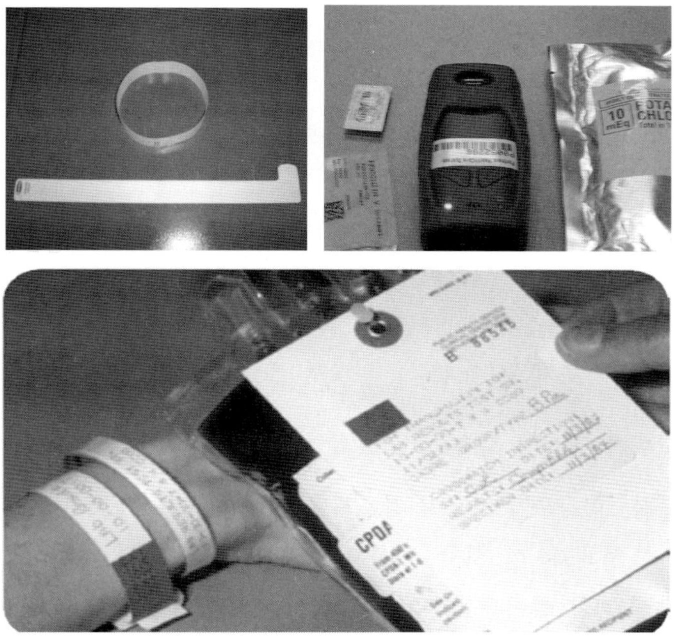

〈그림 7-7〉 환자 인식용 팔찌

마. 전자태그 시스템 적용

스마트카드에 이어 차세대 정보인식시스템으로 전자태그는 거의 모든 생물체와 미생물체를 식별할 수 있는 이식 가능한 스마트 칩으로 환자의 이름, 주민등록번호 등의 기본정보는 물론 처방정보, 투약과 건강상태 등의 이력관리 정보를 의료진이 실시간으로 확인할 수 있으며 손목이나 발목팔찌에 부착된 전자태그를 통해 전달된 정보를 PDA에 입력하는 것으로 수집된 정보는 간호사실 모니터나 프린터로 출력된다. 간호사가 노트북을 가지고 다니면서 입원환자의 손목에 부착된 전자태그를 스캔하면 해당 환자의 의료기록을 곧바로 노트북을 통해 확인할 수 있다.

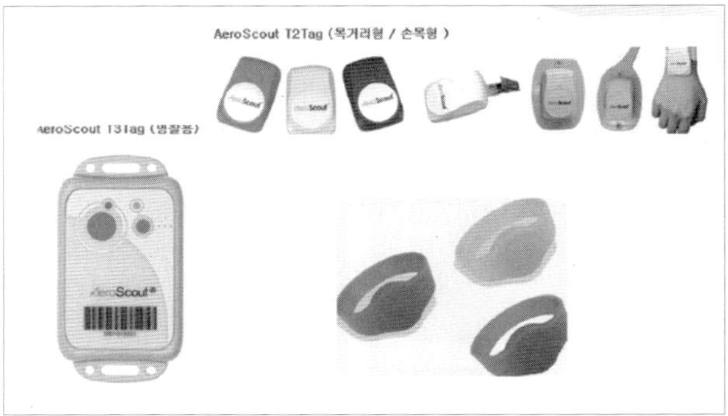

〈그림 7-8〉 환자 인식용 팔찌

3) 약물의 정확한 조제 시스템

가. 자동조제단위가 적절히 사용

약물의 자동조제는 약물투약 오류를 감소시킬 수 있다. 자동조제단위란 올바른 약물이 일관되게 조제되도록 설계되어야 하고, 약물을 정확하게 보관하는 것 또한 중요하다. 약물을 꺼낸 사람과 복용할 환자 확인을 위한 안전장치로는 디지털 서명, 암호 등을 이용한다.

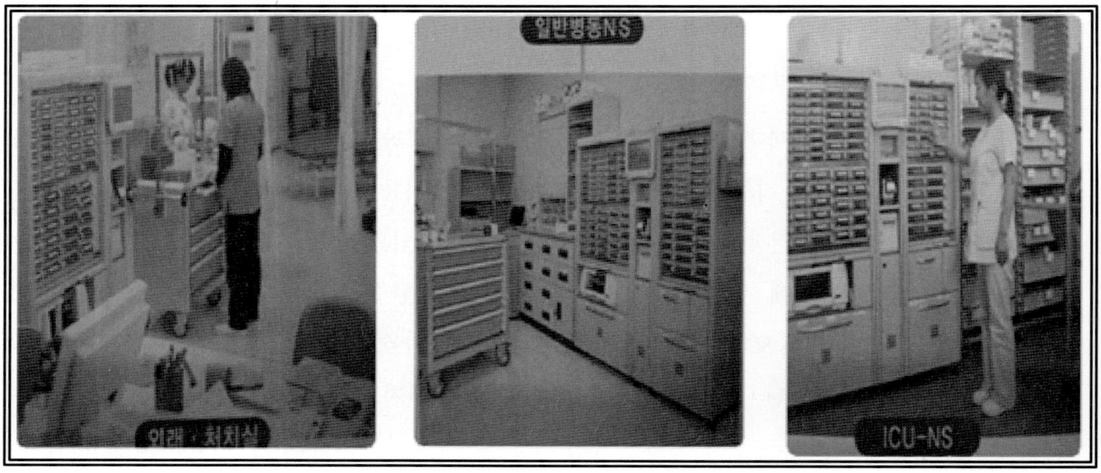

〈그림 7-9〉 자동조제 방법

나. 조제 전과 조제 후에 각각 이중으로 감사가 이루어져야 한다. 각 단계별 이중으로 약사의 사인이 있어야 한다.

(3) 투약관리지침

1) 투약 관리 과정을 계획화되어야 한다.

가. 알레르기, 민감성 정보, 나이제한 : 투약관리에 있어서 약믈과 알레르기 반응, 금기약품일 경우 처방을 할 수 없도록 경고 메시지를 추가하여 안전하게 투약 할 수 있도록 투약관리 과정을 계획한다.

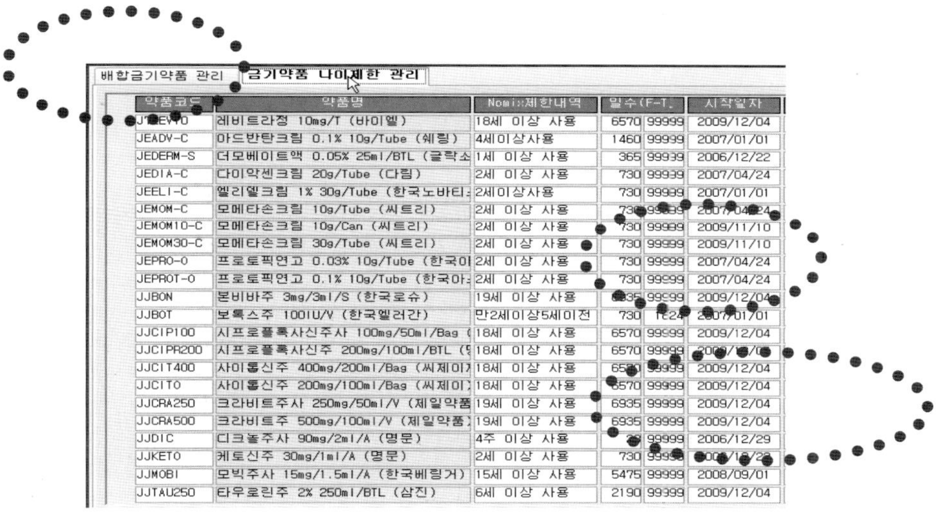

약품코드	약품명	Nomi::제한내역	일수(F-T.		시작일자
J[illegible]EV[illegible]0	레비트라정 10mg/T (바이엘)	18세 이상 사용	6570	99999	2009/12/04
JEADV-C	아드반탄크림 0.1% 10g/Tube (쉐링)	4세이상사용	1460	99999	2007/01/01
JEDERM-S	더모베이트액 0.05% 25ml/BTL (글락소	1세 이상 사용	365	99999	2006/12/22
JEDIA-C	다이악센크림 20g/Tube (다림)	2세 이상 사용	730	99999	2007/04/24
JEELI-C	엘리델크림 1% 30g/Tube (한국노바티	2세이상사용	730	99999	2007/01/01
JEMOM-C	모메타손크림 10g/Tube (씨트리)	2세 이상 사용	73[illegible]	[illegible]	[illegible]
JEMOM10-C	모메타손크림 10g/Can (씨트리)	2세 이상 사용	730	99999	2009/11/10
JEMOM30-C	모메타손크림 30g/Tube (씨트리)	2세 이상 사용	730	99999	2009/11/10
JEPRO-0	프로토픽연고 0.03% 10g/Tube (한국아	2세 이상 사용	730	99999	2007/04/24
JEPROT-0	프로토픽연고 0.1% 10g/Tube (한국아	2세 이상 사용	730	99999	2007/04/24
JJBON	본비바주 3mg/3ml/S (한국로슈)	19세 이상 사용	[illegible]35	99999	2009/12/04
JJBOT	보톡스주 100IU/V (한국엘러간)	만2세이상5세이전	730	[illegible]24	[illegible]/01/01
JJCIP100	시프로플록사신주사 100mg/50ml/Bag (	18세 이상 사용	6570	99999	2009/12/04
JJCIPR200	시프로플록사신주 200mg/100ml/BTL (	18세 이상 사용	6570	99999	[illegible]
JJCIT400	사이톱신주 400mg/200ml/Bag (씨제이	18세 이상 사용	65[illegible]	[illegible]	2009/12/04
JJCITO	사이톱신주 200mg/100ml/Bag (씨제이	18세 이상 사용	[illegible]570	99999	2009/12/04
JJCRA250	크라비트주사 250mg/50ml/V (제일약품	19세 이상 사용	6935	99999	2009/12/04
JJCRA500	크라비트주 500mg/100ml/V (제일약품	19세 이상 사용	6935	99999	2009/12/04
JJDIC	디크놀주사 90mg/2ml/A (명문)	4주 이상 사용	[illegible]	99999	2006/12/29
JJKETO	케토신주 30mg/1ml/A (명문)	2세 이상 사용	730	[illegible]	[illegible]
JJMOBI	모빅주사 15mg/1.5ml/A (한국베링거)	15세 이상 사용	5475	99999	2008/09/01
JJTAU250	타우로린주 2% 250ml/BTL (삼진)	6세 이상 사용	2190	99999	2009/12/04

〈그림 7-10〉 알레르기, 민감성 정보를 확인

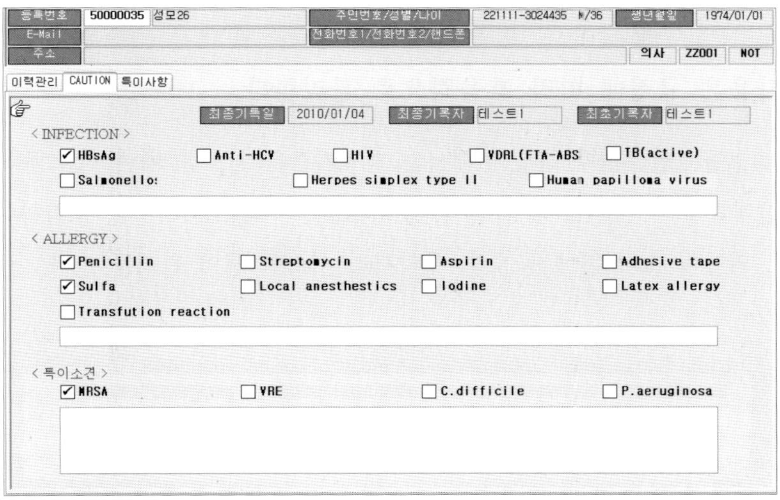

〈그림 7-11〉 알레르기, 민감성 정보를 확인의 내용

나. 나이, 성별, 키, 몸무게, 진단명, 임신 여부 : 몸무게에 비추어 약 용량 조절, 임신 시 금기약 등에 대한 정보를 연계하여 알려주는 기능을 한다.

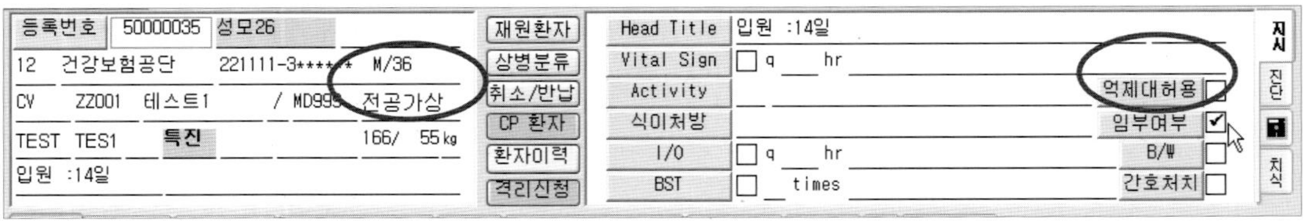

〈그림 7-12〉 나이, 성별, 키, 몸무게, 임신여부 관리

다. 배합금기, 연령금시, 퇴장약, 임부 금기약 관리 지침서가 있어야 한다.

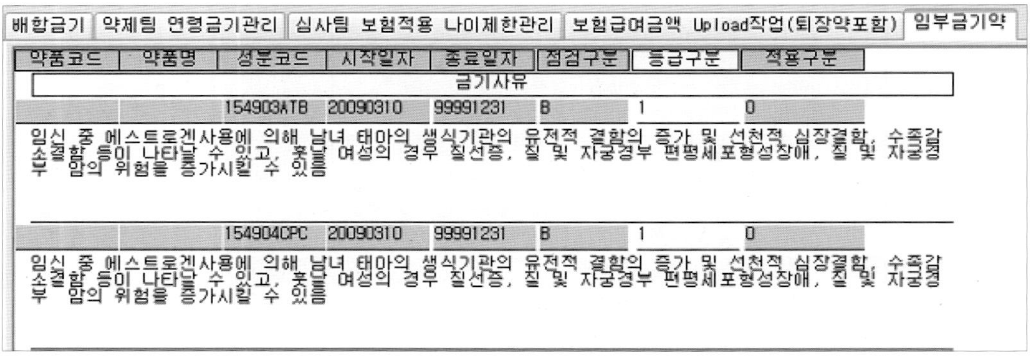

〈그림 7-13〉 배합금기, 퇴장약, 임부 금기약 약품관리

2) 약물사용은 규정에 따라 효율적으로 관리한다.

효과적이고 효율적인 투약관리를 위해서는 의료기관은 최소한 매년 시스템을 검토해야 하고 약제의 선택과 발주, 보관, 처방/전사, 준비/조제, 투약/모니터링을 포함하여 1년간 조제 내역을 관리, 의약품 소비 판매 통계량, 투약관리 시스템 등의 관리를 한다.

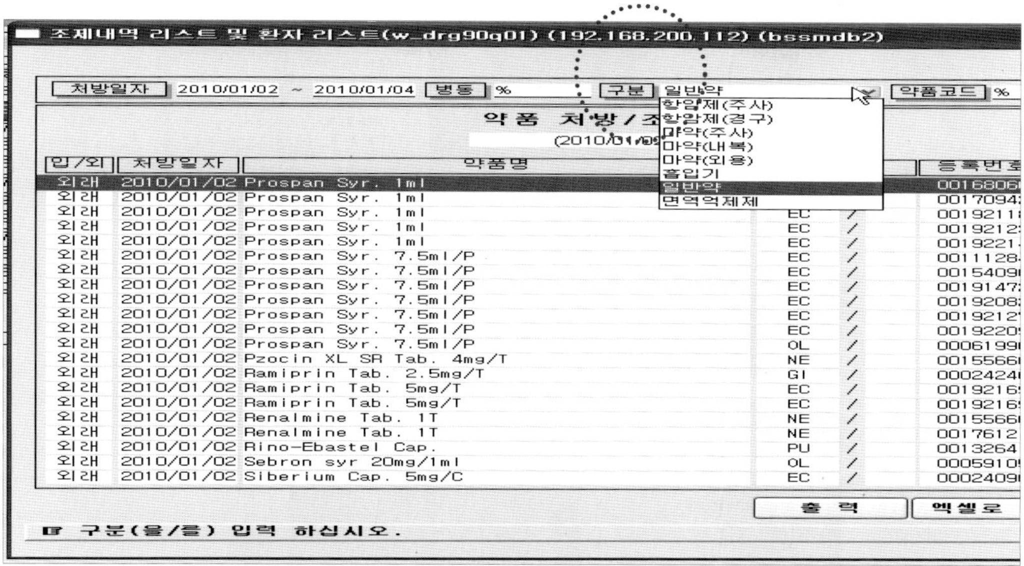

〈그림 7-14〉 3-5 부서별, 기간별, 약의 구분에 따라 조제 내역 리스터 투약관리

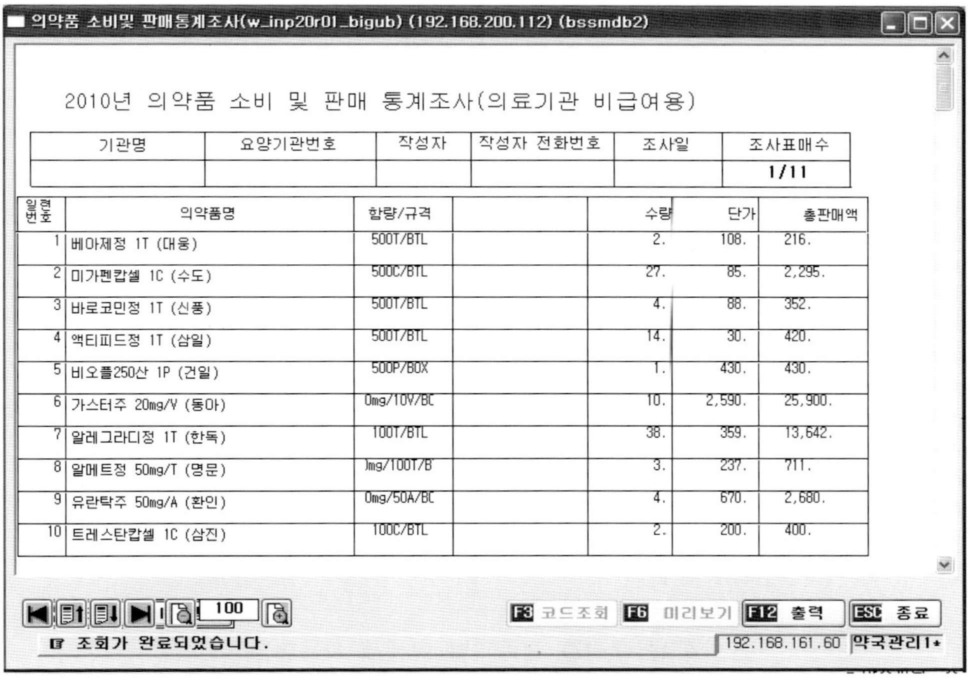
의약품 소비및 판매통계조사(w_inp20r01_bigub) (192.168.200.112) (bssmdb2)
2010년 의약품 소비 및 판매 통계조사(의료기관 비급여용)
기관명 요양기관번호 작성자 작성자 전화번호 조사일 조사표매수
1/11
일련번호 의약품명 함량/규격 수량 단가 총판매액
1 베아제정 1T (대웅) 500T/BTL 2. 108. 216.
2 미가펜캅셀 1C (수도) 500C/BTL 27. 85. 2,295.
3 바로코민정 1T (신풍) 500T/BTL 4. 88. 352.
4 액티피드정 1T (삼일) 500T/BTL 14. 30. 420.
5 비오플250산 1P (건일) 500P/BOX 1. 430. 430.
6 가스터주 20mg/V (동아) 0mg/10V/BC 10. 2,590. 25,900.
7 알레그라디정 1T (한독) 100T/BTL 38. 359. 13,642.
8 알메트정 50mg/T (명문))mg/100T/B 3. 237. 711.
9 유란탁주 50mg/A (환인) 0mg/50A/BC 4. 670. 2,680.
10 트레스탄캅셀 1C (삼진) 100C/BTL 2. 200. 400.
100
F3 코드조회
F6 미리보기
F12 출력
ESC 종료
조회가 완료되었습니다.
192.168.161.60
약국관리1*

〈그림 7-15〉 투약관리 약물사용 현황

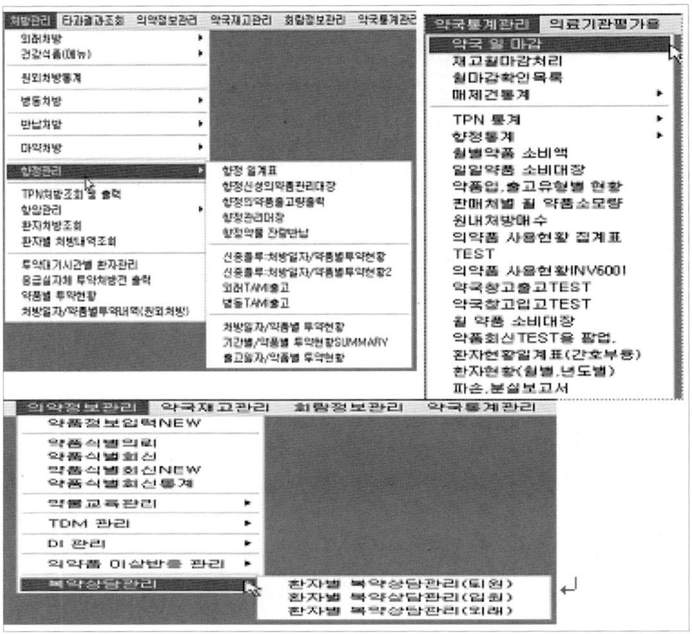

〈그림 7-16〉 전산에 의한 투약관리 프로그램

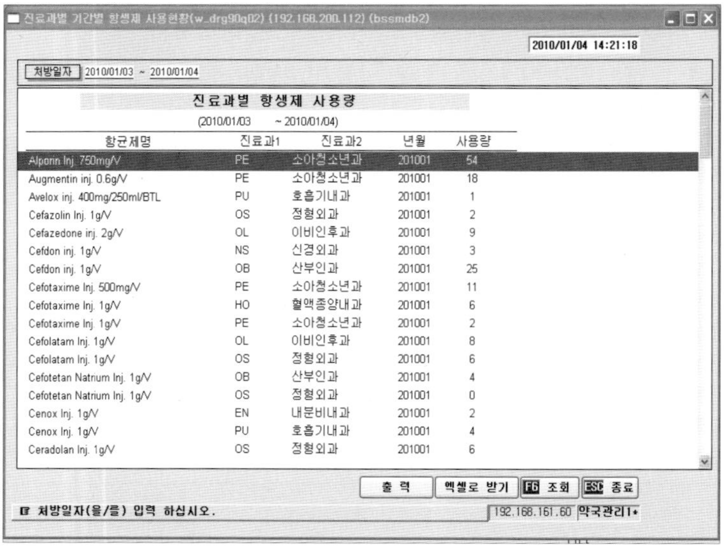

진료과별 기간별 항생제 사용현황(w_drg90q02) (192.168.200.112) (bssmdb2)

2010/01/04 14:21:18

처방일자 2010/01/03 ~ 2010/01/04

진료과별 항생제 사용량

(2010/01/03 ~ 2010/01/04)

항균제명	진료과1	진료과2	년월	사용량
Alporin Inj. 750mg/V	PE	소아청소년과	201001	54
Augmentin inj. 0.6g/V	PE	소아청소년과	201001	18
Avelox inj. 400mg/250ml/BTL	PU	호흡기내과	201001	1
Cefazolin Inj. 1g/V	OS	정형외과	201001	2
Cefazedone inj. 2g/V	OL	이비인후과	201001	9
Cefdon inj. 1g/V	NS	신경외과	201001	3
Cefdon inj. 1g/V	OB	산부인과	201001	25
Cefotaxime Inj. 500mg/V	PE	소아청소년과	201001	11
Cefotaxime Inj. 1g/V	HO	혈액종양내과	201001	6
Cefotaxime Inj. 1g/V	PE	소아청소년과	201001	2
Cefolatam Inj. 1g/V	OL	이비인후과	201001	8
Cefolatam Inj. 1g/V	OS	정형외과	201001	6
Cefotetan Natrium Inj. 1g/V	OB	산부인과	201001	4
Cefotetan Natrium Inj. 1g/V	OS	정형외과	201001	0
Cenox Inj. 1g/V	EN	내분비내과	201001	2
Cenox Inj. 1g/V	PU	호흡기내과	201001	4
Ceradolan Inj. 1g/V	OS	정형외과	201001	6

출 력 | 엑셀로 받기 | F6 조회 | ESC 종료

처방일자(을/를) 입력 하십시오. 192.168.161.60 약국관리1

〈그림 7-17〉 진료과별 항생제 사용현황

3) 약품관리정책

가. 안전한 보관과 라벨링의 적정성

약물의 안정성을 향상시키기 위해 모든 약물용기(예를 들어 주사기, 약컵, 수반), 수술 및 시술 시 멸균영역내외에서 사용하는 용액 모두에 라벨을 붙인다.

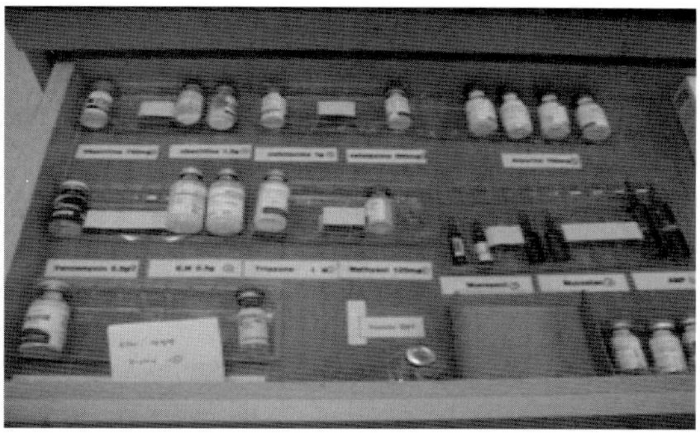

〈그림 7-18〉 약물의 라벨링

나. 약품 오류 보고나 약품 부작용 대처 및 이상반응 보고서를 작성한다.

4) 완전한 처방의 요소

가. 정확한 환자 확인

투약시 환자를 확인하는 5가지 원칙은 정확한 약, 정확한 환자, 정확한 용량, 정확한 시간, 정확한 경로 등이며 정확한 기록과 정확한 설명을 해야 한다. 정확한 투여를 위해서 환자를 확인 시 2인이 약제의 적절성 및 투약카드와 투여 약제를 확인 후 투여한다.

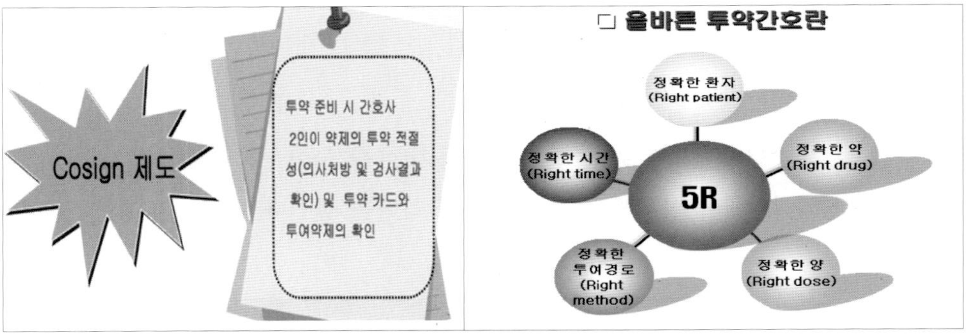

〈그림 7-19〉 투약의 5가지 기본 원칙

나. 처방의 요소

처방의 내용을 약이름, 수량, 단위, 횟수, 용법, 응급 등의 내용을 정확히 기재한다.

다. 일반명과 상품명관리

의약품 정보를 정확히 확인 할 수 있도록 일반명과 상품명을 기록한다.

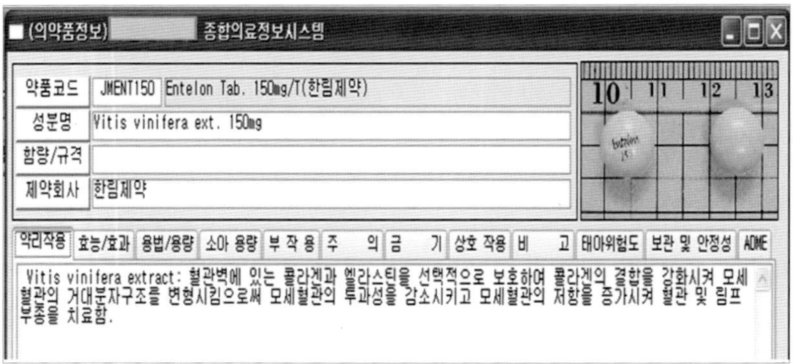

〈그림 7-20〉 의약품 정보 전산화면 예시

라. PRN 처방

PRN 처방은 환자가 필요할 경우 투여할 수 있도록 의사가 처방을 해 둔 형태이다. 환자가 필요할 경우 처방을 할 수 있도록 PRN 처방할 수 있도록 한다.

마. 외관 유사, 유사 발음을 갖는 약제

외관 유사, 유사 발음을 갖는 약제를 처방하기 위한 특별한 주의사항과 절차 목록을 만들어 관리하되 외관이 비슷한 약제는 옆에 두지 않는다.

예) 혼돈되기 쉬운 의약품 목록

- 외관유사(look-alike) 의약품
- 유사발음(sound-alike) 의약품
- 유사코드 의약품

바. 불완전하고 불명확하고 불분명한 처방

① 불명확한 처방은 확인 후 투약한다.

② 의사 처방에 대해 간호사, 약사, 투약 시에 확인하는 절차가 있으며 처방이 불완전할 경우 처방의사와 의사소통하는 절차가 있다.

③ 중복 처방일 경우 확인하는 절차 과정이 있다.

사. 응급상황 처방

구두처방은 예외적, 제한적으로만 허용하며 응급상황(심폐소생술)이나 수술 중으로 제한한다. 환자의 이름, 연령, 체중, 구두처방 지시의사의 소속과 이름, 약품명, 용량, 용법, 투여경로, 약물투여의 목적 또는 적응증 등을 확인한다.

아. 구두처방지침

① 구두지시 지침의 목적 : 구두지시는 서면지시 보다 오류발생의 가능성이 높아 환자에게 좋지 않은 영향을 미칠 수 있으므로 이를 최소화하기 위함이다.

② 구두처방의 수행지침

- 구두처방, 전화처방은 예외적, 한시적 허용
- 응급상황(심폐소생술)이나 수술 중 제한
- 항암제의 경우 구주지시는 허용되지 않는다.
- 의료진에게 익숙하지 않은 용어나 약어의 구두지시는 허용되지 않는다.

③ 기록과 재확인

- 구두지시 내용을 메모하면서 듣도록 하며, 다시 한 번 구두지시 내용을 되물어서

반복한다.
- 구두지시를 내리는 사람은 구두지시 내용을 되물어서 처방내용이 제대로 전달되었는지를 반드시 확인해야 한다.
- 구두지시를 받은 사람은 구두지시를 받은 즉시 날짜와 시간, 지시내용을 의무기록에 기록한다.

자. 소아의 경우 몸무게에 기초한 처방

소아의 몸무게에 비해 초과하는 처방을 낼 경우 약제팀, 간호사 등이 걸러 주며 처방 입력시 경고메세지가 작동하는 시스템 혹은 약의 용량을 자동적으로 계산하여 주는 처방 전달 시스템의 개발이 필요하다.

5) 투약 절차 시 유의할 사항

가. 투약의 첫 단계인 의사의 약 처방에 대한 이해와 확인

① 모든 처방은 다음과 같은 내용을 스스로 자문하여 본다.
- 약 처방은 완전한 것이고 바른 환자에게 내려 졌는가?
- 약명, 용량, 경로, 시간이 명확히 기재되었는가?
- 내가 확실히 알고 있는 약인가?
- 처방된 약이 다른 약을 대체한 것은 아닌가?
- 환자는 처방된 약이나 비슷한 약물에 과민반응은 없는가?
- 처방된 약품과 상호작용은 없는가?

② 구두처방, 전화로 처방한 경우 의사소통의 잘못으로 투약사고가 일어날 수가 있으므로 정확한 의사소통이 중요하다.
- 정확한 확인을 위해 반복하여 반운한다.
- 되도록 빠른 시간 내에 수기 처방을 확인하고 서명한다.

나. 투약준비 시 지켜야 할 사항

① 되도록 조용한 곳에서 집중하여 준비한다.

② 약을 준비한 사람이 투약함을 원칙으로 한다.
- 약 용량을 계산할 때 암산으로 하지 않고, 종이에 써서 계산하거나, 계산기를 사

용하여 2회 반복 확인한다.

- 갈아서 약 효능이 변하는 약은 갈아 주지 않는다.

다. 투약시 지켜야 할 사항

① 환자 확인을 정확히 한다. 환자의 이름표, 투약카드, 혹은 라벨 확인 등을 통해 환자 확인을 하며, 자신이 이름을 스스로 말하게 하는 것이 정확하다. [OOO 환자분 또는 OOO 님이라고 호명하고 다시 "성함이 어떻게 되세요?]"라고 되물어 확인한다. 특히 휴가 등으로 인해 환자를 잘 모를 경우 정확히 확인 하는 절차를 거친다. 특히 소아나 노인 환자의 경우 남의 이름에도 대답하는 경향이 있으므로 확인이 중요하다).

② 환자에게 투여하기 전에 환자 상태가 투약에 적절한지 확인한다.

③ 물약, 수액주사의 경우 이상 침전물이 있거나 색이 변했거나 부유물이 있는지 확인 후 투여한다.

④ 환자는 투약에 대해 알기를 원하므로 투여 시 약에 대해 충분한 설명을 하고 교육한다(투여목적, 용량, 횟수, 부작용 등).

⑤ 경구약의 경우 가능한 환자에게 약을 먹여 주거나, 먹는 것을 확인 할 때 까지 환자 곁에 있도록 한다.

라. 투약 후 지켜야 할 사항

투약 후 약에 대한 환자의 반응(예를 들어, 진통제 투여 후 얼마 뒤에, 어느 정도의 통증 감소가 있다고 표현하는지), 효과(예를 들어, 혈압강하제 투여 후 혈압 변화추이) 등을 관찰 기록한다.

(4) 약품의 보관 및 관리

1) 약품의 보관 및 관리 원칙

가. 약품은 각 병원의 정해진 규정에 따라 안전하게 보관한다. 특히 고위험 약물의 경우 다른 약물과 보관 장소를 달리하고 식별 가능한 표지를 부착하여 약물사용 시 정확하게 약물구별이 쉽도록 해준다.

나. 비슷한 발음이나 모양이 같은 약품을 재배치하고 별도 보관한다.

다. 약품을 단위 병동에서 장기적으로 보관하는 과정에서 유효기간이 경과되어 사용이 불가능한 약물이 있지 않도록 정기적인 점검을 한다.

라. 냉장보관 및 차광해야 하는 약품에 대한 목록을 숙지하여 보관되는 약품의 안정성이 유지되도록 한다.

마. 사용약품에 대한 잔량 보관 방법 및 혼합약물의 투여시간에 대해 숙지한다.

바. 취급 시 주의를 요하는 약물에 대해 숙지한다.

① Single line으로 투여해야 하는 약물

② Bolus 투여금지 약물

③ 용매선택이 제한해야 하는 약물

④ 혼합용기를 제한해야 하는 약물

⑤ 혼합 시 crystal 생성 주의 약물

2) 고주의(high-alert) 투약

가. 주사용 고농도 전해질

나. 헤파린 주사제

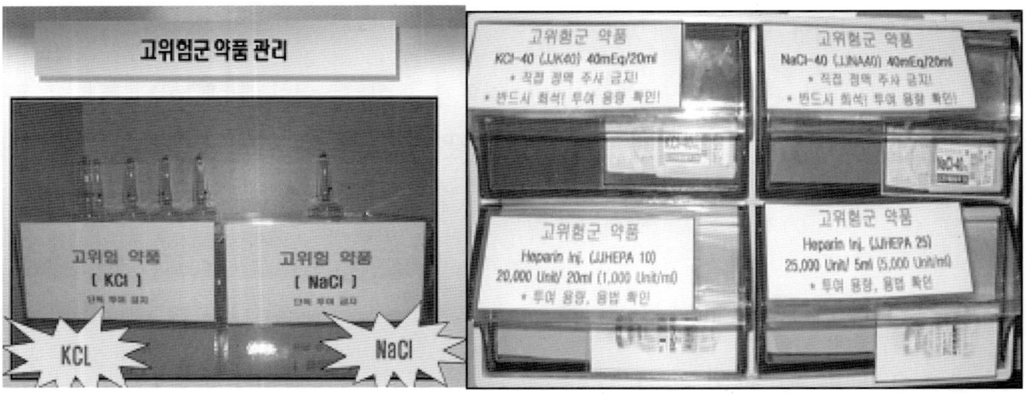

〈그림 7-21〉 병원내 고위험군 약품관리

주사용 고농도 전해질 안전사용 지침

1. 목적

투여 오류 시 체내 전해질의 이상으로 치명적인 부작용(부정맥, 심장마비)을 일으킬 수 있는 주사용 고농도 전해질(KCl, NaCl)의 안전도모

2. 종류

- KCl-40(Patassium Chloride, 40 mEq/20ml) ⇒ 2 mEq/ml KCl
- NaCl-40(Sodium Chloride, 40 Eq/20ml) ⇒ 2 mEq/ml NaCl
- 구획된 보관상자에 넣고 특수한 라벨표시를 하여, 특별한 주의를 갖도록 함
- 보관상자색 : KCl-40 빨강, NaCl-40 파랑 라벨 표시 내용 :
  1) 고위험군 약품명 : KCl-40, NaCl-40
  2) 함량 : 40 mEq/20ml
  3) 경고내용 : * 직접 정맥 주사 금지!
     * 반드시 희석! 투여 용량 확인

3. KCl 희석, 주입시 주의사항

직접 정맥주사는 절대 금지, 용량을 확인, 반드시 희석

- 투여농도 : 말초정맥으로 40 mEq/L 이상에서 국소동통이나 정맥염 발생, 40 mEq/L 초과 시 중심정맥으로 60 mEq/L 이하로 투여(중심정맥 최대농도 : 150 mEq/L)
- 투여속도 : 마비나 악성 심실부정맥이 존재하지 않는 한, 20 mEq/hour 초과금지, 초과 시 ECG 모니터링 혈관의 개존성 확인 혈관외 유출(extravasation) 발생 시 괴사 우려

4. NaCl 희석, 주입시 주의사항

- 투여속도 : 1 mEq/kg/hour
- 혈장 Na+ 농도 증가량 : 치료 첫 24시간 동안 12 mmol/L (mEq/L)을 초과 금지
- 과량 투여 시 독성 : 수분과 전해질의 이상으로 심부전, 폐부종, 폐색전증, 폐렴, 과나트륨혈증으로 인한 shock 등

〈그림 7-22〉 고농도 전해질 사용지침

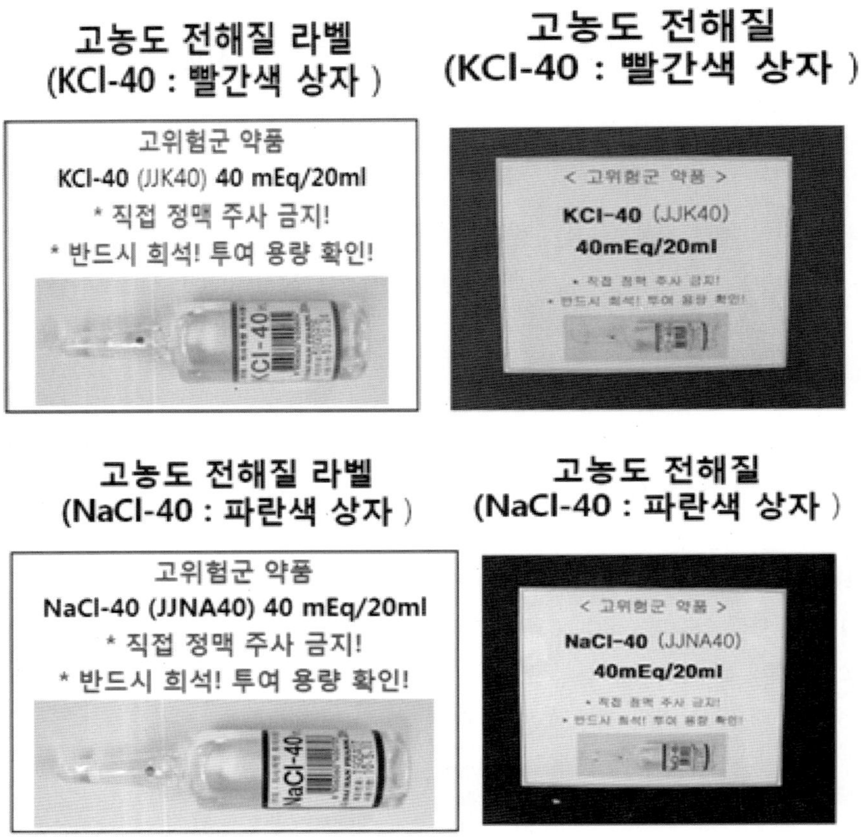

〈그림 7-23〉 고농도 전해질 안전사용 지침의 표시

헤파린 주사제 안전사용 지침

1. 목적

투여 오류시 혈액응고시간 이상으로 심각한 출혈을 일으킬 수 있는 헤파린의 안전 도모

2. 보관

- 구획된 보관상자에 넣고 특수한 라벨표시를 하여 특별히 주의를 갖도록 함
- 보관상자색 : 노란색
- 라벨표시 내용 :
  1) 고위험군 약품
  2) 약품명/함량 :
     Heparin Inj. (JJHEPA25) 25,000 Unit/5ml (5,000 Unit/ml)
     Heparin Inj. (JJHEPA10) 20,000 Unit/20ml (1,000 Unit/ml)
  3) 경고내용 : * 투여 용량, 용법확인
- 임상과의 protocol에 따라 혈액응고시간을 측정하며 용량 조절
- 투여 전 검사결과 확인 : Baseline CBC, PT/INR, aPTT
- 투여 초기 및 용량 변경 후 : 6시간 간격으로 aPTT 측정, 용량조절
- aPTT 치료범위 유지시 : 12~24시간 간격으로 aPTT 측정, 용량조절
- 해독제 : Protamine sulfate (JJPROTA) 50mg/5ml/A → 헤파린 전처치 시간과 투여량에 비례하여 투여
- 헤파린 IV 수분 후 Protamine sulfate 투여법 : 헤파린 100 unit 당 1~1.5mg. 1회 50mg 미만, N/S나 5% D/W 용액 100~200ml에 희석하여 10분 이상 IV

헤파린 라벨 (노란색 상자)

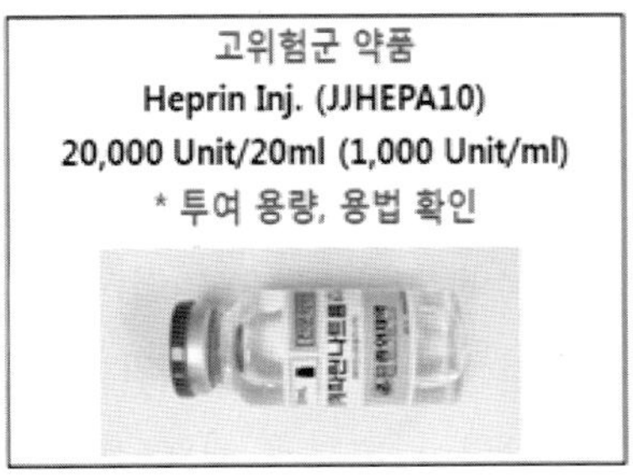

헤파린(노란색 상자)

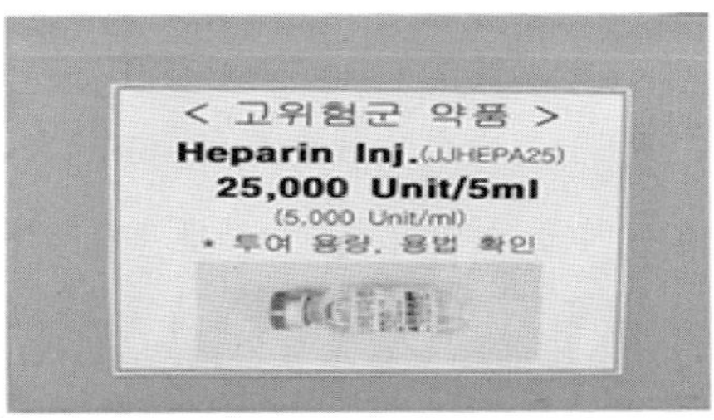

〈그림 7-24〉 헤파린 주사제 안전사용 지침

3) 약물의 보관

가. 항정신 및 마약의 보관

① 항정신성 약 또는 마약의 경우 이중 잠금장치를 보안을 유지한다.

② 마약관리대장을 구비하여 입출관리 및 현 재고의 상태를 관리한다.

나. 냉장보관약

냉장약의 경우 목록이 있어야 하면 냉장고 보관 온도를 2~6도로 관리해야 한다.

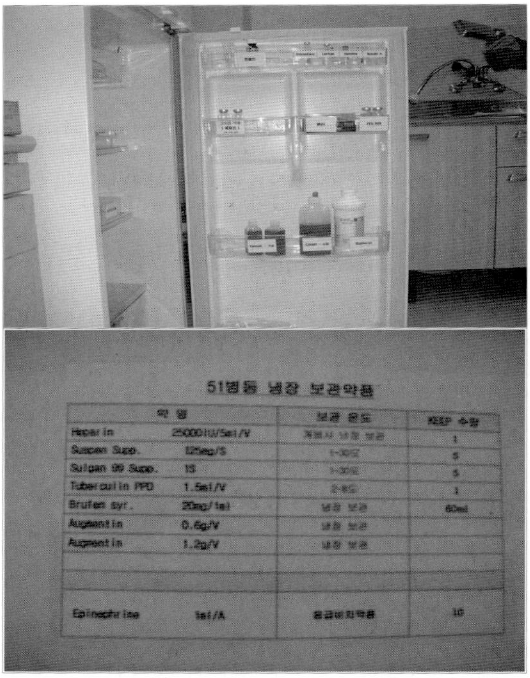

〈그림 7-25〉 냉장 약물 보관관리

다. 응급약물

응급 약제가 약국 이외의 장소에 보관될 때는 언제든 이용 가능하고, 적절히 모니터링되고, 안전해야 한다. 환자의 응급상황이 발생했을 때, 적절한 응급약제에 대한 빠른 입수는 중요하다. 각 의료기관은 응급약제의 위치, 이곳에서의 약제의 공급에 대해 계획을 세워야 한다. 예를 들면, 수술실에는 마취상태를 전환할 수 있는 약제가 있어야 한다. 이 목적을 위해 응급 약품장, 카트, 가방, 상자 등이 이용될 수 있다. 필요시 응급 약제에 대한 접근을 용이하게 하기 위해 의료기관은 남용, 도난, 손실을 막기 위한 과정이나 절차를 마련해야 한다. 응급약제가 유효기간 경과 시, 손실, 사용 후 재고가 없을 때 대체하는 절차가 확립되어 있어야 한다. 그러므로 의료기관은 응급약제가 보관되어 있는 곳의 접근 용이성과 안전의 균형을 이해해야 한다.

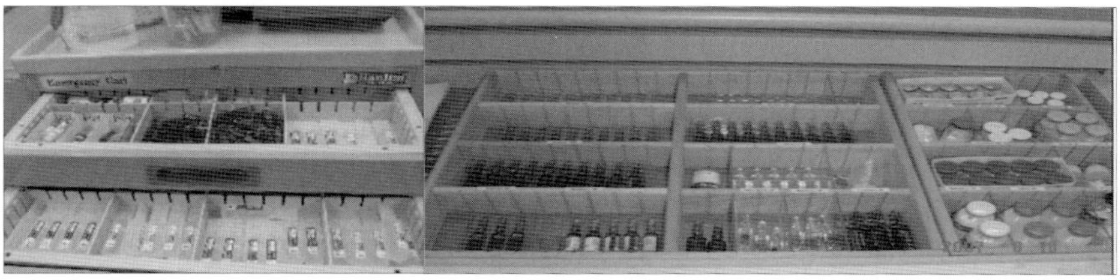

〈그림 7-26〉 응급약물장

라. 자가투약 의약품관리

① 자가투약의약품 안내지침서를 교부한다.

② 입원시 가지고 온 약을 의료진에게 전달 한 후 복용 여부를 확인한다.

자가투약의약품 복용 안내문

■ 현재 복용하고 있는 약이 있습니까? 예( ), 아니오( ).

■ 약 이름을 알고 계시거나, 약품을 소지하고 계시다면 담당간호사에게 말씀해 주시기 바랍니다.

■ 현재 복용중인 약물을 의료진에게 알려주시는 것은 치료에 영향을 미칠 수 있는 중요한 일입니다. 만약 복용하고 있는 약을 의료진에게 알리지 않았을 경우, 여러 가지 약품을 동시에 복용하게 되며서 예상치 못한 부작용이 생기거나, 원하는 만큼의 약효가 발현되지 않을 수도 있습니다.
따라서 소지하시 약품을 임의로 복용하는 일은 삼가 주시기 바랍니다.

■ 소지하신 약품은 담당간호사에게 제출하여 주시기 바랍니다.
해당 약품은 주치의가 입원 중에 계속 복용해야 할 지, 중단해야 할 지를 결정하게 되고, 계속 복용해야 하는 약이라면 담당간호사가 복용시간에 맞추어 환자분께 드릴 것입니다.
입원기간동안 복용하시고 남은 약은 퇴원 시에 돌려 드리도록 하겠습니다.

■ 환자분에게 좀 더 안전하고 효과적인 치료를 수행하기 위한 것이오니, 다소 불편하시더라도 협조를 부탁드립니다.

〈그림 7-27〉 OO 병원 자가투약 복용안내문

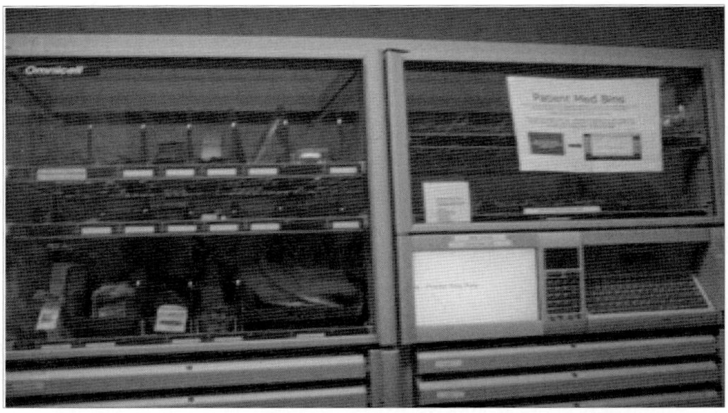

〈그림 7-28〉 자가투약 약물

③ 개인의 자가투약 관리 규정은 다음을 따라야 한다.
- 지시된 투약과 생산물 분류표시와 비교하여 선택된 투약을 검증해야 한다.
- 미립자, 변색, 또는 다른 보전의 손실을 위해 투약을 눈으로 검사해야 한다.
- 투약 기간이 만료되었는지 검증해야 한다.
- 금기가 존재하지 않는 것을 검증해야 한다.
- 투약이 적당한 시간에, 처방에 의해서, 그리고 올바른 과정을 통해 관리되어 왔는지 검증해야 한다.
- 환자의 투약에 관해 정확한 성분명, 함량, 용량, 약리 작용에 대해 확인한다.

④ 자가약품은 투약 식별의뢰 후 약의 색깔 모양, 상품명, 약리작용, 본원 사용의약품 등을 제공한다.

(5) 약품투약 기록 모니터링

1) 투약기록

가. 의사의 약 처방에 지시에 대하여 환자에게 투약여부를 기록한 것으로 해당 약품에 대한 투여경로, 투약시각, 투약시행자 등을 기록한다.

나. 투약설명 : 환자에게 복용중인 약의 효능 및 용법 주의사항 등에 대하여 알려주어야 한다.

다. 투약 후 서랍이나 침상위에 투약되지 않고 실제로 투약하도록 실제 복용 여부를 확인한다.

라. 검사, 수술이 있는 환자의 경우 실제 투약과 기록이 일치하도록 한다.

(6) 투약 부작용 모니터링

1) 약효 모니터링

환자, 의사, 간호사, 다른 의료 제공자는 함께 약효를 모니터링 한다. 모니터링을 하는 목적은 환자의 증상과 질환, 혈액검사, 신기능, 간기능 등 약과 관련되었거나 약물의 부작용을 평가하는 것이다. 모니터링에 기초하여 필요에 따라 약의 용량, 형태를 조정할 수 있다. 새로운 약제의 처음 투약에 대한 환자의 반응을 모니터링하는 것이 바람직하다. 이들 모니터링은 기대되는 치료반응, 알러지 반응, 예기치 않은 약물간 상호작용, 낙상위험이 있는 환자의 균형감각 변화 등을 확인하는 것이 목적이다. 약효를 모니터링하는 것은 부작용을 관찰하고 기록하는 것도 포함한다. 의료기관은 보고되고 기록되어야 하는 모든 브작용을 확인하는 규정을 가지고 있어야 하고, 의료기관은 부작용을 보고하는 절차와 시간표를 세워야 한다.

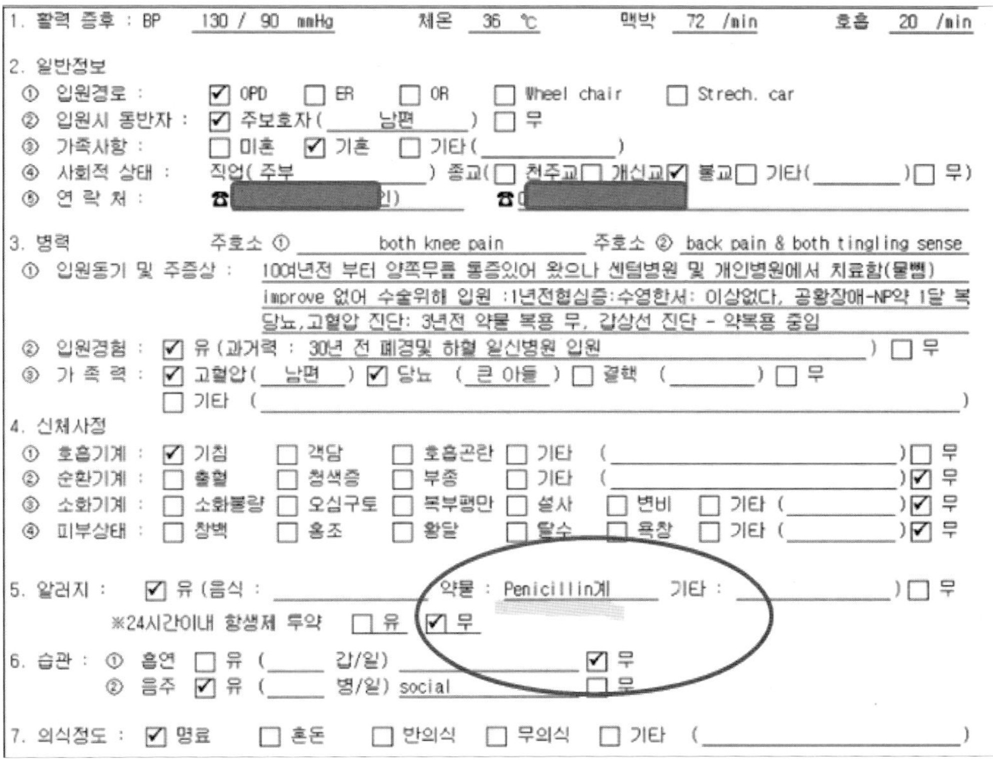

1. 활력 증후 : BP 130 / 90 mmHg 체온 36 ℃ 맥박 72 /min 호흡 20 /min

2. 일반정보
① 입원경로 : ☑ OPD ☐ ER ☐ OR ☐ Wheel chair ☐ Strech. car
② 입원시 동반자 : ☑ 주보호자(남편) ☐ 무
③ 가족사항 : ☐ 미혼 ☑ 기혼 ☐ 기타( )
④ 사회적 상태 : 직업(주부) 종교(☐ 천주교☐ 개신교☑ 불교☐ 기타( )☐ 무)
⑤ 연 락 처 : ☎ [illegible] 인) ☎ [illegible]

3. 병력 주호소 ① both knee pain 주호소 ② back pain & both tingling sense
① 입원동기 및 주증상 : 10여년전 부터 양쪽무릎 통증있어 왔으나 센텀병원 및 개인병원에서 치료함(물뺌) improve 없어 수술위해 입원 :1년전협심증:수영한서: 이상없다, 공황장애-NP약 1달 복 당뇨,고혈압 진단: 3년전 약물 복용 무, 갑상선 진단 - 약복용 중임
② 입원경험 : ☑ 유 (과거력 : 30년 전 폐경및 하혈 일신병원 입원) ☐ 무
③ 가 족 력 : ☑ 고혈압(남편) ☑ 당뇨 (큰 아들) ☐ 결핵 ( ) ☐ 무
☐ 기타 ( )

4. 신체사정
① 호흡기계 : ☑ 기침 ☐ 객담 ☐ 호흡곤란 ☐ 기타 ( )☐ 무
② 순환기계 : ☐ 출혈 ☐ 청색증 ☐ 부종 ☐ 기타 ( )☑ 무
③ 소화기계 : ☐ 소화불량 ☐ 오심구토 ☐ 복부팽만 ☐ 설사 ☐ 변비 ☐ 기타 ( )☑ 무
④ 피부상태 : ☐ 창백 ☐ 홍조 ☐ 황달 ☐ 탈수 ☐ 욕창 ☐ 기타 ( )☑ 무

5. 알러지 : ☑ 유 (음식 : 약물 : Penicillin계 기타 :)☐ 무
※24시간이내 항생제 투약 ☐ 유 ☑ 무

6. 습관 : ① 흡연 ☐ 유 (갑/일) ☑ 무
② 음주 ☑ 유 (병/일) social ☐ 무

7. 의식정도 : ☑ 명료 ☐ 혼돈 ☐ 반의식 ☐ 무의식 ☐ 기타 ( )

〈그림 7-29〉 알러지에 대한 보고 사례

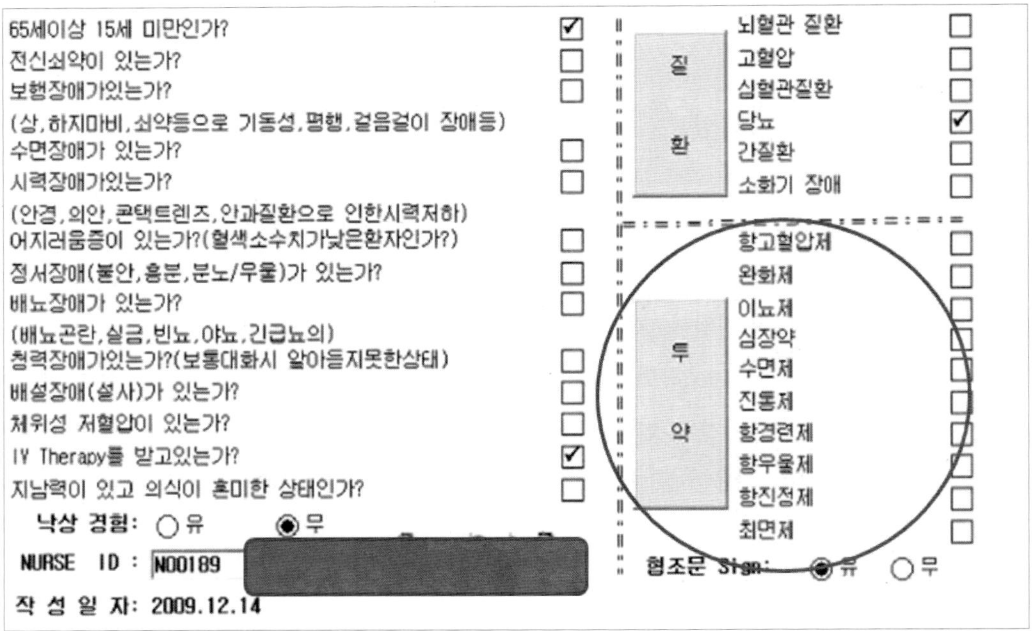

65세이상 15세 미만인가? ☑
전신쇠약이 있는가? ☐
보행장애가있는가? ☐
(상,하지마비,쇠약등으로 기동성,평행,걸음걸이 장애등)
수면장애가 있는가? ☐
시력장애가있는가? ☐
(안경,의안,콘택트렌즈,안과질환으로 인한시력저하)
어지러움증이 있는가?(혈색소수치가낮은환자인가?) ☐
정서장애(불안,흥분,분노/우울)가 있는가? ☐
배뇨장애가 있는가? ☐
(배뇨곤란,실금,빈뇨,야뇨,긴급뇨의)
청력장애가있는가?(보통대화시 알아듣지못한상태) ☐
배설장애(설사)가 있는가? ☐
체위성 저혈압이 있는가? ☐
IV Therapy를 받고있는가? ☑
지남력이 있고 의식이 혼미한 상태인가? ☐
낙상 경험: ○유 ◉무
NURSE ID : N00189
작 성 일 자: 2009.12.14

질환: 뇌혈관 질환 ☐ / 고혈압 ☐ / 심혈관질환 ☐ / 당뇨 ☑ / 간질환 ☐ / 소화기 장애 ☐

투약: 항고혈압제 ☐ / 완화제 ☐ / 이뇨제 ☐ / 심장약 ☐ / 수면제 ☐ / 진통제 ☐ / 항경련제 ☐ / 항우울제 ☐ / 항진정제 ☐ / 최면제 ☐

협조문 Sign: ◉유 ○무

〈그림 7-30〉 약물이 낙상 위험에 영향을 주는 약물평가 사정

(7) 투약사고 관리

1) 투약보고서

투약사고 발생 시 정해진 기간이내에 정해진 절차에 따라 보고되어야 한다, 투약 사고에 대한 발견 및 보고에 대한 지침은 문서화되어야 하고, 투약 사고에 대한 정의가 포함되어야 하며 투약 사고의 보고 지침에는 다음과 같은 내용이 포함되어 직원 교육이 이루어져야 한다.

투약사고보고서

대 상 자	등록번호		투약사고장소(병동/병실)		주치의	
	성명					
	성별 나이		진단명			
발생일시	년 월 일 시					

◆ 투 약 오 류

오류의 유형	투약 후 발견된 오류의 유형
1. 투약 전 발견 ☐ 조제 오류 ☐ 처방 오류 2. 투약 후 발견 ☐ 다른 환자 ☐ 다른 약품 ☐ 다른 시간 ☐ 다른 경로 ☐ 다른 용량 ☐ 투약 부작용 ☐ 약이 새어 나옴 ☐ 잘못된 상황에서 투약 ☐ 기타 ( )	☐ 투약누락 ☐ 처방을 확인하지 않음 ☐ 투약직전 환자를 확인하지 않음 ☐ 투약직전 투약처방을 확인하지 않음 ☐ 처방을 잘못 해석함 ☐ 투약처방을 잘못 해석함 ☐ 약품라벨을 확인하지 않음 ☐ 용량 계산 오류 ☐ 약국의 조제 오류 ☐ 의사의 처방 오류 ☐ 잘못된 주사 용해액 사용 ☐ Infusion pump 작동오류 ☐ 수액세트 주입속도를 잘못맞춤 ☐ 기타 ( )

◆ 환자의 신체적 손상

☐ 특별한 이상 없음 ☐ 치료 후 후유증 없이 회복됨 ☐ 영구적인 신체장애 예상
☐ 즉각적인 생명의 위협을 받음 ☐ 사망

◆ 문제의 내용을 간략하게 기록하여 주십시오.

◆ 문제 발생에 따른 중재 활동을 기록하여 주십시오.

◆ 문제의 원인과 개선방안을 기록하여 주십시오.

◆ 환자측의 요구사항(보상, 치료 등)을 기록하여 주십시오.

보고일자	년 월 일		
보 고 자	(인)	부서장(팀장)	(인)

〈그림 7-31〉 OO병원 투약 사고 보고를 위한 표준서식

2) 니어미스(near miss)

의료기관은 투약사고와 니어미스를 보고하는 절차를 가지고 있다. 절차는 투약사고와 자

칫 잘못될 뻔한 상황을 규정하고 표준화된 보고양식을 이용해서 보고와 그 중요성에 대해 직원을 교육하는 것을 포함한다. 보고 절차는 의료기관의 질과 환자 안전 프로그램의 일부분이다. 프로그램은 의료기관내에서 발생한 오류의 형태와 왜 니어미스가 일어났는지를 파악함으로써 투약사고를 예방하는데 초점을 맞추어야 한다. 미래의 오류를 예방하기 위해 투약절차 및 직원 교육을 개선해야 한다. 약국은 직원 교육에 참여한다.

가. 니어미스(near miss) 정의

환자에게 해를 끼칠 수 있었지만, 운이 좋아서(예: 환자가 금기 약물을 투여 받았지만 부작용을 보이지 않음), 예방에 의해서(예: 약물이 잠재적으로 위험할 정도로 과다처방 되었지만 간호사가 약을 투여하기 전에 발견함), 또는 약화되어서(예: 치사량을 넘을 정도로 약물이 과다 처방되고 투여되었지만 일찍 발견되어서 해독제로 대처함), 해를 끼치지 않은, 실행된 또는 누락된 행위이다.

3) 투약사고 일례

가. 정확한 약이 투여되지 못한 사례(2003년)

사례

급성 골수성 백혈병으로 내과병동에 입원한 83세 여자인 환자의 요산성 신병증(uric acid nephropathy) 치료를 위해 소변 pH 결과에 따라 수액에 Bivon의 용량을 변경하여 투여하는 과정에서 약을 잘못 보아 Bivon 3앰플 대신 옆에 있던 MgSO4 3앰플을 혼합하여 연결하였고, 30분 후 Bivon 용량을 변경하여 투여하면서 또 MgSO4를 혼합하여 연결함.
약장을 정리하다가 Bivon 과 MgSO4 앰플의 수가 맞지 않아 발견됨

나. 정확한 약이 투여 되지 못한 사례(2003년)

사례

자궁경부암 진단을 받고 자궁적출술 시행을 위해 입원한 61세 여자 환자의 정규 검사결과 VDRL(reactive), TPHA(reactive)가 확인되어 주치의의 처방에 의해 Benzathine penicillin G 240만 IU를 근육주사 하라는 처방을 담당 간호사가 바빠 보여 다른 간호사가 도와주려다가 근육주사 해야 하는 것을 처방확인을 정확히 하지 않고 생리식염수 50cc에 Benzathine penicillin G 240만 IU를 혼합하여 환자에게 약 60분 동안 주입한 사례.

인수인계 시 정맥주사로 주입된 사실을 알게 되어 생리식염수 투여와 Fraxiparine 2850 IU를 피하주사로 투약함

다. 정확한 용량이 투여되지 못한 사례(2004년)

사례

응급실을 통해 지주막하 출혈로 중환자실에 입원한 65세의 남자환자는 당뇨 과거력이 없는 환자였으나, 의사의 입원 처방 지시에 약속처방이 있어 혈당검사를 시행했다. 그 결과 223mg/dl로 측정되어 RI 5IU를 혼합하도록 한 지시를 51단위로 보고 수액에 혼합하도록 동료간호사에게 부탁했는데 동료간호사는 담당간호사가 RI 혼합 용량을 수액백에 적으리라고 생각하고 수액 백에 적지 않아 환자가 저혈당에 빠짐.

라. 정확한 환자에게 투여되지 못한 사례(2003년)

사례

정신과 외래로 내원한 여자환자와 부인과 외래로 내원한 여자환자가 주사를 맞기 위해 주사실에 와서 대기 중, 접수에서는 부인과 환자가 주사를 빨리 놔달라고 하여 부인과 환자를 먼저 근육주사실에 대기 시킴.
당시 주사실에 파견되어 근무하는 간호사는 정신과 환자의 주사제는 항우울제로서 의사가 주사하는 것으로 알고 처치대에 준비해 두었는데 책임간호사가 간호사가 시행하는 주사라고 알리고 본인이 주사제와 처방전을 가지고 근육주사실로 가서 "OOO님 맞으시죠?"하니 환자가 "예" 라고 대답하여 주사를 시행함.
그 후 부인과 환자 주사를 하려고 환자를 부르니 그 환자는 없고 정신과 환자가 대기 중으로 투약오류가 발생한 사실을 알게 됨.

4) 투약사고에 대한 대처방법

가. 투약사고 발생 시 우선 같이 근무하는 동료와 상급간호사에게 알리고 주치의에게 보고한다.

나. 오류가 발생한 환자의 상태를 즉시 점검하고 응급조치를 취한다.

다. 간호부의 보고체계에 따라 수간호사에게 보고한다.

라. 병원차원의 체계가 있다면 규정에 따라서 행동한다.

마. 오류의 결과를 분류하고 이에 따라 보건복지부 의약품 사용과오 예방을 위한 가이드라인 규정을 따르도록 한다.

바. 투약사고와 자칫 잘못될 뻔한 상황(near miss)을 정해진 절차에 따라 시기적절한 방식으로 보고하여야 한다.

연습문제

1. 의약정보제공을 실시하는 방법에 대해 서술하시오.

2. 조제관리 체계에서 조제실에서 조제하여 공급하는 모든 약이 병동에서 더 이상 분할되거나 재포장되지 않고 즉시 투약할 수 있는 형태로 공급되는 것을 무엇이라고 하는가?

3. 고위험 약물 사용지침을 설명하시오.

4. 투약사고 방지 확인을 위해 투약시 환자를 확인하는 5가지 원칙 중 아닌 것은?

   ① 정확한 환자　　② 정확한 시간
   ③ 정확한 약　　④ 정확한 투여경로
   ⑤ 정확한 약　　⑥ 정확한 기록

5. 투약 전 환자를 확인하는 방법은 이름, 등록번호, (　　　　　) 중 두 가지 이상을 확인하여야 한다.

6. 투약설명을 할 경우 투약 전에 효능, (　　　　　), 주의사항을 설명해야 한다.

7. 구두처방의 이용과 구두처방을 명확하게 하기 위한 지침을 설명하시오.

제8장 마취 및 수술관리

학습목표

1. 의료의 질 향상에 있어 마취 및 수술의 중요성을 인식한다.

2. 마취 및 수술에 관한 국제표준을 이해한다.

3. 마취 및 수술에 관한 준비방안을 이해한다.

제8장 마취 및 수술관리

1. 마취 및 수술 관리의 중요성

의료사고의 많은 부분이 마취 및 수술 중에 일어나고, 또한 의료사고가 발생하면 사망 등 후유증이 심각하므로 의료의 질 향상에 있어서 마취 및 수술 관리는 매우 중요하다.

수술관리체계와 관련하여, 수술을 위해 입원한 환자의 예정된 수술 일까지 대기하는 기간이 불필요하게 늘어나지 않도록 하고, 효율적인 수술장 관리를 통해 예정된 수술이 일정대로 시행 될 수 있도록 노력하는 것이 중요하다. 또한, 수술 예정환자상태를 적절히 평가 하여 수술이 안전하게 시행될 수 있도록 하며 환자가 수술을 기다리면서 느끼는 불안감을 최소화할 수 있도록 정규수술환자의 수술 장내 대기시간을 단축시키고, 수술환자가 안전하게 수술을 받고 회복될 수 있도록 하는 것도 주요 관리 영역이다.

또한, 마취서비스는 전문가의 기준과 법 및 규칙을 준수하고, 자격을 갖춘 자에 의해서 마취서비스가 제공되고 관리되며, 중증도나 고도 진정이나 마취 투여가 포함되는 수술이나 기타 위험한 시술에 대한 계획이 중요하다. 즉, 해당 기관은 환자, 진료서비스, 진료진의 요구에 맞게끔 적절한 마취 서비스를 제공할 수 있는 체계를 갖추는 것이 중요하고, 기준, 법, 규정에 부합하여야 한다. 또한, 응급이 요구되는 상황의 마취 서비스는 그 기관 내에서 뿐만 아니라 타 기관과의 동의 하에 양측 모두에서 제공될 수 있어야 하고, 응급 상황에 대비하여 정규 시간 이후에도 이용 가능해야 한다. 외부의 마취 서비스 이용은 기관장이나 마취를 책임지는 사람의 추천에 근거하여야 하고 질적 수준과 보안이 유지되는 환자기록을 갖추고 있어야 한다. 또한 마취는 환자를 위험한 상황에 빠지게 할 수 있으므로 정확한 정의, 정책, 절차를 중요시 한다. 즉 마취 및 수술에 관한 기준을 엄격하게 적용하는 이유는 마취 및 수술이 환자 안전에 매우 중요하기 때문이다.

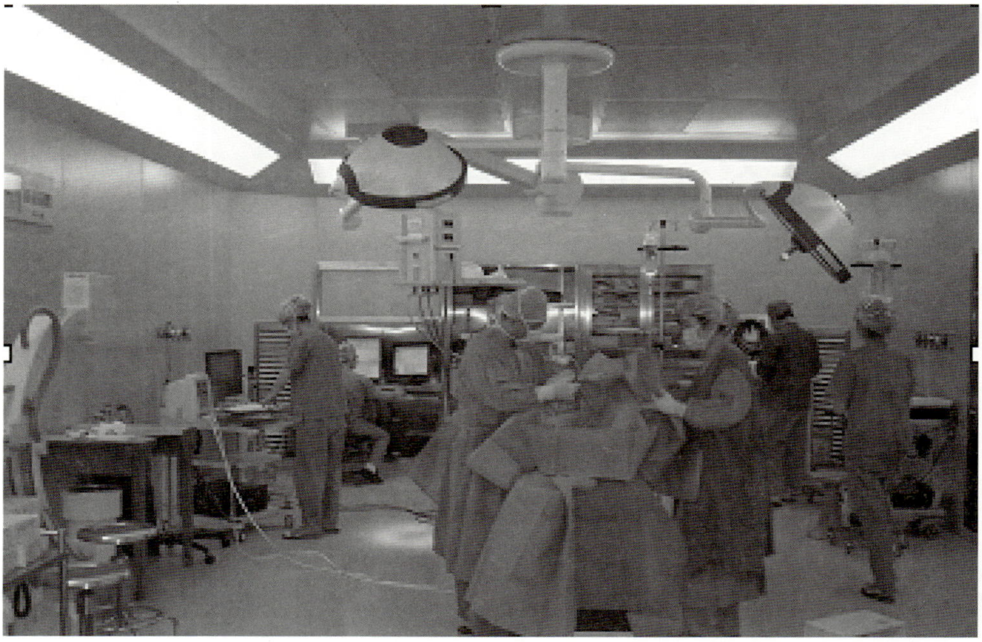

〈그림 8-1〉 수술실 장면

2. 마취 및 수술 관리 글로벌 기준

마취 및 수술 관리를 정확하고 안전하게 관리하기 위한 미국의 JCI 기준, 호주기준, 우리나라 의료기관 평가의 주요 기준은 다음과 같다.

미국 JCI 기준
1. 마취서비스 정책지침 - 마취서비스는 관련 지역 및 국가의 기준, 법, 규정에 부합하여야 한다. - 마취서비스는 주된 전문적 실무기준에 부합하여야 한다. - 적절하고 정례화 되어 있는 편리한 마취서비스는 환자들의 요구에 맞게 이용 가능해야 한다. - 외부의 마취 서비스 이용은 기관장의 추천, 수용 가능한 기록, 법과 규정에 따르는지의 여부에 근거하여 선정되어야 한다. - 마취서비스는 한 사람 이상의 자격을 갖춘 자의 지휘와 감독 하에 있어야 한다. - 마취서비스는 규정과 절차의 개발, 수행, 유지를 포함하고 있어야 한다. - 마취서비스는 행정적 감독을 포함하고 있어야 한다.

- 마취서비스는 질 관리 프로그램의 운영을 포함하고 있어야 한다.
- 마취서비스는 외부마취서비스의 추천을 포함하고 있어야 한다.
- 마취서비스는 모든 마취서비스에 대한 모니터링과 검토를 포함하고 있어야 한다.

2. 마취에 대한 정보제공
- 환자, 그 가족 또는 의사결정권자는 적절한 시기에 진정상태/수술과 관련된 위험, 이득, 발생 가능한 합병증, 결정에 대한 교육을 받아야 한다.
- 환자, 그 가족 또는 의사결정권자는 적절한 시기에 계획된 외과적 시술에 관련된 위험, 이득, 발생 가능한 합병증, 결정에 대한 교육을 받아야 한다.
- 이 교육내용은 혈액과 혈액산물들의 이용에 대한 필요, 위험, 대안을 포함해야 한다.
- 환자의 주치의 또는 자격을 갖춘 자가 교육을 제공해야 한다.
- 환자, 그 가족에게 정보를 제공하는 자의 신원은 환자 의무기록에 기록되어야 한다.

3. 수술 전 환자동의서
- 동의서는 중증도 및 고도의 진정상태 또는 마취 전에 받아야 한다.
- 동의서는 외과적 시술 전에 받아야 한다.
- 동의서는 혈액과 혈액산물의 이용 전에 받아야 한다.
- 동의서는 다른 고도의 위험을 수반하는 시술 및 치료 전에 받아야 한다.
- 동의서는 환자 의무기록에 서명 또는 구두 동의 기록에 의해 문서화되어야 한다.

4. 마취 및 진정 전 환자평가
- 마취 전 평가는 환자 개개인에 대하여 마취/진정상태의 시행 전에 수행해야 한다.
- 자격을 갖춘 자가 평가를 수행해야 한다.
- 평가목적에서 적어도 요소에 해당하는 적절한 아래의 규정과 절차가 중증도 및 고도의 진정상태 하의 환자의 진료를 가이드 할 수 있어야 한다.
  - 다양한 진정 방법의 사용기술
  - 적절한 모니터링
  - 합병증에 대한 처치
  - 길항제의 이용
  - 인명구조법
- 자격을 갖춘 자는 기관의 규정과 절차 개발에 참여해야 한다.
- 기관의 규정에 따라 환자를 위한 진정의 위험성과 적절성을 평가하기 위한 진정 전 환자평가(pre-sedation assessment) 지침서가 마련되어 있어야 한다.
- 진정진료를 직접 시술하는 책임을 가진 사람은 평가목적에서 적어도 요소에 대한 자질을 갖추고 있어야 한다.
- 자격을 갖춘 자는 진정동안과 회복기 동안 환자를 모니터링하고 그 결과를 기록하여야 한다.
- 중증도 및 고도의 진정상태는 기관의 규정에 따라 관리되어야 한다.

5. 마취진료 계획을 위한 지침
- 마취 진료를 위한 환자 평가가 이루어져야 한다.
- 타 환자로 부터 얻은 경험 정보를 고려해야 한다.
- 이용된 마취법, 투여방법, 약물, 모니터링 절차, 예상되는 마취 후 진료를 평가를 포함해야 한다.

6. 마취합병증 교육
- 환자, 환자가족 및 의사결정권자는 마취의 위험, 이득, 발생 가능한 합병증 및 선택에 대한 교육을 받아야 한다.
- 마취의 또는 다른 자격을 갖춘 자가 그 교육을 제공하여야 한다.

7. 마취 종류와 기법
- 이용된 마취의 종류는 환자의 마취기록에 기록되어야 한다.
- 이용된 마취의 기법은 환자의 마취기록에 기록되어야 한다.

8. 마취 모니터링
- 마취적용 동안의 생리적 상태는 계속적으로 모니터링 되어야 한다.
- 모니터링의 결과는 환자 마취기록에 기록되어야 한다.

9. 마취 후 환자 모니터링
- 환자는 마취 후 회복상태 동안 그들의 상태에 대해 적절하게 모니터링 되어야 한다.
- 모니터링 결과는 환자의 의무기록에 기록되어야 한다.
- 정해진 기준은 퇴실결정에 이용되어야 한다.
- 자격을 갖춘 자는 환자 퇴실 기준을 적용해야 한다.
- 회복실의 입실시간과 퇴실시간은 기록되어야 한다.

10. 마취장비, 비품
- 추천되어진 장비가 이용되어야 한다.
- 추천되어진 비품이 이용되어야 한다.
- 추천되어진 약물이 이용되어야 한다.

11. 수술에 대한 문서화
- 환자 개개인의 수술 진료는 계획 되어야 한다.
- 계획 과정에서는 모든 이용 가능한 평가 정보들을 고려해야 한다.
- 계획된 수술 진료는 문서화되어야 한다.
- 수술 전 진단은 문서화되어야 한다.
- 수술 후 진단이 문서화되어야 한다.
- 수술절차, 알게 된 사실, 수술 적출물에 대해 문서화되어야 한다.
- 수술을 집도의와 수술보조자의 이름이 기록되어야 한다.
- 수술기록지는 환자의 수술 후 진료를 제공하게 위해 필요로 하는 시간 이내에 이용 가능하여야 한다.
- 환자의 생리적 상태는 수술 도중에 지속적으로 모니터링 되어야 한다.

12. 수술 모니터링
  - 생리적 상태는 수술 직후까지 지속적으로 모니터링 되어야 한다.
  - 수술 중 알게 된 사실은 환자의 의무기록에 기록되어야 한다.

13. 수술 후 진료
  - 환자 개개인의 의학적, 간호학적 및 다른 수술 후 진료는 계획되어야 한다.
  - 그 계획은 환자의 의무기록에 문서화되어야 한다.

호주 ACHS 기준

1. 국가 의례, 주/지역 정책과 가이드라인에 부합하는 정확한 환자 · 절차 · 수술부위를 보장하는 정책이나 지침서가 존재해야 한다.

2. 정확한 환자 · 절차 · 수술부위 정보는 직원, 고객/환자와 보호자에게 제공되어야 한다.

3. 정책은 기관 내에서 준수되어야 한다.

4. 직원은 정책과 지침서에 대해 교육받아야 한다.

5. 고객/환자는 정확한 환자 · 절차 · 수술부위를 확실히 관리해야 한다.

6. 자칫 잘못될 뻔한 사건과 사고를 보고하는 체계가 있고, 이것은 사고관리체계와 연결되어 있어야 한다.

7. 정책과 지침서에 대한 수용 정도는 평가되고, 요구대로 개선되어야 한다.

8. 잘못된 환자, 절차나 수술부위에 대한 확인된 사건은 어느 것이든 조사받아야 한다.

9. 평가는 의료기관 내에서 잘못된 환자 · 절차 · 수술부위에 대한 사고는 없음을 증명해야 한다.

10. 의료기관은 정확한 환자 · 절차 · 수술부위를 확실히 하는 기관으로 인식되어야 한다.

국내 의료기관 평가 기준
1. 정규수술 일정관리 수술예정일, 실제수술시행 또는 취소여부를 알 수 있도록 기록하여 보관하는 것을 말한다. 2. 수술관리체계 정규수술 대기시간이 기록이 되어 있어야 한다. 3. 마취 전 환자관리 신체검진 및 검사결과 요약, 마취관련 과거력, 환자신체상태분류, 마취계획, 마취통증의학과 의사서명이 있어야한다. 4. 수술 전 환자대기 수술장 입구 도착시간, 병동출발시각, 수술장 입구 도착시각, 마취시작시각이 포함되어야 한다. 5. 수술 전후 모니터링 수술실 또는 마취 유도실에 도착하여 마취와 수술과정을 거쳐 회복되어 회복실에서 퇴실하기까지 환자를 모니터링하는 것을 말한다. - 수술 전 후 환자의 피부상태확인 : 환자의 피부상태를 예방하거나 조기에 발견하기 위하여 수술장에서 수술 전과 수술 후에 피부상태를 확인하는 것이다. - 수술 계수 : 수술시 사용된 모든 물품(수술기구, 거즈, 봉합침 등)을 계수하는 것을 말한다. - 조직표본검체 취급기록 : 수술로 채취한 조직, 체액 등의 검체종류와 이를 검사실로 전달한 취급자를 기록하는 것이다. - 회복실 퇴실기준 평가 : 마취 후 회복점수(Post-Anesthesia Recovery score) 등 체계적인 도구를 활용하여 반사능력, 호흡, 순환, 의식, 피부색깔 등을 평가 기록한다.

3. 마취 및 수술 관리 지침

(1) 마취서비스 규정

1) 기관은 중증도나 고도 진정이나 마취 투여가 포함되는 수술이나 기타 위험한 시술에 대해 계획해야 한다.

가. 개별적인 시술의 수행에는 환자에 대한 평가, 진정 그리고 마취의 제공, 시술의 보조,

환자에 대한 모니터링과 환자의 회복을 위해 충분한 수의 자격을 갖춘 직원이 있어야 한다.

나. 기관은 환자들의 병리학적 상태를 감독하기 위해 사용 가능한 도구, 체액, 약품, 그리고 필요하다면 혈액과 혈액성분의 관리, 소생술을 위한 도구가 있어야 한다.

다. 수술 계획서 작성 시 수술실이나 마취실에 확인하는 절차가 필요하다.

2) 마취 서비스는 환자의 요구를 충족시킬 수 있는 지역 및 국가의 기준, 법, 규정, 전문화된 기준은 다음과 같다.

가. 마취 서비스는 적용 가능한 지역 및 국가의 기준, 법, 규정에 부합하여야 한다.

나. 환자의 필요에 충족하기 위하여 적절하면서, 정례화 되어 있는 편리한 마취 서비스가 이용 가능해야 한다.

다. 마취 서비스는 정규 시간 외 응급상황 시 이용 가능해야 한다.

라. 외부의 마취 서비스 이용은 기관장의 추천, 허용 가능한 진료행위의 기록, 적용 가능한 법과규정의 수용 여부에 근거하여 선정되어야 한다.

① 국가의 기준 및 법에 근거하는 마취서비스 규정집이 요구된다.

② 마취서비스 책임 자격을 갖춘 자의 감독아래 행정적 감독 및 질 관리프로그램 운영 마취서비스에 대한 모니터링과 검토를 해야 한다.

③ 안전관리지침은 환자안전사고를 갖추고 환자에게 일어날 수 있는 안전사고에 대한 예방 지침 및 처리 지침을 제공하여 적절히 운영함으로써 환자의 안전을 유지, 증진함을 목적으로 한다.

3) 기관은 환자에게 고도(deep) 진정이나 마취제의 투여가 포함되는 수술 또는 기타 고위험 시술 실시 전에 환자의 평가를 실시한다.

가. 기관은 진정이나 마취 실시 전 환자 평가 항목은 다음과 같다.

① 환자 신체상태의 분류(ASA분류)

② 중심 정맥압, 혈압

③ 동맥내 혈압

④ 탄산가스분압측정

⑤ 맥박 산소 계측

나. 기관은 다음의 사항을 수행해야 한다.

① 병력과 신체검사를 수행하고 문서화

② 진단 목적의 검사나 기타 진료를 문서화

③ 수술적 진단을 확인하고 문서화 한다.

④ 혈액이나 혈액구성 성분의 투여를 확인하고 문서화해야 한다.

다. 환자의 병력과 신체검사는 수술이나 고위험 절차 전 30일 이내에 완료되어야 한다.

라. 기관은 중증도나 고도 진정이나 마취제 투여 직전에 환자를 재평가해야 한다.

마. 의사는 중증도나 고도 진정, 마취제와 관련된 위험을 평가하기 위해 수술직전에 환자를 검사해야 한다.

바. 기관은 마취와 관련된 환자의 위험을 평가하기 위해 수행된 수술 전 진단상의 연구에 대한 모든 결과를 환자의 의무기록에 기록해야 한다.

사. 수술실에서 사용할 수 있는 규정은 다음과 같다.

① 응급절차 시스템

② 산소

③ 수동식 호흡 주머니

④ 환풍기

⑤ 통풍로를 포함하는 기계적 환풍 보존도구

⑥ 심장 제세동기

⑦ 심장 모니터링 기구

⑧ 기관절개술 세트

⑨ 후두경과 기관 내 삽관튜브

⑩ 흡인 기구

⑪ 외래 외과 의사에 의해 구체화된 응급의료 기구와 공급품

아. 마취는 오직 자격을 갖춘 마취전문의, 마취제 투약을 위한 자격을 갖춘 의사, 인가되고 등록된 마취간호사나 마취 전문의 보조자 또는 승인된 교육 프로그램의 감독 하에 있는 수련의에 의해서만 시행되어야 한다.

자. 의사가 아닌 사람이 마취제를 투여할 경우 마취전문의는 수술 중인 의사의 감독 하에 마취를 실시해야 한다.

4) 기관의 정책과 운영절차는 마취 상태에 있는 환자의 진료에 대한 지침을 제공하여야 한다.

가. 마취 지침서에는 마취에 대한 위험성과 적절성을 평가하기 위해 마취전 환자평가(presedation assessment)가 있어야 한다.

나. 마취를 직접 시술하는 자격을 갖춘 사람은 진료의 수행에 있어서 최소한의 다음 항목에 대한 자질을 갖추어야 한다.

① 일반 성인 및 소아 환자 군과 특별한 환자에게 필요한 환자군의 차이를 확인해야 한다.

② 진료 팀의 효과적인 의사소통과 업무에 필요한 기록을 해야 한다.

③ 마취 전 환자평가 실시 후 상태가 위급할 경우 특별동의서를 받는다.

④ 환자 모니터링에 필요한 사항들을 기록한다.

⑤ 진정 시술에 직접 참여하는 스텝의 전문자격과 기술이 있어야 한다.

⑥ 특수 장비의 이용 가능성과 이용할 수 있어야 한다.

⑦ 다양한 진정 방법을 사용할 수 있는 기술이 있어야 한다.

⑧ 최적의 모니터링 대한에 대한 자질을 갖추어야 한다.

⑨ 합병증에 대한 적절한 대처가 필요하다.

⑩ 마취약에 대한 길항제의 사용법을 알아야 한다.

⑪ 기본심폐소생술(basic life support, BLS)을 할 수 있어야 한다.

5) 환자 진료기록은 수술 혹은 마취는 문서화한다.

가. 수술 중이나 마취 시에 상태를 환자진료기록에 문서화해야 한다.

나. 수술 혹은 다른 위험부담이 큰 진료절차가 행해지기 전에 진료기록에 임상진단을 문서화해야 한다.

다. 수술 혹은 다른 위험부담이 큰 진료절차 보고는 다음의 정보를 포함해야 한다.

① 의사의 이름

② 수행된 절차의 명칭

③ 절차의 묘사

④ 절차에서 발견된 사항

⑤ 모든 추정된 출혈

⑥ 모든 제거된 표본

⑦ 수술 전 진단

라. 완전한 수술 혹은 위험부담이 큰 진료절차 보고가 환자진료기록에 즉시 기입될 수 없을 때에는 초고에 즉시 기입되어야 한다. 이 초고는 1차 수술의와 보조의 이름, 수행된 절차와 각 절차에서 발견된 사항에 대한 기술, 추정 출혈, 제거된 표본 그리고 수술 전 진단을 포함해야 한다.

마. 진료기록은 다음의 수술 전 정보를 포함해야 한다.

① 환자의 생명징후와 의식의 정도

② 정맥주사와 모든 관리된 혈액, 혈액제품 그리고 혈액성분을 포함한 시행된 모든 투약

③ 예기치 않은 사건 혹은 합병증(수혈반응을 포함)과 그러한 사건들에 대한 대처

바. 수술 진료기록은 환자가 의사에 기준에 따라 수술의 회복단계 옮기는 문서를 포함해야 한다.

사. 수술 진료기록은 환자의 퇴원을 결정하는 절차에 따라 문서를 기록해야 한다.

아. 수술 기록지에는 수술 집도의의 이름, 퇴원진단을 포함해야 한다.

6) 모든 환자 개개인에 대한 마취 진료는 계획되고 문서화되어야 한다.

가. 위험, 이득, 대안은 환자 및 가족(보호자) 또는 여타 의사 결정권자와 사전 논의되어야 한다.

① 환자, 가족(보호자), 의사 결정권자는 마취의 위험, 이득, 대안에 대하여 교육을 받아야 한다.

② 이 교육은 마취의사 또는 자격을 갖춘 사람이 제공해야 한다.

나. 이용된 마취의 종류와 방법은 환자 의무기록에 기록되어 있어야 한다.

① 이용된 마취 종류는 환자의 마취 기록에 기록되어 있어야 한다.

② 이용된 마취 방법은 환자의 마취 기록에 기록되어 있어야 한다.

다. 진료기록은 억제대의 사용에 대한 문서를 포함한다.

기관은 억제대의 사용을 다음을 포함하여 진료기록에 문서화해야 한다.

① 사용 지시

② 환자감독의 결과

③ 재평가

④ 환자상태의 예기치 않은 변화

라. 마취제 투여 동안의 모든 환자 개개인의 생리적 상태는 지속적으로 감시되고 환자 의무기록에 기록되어야 한다.

① 마취제가 투여되는 동안의 환자의 생리적 상태는 지속적으로 감시되어야 한다.

② 마취 중 환자 감시의 결과는 환자의 기록에 기록되어 있어야 한다.

7) 마취 후 상태(post-anesthesia status)는 감시되고 기록되어야 하며 회복실에서의 퇴실은 자격을 갖춘 사람 또는 정해진 기준에 따라야 한다.

가. 마취 후 회복기(post-anesthesia recovery period) 동안 환자 상태가 적절한 지를 감시하고 의무기록지에 기록 되고 회복실 입실과 퇴실 시간이 기록 되어야 한다.

8) 수술이나 기타 고위험의 시술, 그리고/또는 중증도나 고도 진정제나 마취가 투여된 이후 환자에게 적절한 진료를 제공해야 한다.

가. 기관은 수술이나 고위험 시술 후 환자의 생리적인 상태를 즉시 평가해야 하며 중증도나 고도 진정이나 마취로부터 환자를 회복시켜야 한다.

나. 기관은 수술적 또는 다른 고위험 절차 및 진정 또는 마취의 잠재적 영향에 따른 환자의 생리적 상태, 정신 상태, 통증의 수준과 빈도, 강도를 지속적으로 모니터해야 한다.

9) 모든 환자 개개인의 수술 진료(surgical care)는 평가 결과에 근거하여 계획되고 기록되어야 한다.

가. 시행된 수술의 전 과정이 환자 의무기록에 기록되어 있어야 한다.

① 수술 후 진단명이 기록되어야 한다.

② 모든 수술 절차, 수술 소견, 수술 적출물에 대한 묘사가 기록되어야 한다.

③ 직접 수술한 의사와 보조자의 이름이 기록되어야 한다.

④ 작성된 수술 기록지 또는 환자기록지에 간단히 적힌 수술 관련 기록은 환자의 회복실 퇴실 전 까지 유용하여야 한다.

나. 환자의 생리적 상태는 수술 도중과 수술 직후까지 계속 감시 되어야 하며 환자감시 결과는 환자기록에 기록되어 있어야 한다.

① 모든 환자의 생리적 상태는 수술 도중 지속적으로 감시 되어야 한다.

② 모든 환자의 생리적 상태는 수술 직후 까지 지속적으로 감시 되어야 한다.

③ 환자감시 결과는 환자기록에 포함되어야 한다.

다. 수술 후 환자 진료는 계획되어야 하고 문서화 되어야 한다.

4. 마취 및 수술관리 지침을 준수하기 위한 방안

(1) 마취 및 수술에 관련된 안전사고 예방

1) 수술환자 안전사고 일례

대표적인 안전사고 일례는 수술 부위가 틀린 경우(wrong site surgery)와 수술 후 이물질(foreign body)이 남아 있는 경우이다.

가. 환자가 바뀐 수술을 한 경우의 일례

① 1998년 11월에 플로리다 주 템파(Tempa)시의 Moffitt 암센타에서 발생한 사건으로 동일한 의사에게 두 건의 유방수술환자가 있었는데 한 건은 근치적 유방절제술(radical mastectomy)이고 한 건은 생검(biopsy) 환자였는데 두 환자가 바뀌는 경우가 발생하였다. 첫 번째 근치적 유방절제술을 막 끝내고 나왔을 때, 다음 환자가 생검 수술을 받기 위해 대기 중이라는 통지를 받고 보니 환자가 뒤바뀐 것을 알게 되었다. 통상 수술 전에 의무기록을 확인하는데 이 날만은 의무기록이 없어서 가지고 오라고 해놓고 의무기록이 오기 전에 수술을 시행하여 이 같은 사고가 발생하였다.

② 1982년 우측 신장암 환자 J(61/M)는 캘리포니아 롱비치 병원에서 신장제거술을 받았는데, 깨어보니 정상인 좌측 신장이 제거되어 환자는 즉시 UCLA대학병원에 이송되어 그곳에서 암 이행중인 우측신장의 80% 절제술을 받았다. J씨는 20%의 한

쪽 신장만을 가지고 여생 동안 신부전증 환자가 되었으며 13년간 장애인으로 고생한 끝에 74세로 사망하였다. 1885년 법정판결에서 배심원들은 500만달러의 배상판결을 내렸으나 당시 캘리포니아의 보상상한액 제한 때문에 25만6천달러만 보상 받았다.

나. 수술 부위 거즈가 발견 된 경우

① 1996년과 1998년에 각각 제왕절개수술을 받은 적이 있는 34세 된 홍모씨는 2003년 10월에 약3개월 전 부터 하복부 통증(lower abdomen pain), 요로감염(Urinary tract infection, UTI) 증상 있어서 모 병원 비뇨기과 외래 방문 한 결과 방광 내에 거즈(gauze)가 있다는 이야기 듣고 원래 수술 받은 병원으로 가서 제거술을 받았다.

② Whipple's(췌십이지장 절제) 수술 중 2차 카운트에서 수술용 바늘이 1개 부족하고 거즈가 1장 남아서 수술용 바늘을 찾기 위해 X-ray를 촬영한 결과 복강 내에 9장의 거즈가 있는 것을 발견하였다.

2) 수술 및 마취 안전관리 지침

가. 수술부위 표시

① 수술 전 환자를 확인한다.

- 환자에게 자신의 이름을 직접 말하도록 하고 외과적 수술절차 이전에 앞서 최종적으로 환자를 확인한다.
- 수술 전 확인 체크리스트를 사용
- 수술부위를 표시한다.
- 환자와의 의사소통 후 확인한다.
- 신원확인 팔찌를 확인한다.
- 환자 기록지의 확인과 외과 팀원 간의 의사소통으로 확인한다.

② 수술 전 확인을 위한 활동지침이 있어야 한다.

외과적 수술을 시작하기 앞서 정확한 환자, 정확한 과정, 정확한 부위 확인을 위한 마지막 확인 과정으로 “time out”을 실시하여 수술팀 구성원들이 능동적인 대화기법을 통해 수술 받는 환자, 예정된 수술절차, 수술부위를 확인하는 방법을 실시한다.

- Time out의 목적은 정확한 환자, 수술절차 및 수술부위 또는 삽입물을 넣을 경우 삽입물까지 정확한지 확인하기 위해 실시한다.
- 수술팀원 중에 정해진 한 사람이 주도하며 팀원 한 사람이라도 어떤 의문이나 우려가 있을 경우 해결하기 전까지는 절대 수술을 시작하지 않는 방식으로 구성원 간에 적극적인 의사소통을 한다.
- 반드시 수술이 행해지는 장소에서 수술시작 직전에 실시한다.
- 전체 수술팀원이 포함되어야 하며, 최소한 의사, 마취과 의사, 순회 간호사는 능동적으로 참여하고 간단히 기록한다.
  - · 정확한 환자의 신원
  - · 정확한 수술의 위치(좌/우)와 부위
  - · 예정 수술이 대한 동의
  - · 올바른 환자의 체위
  - · 정확한 삽입물과 특수 장치 혹은 특수 요구사항 들의 이용가능성
- 불일치의 경우의 원칙
  - · 환자가 확인 되고 불명확한 정보가 완전하게 확인되어 모든 팀원들이 동의할 때까지 수술을 시작하지 않는다.
  - · 동의가 이루어지지 않을 경우 그 문제가 확인이 안 되면 그 기관의 규정을 따르고 관리자나 상위 관리자에게 알린다.
  - · 확인이 된 모든 문제들은 기록으로 남긴다.

③ 수술부위 표시를 위한 활동지침이 있어야 한다.

- 수술부위 표시는 좌우 구분이나 복식 구조(손가락, 발가락) 혹은 척추와 같은 다수의 level을 포함하는 수술의 경우 표시해야 한다.
- 표시는 환자가 피부소독 후나 멸균 방수포를 덮은 후에도 육안으로 보일 수 있는 marker를 이용해서 신체 부위에 표시한다.
- 수술부위 표시방법과 유형은 의료 기관 내에서는 일치되어야 하며 모호하지 않고 명확한 표기법을 사용한다.
- 환자가 수술실로 이동하기 전에 수술에 직접 참여하는 집도의가 수술부위에 자신이 이름 첫 자 또는 "yes"를 표시하거나 혹은 절개 예정 부위에 선을 그어 놓는

다. "X"라고 표시하는 것을 혼동을 줄 수 있기 때문에 사용하지 않는다.

- 수술부위에 대한 표시는 집도의가 환자와 상의하여 정하고 환자가 만족하고 내용을 알고 있는 상태에서 참여시키지만 환자가 직접 표시해서는 안 된다.
- 수술부위의 표시를 표시함에 있어 기술적인 어려움이 있다면 다른 방법으로 실행한다(예: 수술 명을 적을 수 있는 팔찌, 그와 유사한 다른 장치를 이용)
- 수술부위 표시를 하기 전에 수술에 참여하는 의사는 환자의 신원과 동의서, 병력과 각종 검사결과, 필요한 방사선 필름을 포함한 의무 기록상의 자료를 확인하고 그 정확성을 확인한다.

④ 수술부위 표시 예외 상황인 경우

- 미숙아 수술
- 단일 장기에 대한 시술(제왕절개, 심장수술 등)
- 입(편도선 수술), 항문(치질), 요도 등의 mid-line orifices에 대한 시술
- 심도자술(cardiac catheterization)이나 기구(instrument)를 삽입할 부위가 결정되지 않은 경우
- 치아 수술
- 응급 수술

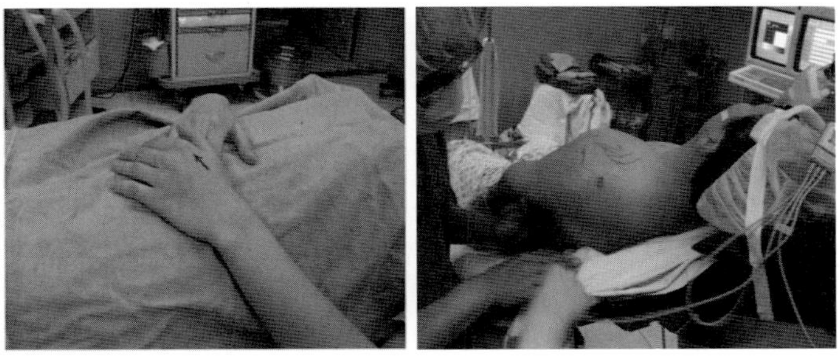

〈그림 8-2〉 수술 환자 표시 사례

나. 수술계수 지침

① 수술 계수의 목적

본 지침은 미국수술실간호사회 권장사항을 국내 상황에 맞게 개발한 것으로 2005년 병원수술간호분야회 이사회에 의해 승인되었으며, 내용은 각 간호행위에 있어서 최적의 수준이라고 생각되는 내용을 각 병원의 다양한 상황에 맞도록 적용하였다.

- 수술 중 sponge, sharps, instrument의 계수를 돕기 위한 지침을 제공하기 위함이다.
- 계수하는 품목에 대해 파악 하고 환자 체내에 이물질이 남게 됨으로써 발생할 수 있는 상해를 예방하기 위함이다.
- 정확한 계수를 통해 최적의 결과를 수술환자에게 제공하고 건강증진을 돕기 위함이다.

② 계수물품 및 용어 정의

- Instruments: Cutting, Dissecting, Grasping, Holding, Retracting, Clamping, Suturing등 수술과정에 사용되는 모든 수술 기구들을 말한다.
- Sponges: Gauze, Pad, Cottonoids, Peanuts, Stick sponges 등 체액이나 혈액흡수, 조직보호, 박리나 traction 목적으로 사용하는 물품들을 말한다.
- Sharps: Surgical needle, Syringe needle, Knife blades, Electosurgical needles &blades, Safety pins 등을 말한다.
- 기타 물품: Ligaclip bars, Vessels loop, Umbilical tape, Trocar, Sealing caps, 그 외기타 수술부위 내에 남을 수 있는 물품들을 말한다.

③ 계수방법

소독간호사와 순회간호사가 동시에 눈으로 보면서 소리 내어 계수한다.

④ 계수 불일치시의 지침은 다음과 같다.

- 집도의에게 알린다.
- 전체 계수를 다시 반복한다.
- 모든 노력에도 찾지 못할 경우, 의사에게 알리고 환자가 수술 방을 나가기 전에 x-ray를 찍는다(그 후 기록지에 분실된 품목을 찾기 위해 취한 조치를 기록하고 의사의 서명을 받는다).

⑤ 계수 시점

- 1차 계수: 수술시작 직전(모든 계수가 완료되기 전에는 계수품목의 사용을 금한다).
- 2차 계수: cavity나 wound의 closure시
- 3차 계수: skin (subcuticular) closure 전이나 수술 종료 시

- 추가 계수: 수술 중 추가 공급 시
- 교대시 계수: 소독간호사나 순회 간호사 교대 시

⑥ 계수결과 기록

- 계수품목의 종류와 계수 숫자 및 결과
- 계수를 수행한 순회, 소독 간호사의 이름
- Packing하고 나갈 경우 사용 된 sponge나 instruments의 종류와 숫자
- 계수결과가 맞지 않았을 경우 취한 조치
- 계수를 실시하지 못한 경우, 생략한 경우의 사유

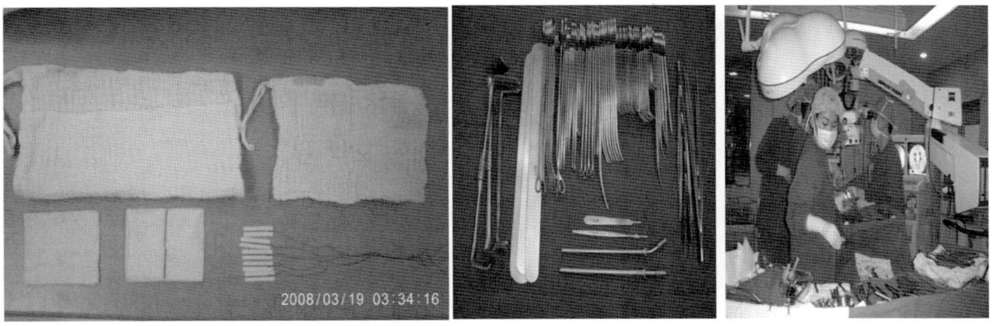

〈그림 8-3〉 수술실 거즈 및 기구 계수

Operating Room Count Sheet

Dep. OPD No. Name ( )

Label Date 200 . . Rm

Sponges	수				량						1ST	Add	2RD	3RD
중거즈	10	20	30	40	50	60	70	80	90	100	S.N				
	110	120	130	140	150	160	170	180	190	200					
Pad gauze	1	2	3	4	5	6	7	8	9	10					
	11	12	13	14	15	16	17	18	19	20					
4X4 gauze	10	20	30	40	50	60	70	80	90	100					
	110	120	130	140	150	160	170	180	190	200	C.N				
사각스틱	5	10	15	20	25	30	35	40	45	50					
Peanut	1	2	3	4	5	6	7	8	9	10					
	11	12	13	14	15	16	17	18	19	20					

〈그림 8-4〉 수술실 계수 기록 양식

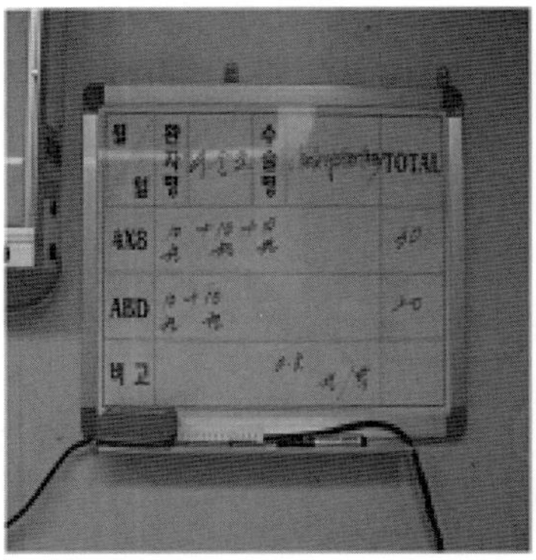

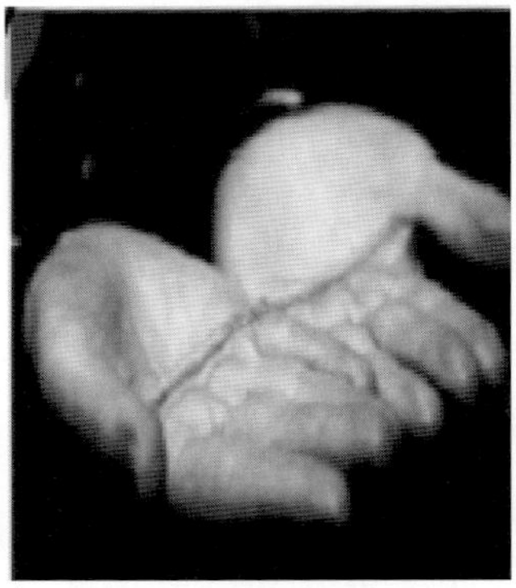

〈그림 8–5〉 수술계수 표지판 및 수술 후 체내 잔류 관 예시

5. 마취 실시 전 환자 평가

(1) 마취 실시 전 환자 평가 항목은 다음과 같다.

가. 환자 신체상태의 분류(ASA분류)

나. 중심 정맥압, 혈압

다. 동맥 내 혈압

라. 탄산가스분압측정

마. 맥박 산소 계측

(2) 마취 및 수술 또는 기타 고위험 시술 실시 전 다음의 사항을 수행해야 한다.

가. 신체검진 결과 확인 : 고혈압, 당뇨, 결핵, 간질환, 폐질환 검사를 확인한다.

나. 검사결과 요약 : 혈액검사(간기능, 신장기능), 폐기능 검사를 확인한다.

다. 수술적 진단을 확인하고 문서화 한다.

라. 혈액이나 혈액구성 성분의 투여를 확인하고 문서화해야 한다.

<마취환자 평가 지침서>

1. 환자 신체상태의 분류 (ASA분류)

Class 1.전신질환이 없는 건강한 환자
(예: 건강한 젊은 사람의 서혜부 탈장)

Class 2. 수술질환이나 동반질환으로 경도나 중등도의 전신질환을 가진 환자.
(예: 당뇨병 치료를 받고 있으나 장기의 장애나 심한 ketoacidosis가 없는 환자)

Class 3.일상생활에 제약을 주는 고도의 전신질환을 가진 환자
(예: 1년 이내에 발생한 심근경색증 환자가 약물로 협심증을 치료하고 있을 때)

Class 4. 생명을 위협 할 정도의 심한 전신질환을 가진 환자
(예:약 20m도 걸을 수 없는 심한 울혈성 심부전증 환자)

Class 5. 수술에 관계없이 24시간내에 사망률이 50%인 사망 전기환자 (예: 장경색이 있는 무뇨, 혼수환자로써 혈압상승제 투여로 혈압 70/40mmHg된 환자)

Class 6. 환자의 죽음이 선언되고 장기 기증을 목적으로 수술을 받는 환자

응급수술(E) : 환자가 응급수술을 요할때 PS등급 숫자뒤에 "E" 를 붙여준다.

2.중심 정맥압, 혈압의 측정

중심정맥압(Central venous pressure :CVP) 측정은 우심방 압력과 우심실 압력의 변화에 대한 정보를 제공해 준다. 혈액량과 심장으로 귀환하는 정맥혈액량 의 적절성을 평가하는데 이용된다. 쇽의 상태나 치료에 대한 반응을 평가하는데 이용할 수 있다. 울혈성 심부전의 초기진단에도 쓰인다.

3. 동맥내 혈압 측정

목적 : 동맥내 혈압 측정(Arterial Blood pressure monitor)은 정확한 혈관내 압력을 측정할 수 있다. 계속적인 혈압의 감시로 상태변화에 따른 즉각적인 치료 대처 및 간호중재가 이루어질 수 있는 장점이 있다.

평균 동맥압 (mmHg)=확장기 혈압+(수축기 혈압−확장기 혈압)/3

4. 탄산가스분압측정

:기관튜브에 연결하여 간편하게 사용할 수 있는 capnometer는 PET CO2를 수치로 나타낼 뿐만 아니

5. 맥박 산소 계측

: 동맥혈액의 산소 포화도를 측정하는 장치로 연구결과 맥박산소 계측기에 나타나는 산소포화도(Spo2)는 실제로 측정한 동맥혈액의 산소포화도(SaO2)와 거의 일치하는 것으로 알려져 있다. (SPO2 가 90이상일 때)

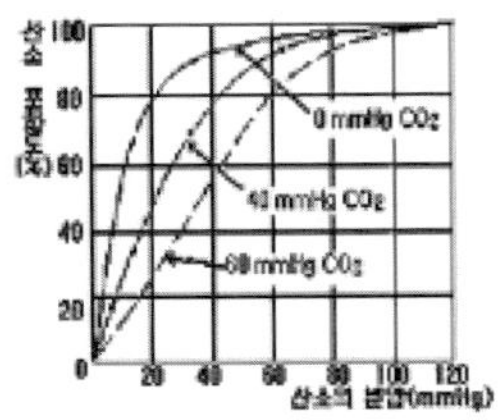

〈그림 8-6〉 마취환자 평가지침서

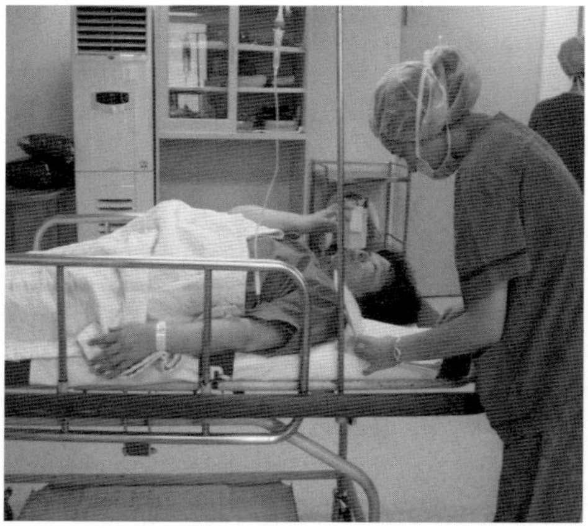

〈그림 8-7〉 마취전 환자 평가

(3) 마취 계획을 실시한다.

가. 마취의사 또는 자격을 갖춘 사람이 환자, 가족(보호자), 의사 결정권자는 마취의 위험, 이득, 대안에 대하여 교육하고 동의를 받아야 한다.

나. 이용된 마취의 종류와 방법은 마취진료 동의서에 기록되어 있어야 한다.

다. 마취 후 주의할 점에 대해 설명 후 기록되어 있어야 한다.

① 마취의 종류

② 마취 시 주의할 점

6. 마취기록지의 문서화

(1) 마취기록지의 구성

가. 마취기록지의 구성은 다음과 같다.

① 생화학 검사 및 심전도 및 방사선 검사 결과 확인

② 진단, 키, 몸무게, ASA 분류, 마취 방법 기록

③ 산소, 탄산가스 분압, 투약

④ 활력징후 모니터링

⑤ 마취제, 수술 집도의, 수술간호사, 마취간호사, 마취의, 심전도, 중심정맥압, 산소포

화도 등

⑥ 섭취, 배설량(Input/Output) 기록 : 수술 중에 투입된 수액, 혈액을 기록하고 수술 중에 배출된 실혈량(Estimated Blood Loss, EBL), 소변량을 기록한다.

(2) 마취기록지의 문서화

1) 마취의사의 이름, 마취제, 마취제 사용량, 마취기간, 마취방법, 환자 관찰 결과 기록 등 다음 사항이 기록되어야 한다.

가. 마취의사의 이름

나. 수행된 절차의 명칭

다. 절차의 묘사

라. 절차에서 발견된 사항

마. 모든 추정된 출혈

바. 모든 제거된 표본

사. 수술 전 진단

2) 진료기록은 다음의 수술 전 정보를 포함해야 한다.

가. 환자의 생명징후와 의식의 정도

나. 정맥주사와 모든 관리된 혈액, 혈액제품 그리고 혈액성분을 포함한 시행된 모든 투약

다. 예기치 않은 사건 혹은 합병증(수혈반응을 포함)과 위해 사건에 대한 대처

3) 조직표본의 검체 취급과정이 있어야 한다.

가. 검체종류

나. 검체취급자 성명

검체관리 지침

1. 검체관리 목적

일상소견을 못발견한 소견을 찾아내어 사진으로 기록하고, 정확한 진단을 위하여 적절한 부위를 선택하여 병변의 파급정도를 판정, 절제연을 검사함으로서 수술의 적절성 판단, 예기치 못한 질병을 확인하기 위함

2. 검체의 감염통제

모든 검체는 감염원 – 검체수집과 준비시 감염예방을 고려

3. 직원간의 검체 인수인계

4. 검체 접수 절차

1) 의뢰지의 검체수와 실제 검체수가 맞는지 확인

2) 의뢰지와 검체를 가까이 놓는다.

3) 검체의 라벨, 용기가 적절한지 확인

4) 병리과 직원 근무시: 상호 확인 후 접수

퇴근후 : 냉장고에 검체와 의뢰지 넣은 후 병리과 장부에 기록

5. 검체 표기 방법

1) 채취 부위가 다른 경우 : 각각의 검체에 번호 기록

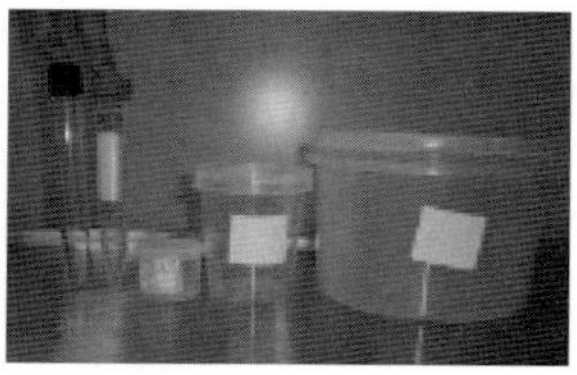

6. 검체의 포장

각 용기에는 하나의 검체만 담는다

7. 검체용기 선택

용기의 입구가 검체보다 큰 것으로 사용하고 지정된 용기만 사용

8. 라벨 부착 방법

1) 용기 몸통의 중앙에 부착하며 뚜껑에는 부착하지 않는다.

2) 환자의 인적사항 표시는 유성펜 또는 볼펜을 사용

9. Frozen Section(동결 절편 검사)

수술 진행에 따라 검체의 안정성과 결과의 신속한 전달을 확보하기 위함

〈그림 8–8〉 검체관리 지침 예시

7. 마취장비 확인

(1) 응급 장비 확인

가. 응급절차 시스템

나. 산소

다. 수동식 호흡 주머니

라. 환풍기

마. 통풍로를 포함하는 기계적 환풍 보존도구

바. 심장 제세동기

사. 심장 모니터링 기구

아. 기관절개술 세트

자. 후두경과 기관 내 삽관튜브

차. 흡인 기구

카. 외래 외과 의사에 의해 구체화된 응급의료 기구와 공급품

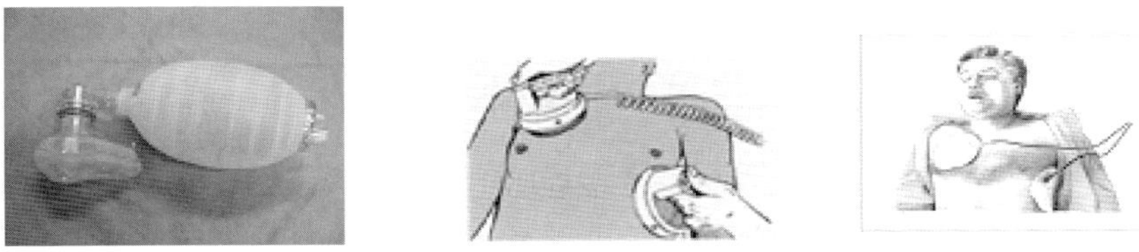

〈그림 8-9〉 수동식 호흡주머니(좌) 심장제세동기(우)

- ☐ Defibrillator 'on'
- ☐ Paddle에 충분한 젤리(전도물질) 바르기(피부화상 예방)
- ☐ Energy 선택 - 성인: monophasic 360J, biphasic 120~200J
  - 소아: 2J/kg에서 4J/kg까지 늘림
- ☐ Paddle이나 본체의 'Charge' 버튼을 눌러 충전
- ☐ 정확한 위치에 Paddle을 대기
  - Sternum: 우측 쇄골과 흉골이 만나는 부위
  - Apex: 좌측 유두 바깥쪽
- ☐ 충전 상태를 확인한 후 다른 사람이 접촉하지 않도록 경고하고, 자신도 떨어져 있음을 확인
- ☐ Discharge 버튼을 눌러 shock 시행(단, Discharge 버튼은 인형에 닿지 않게 시행)

〈그림 8-10〉 의료기관평가 제세동기 작동지침

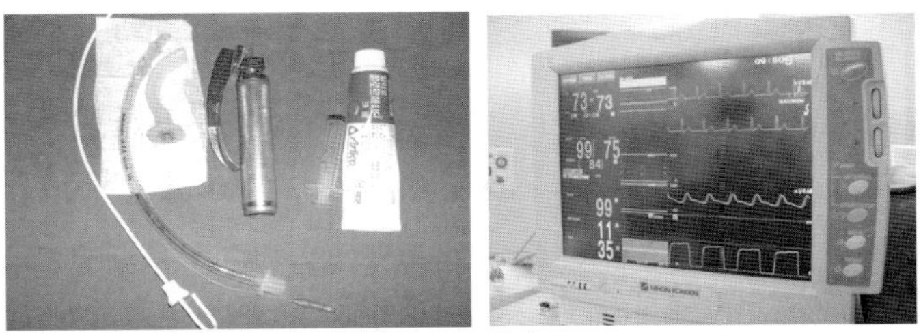

〈그림 8-11〉 심장모니터링(좌) 후두경과 기관내 삽관투브(우)

8. 마취 시술자의 업무

가. 일반 성인 및 소아 환자 군과 특별한 환자에게 필요한 환자군의 차이를 확인해야 한다. 소아, 노인, 임산부, 심질환을 가진 환자, 당뇨병 등의 내분비계 질환을 가진 환자, 신경계 질환을 가진 환자들의 차이를 확인하여 그 요구에 대비한 마취를 시술해야 한다.

나. 진료 팀의 효과적인 의사소통과 업무에 필요한 기록을 해야 한다.

다. 마취 전 환자평가 실시 후 상태가 위급할 경우 특별동의서를 받는다.

라. 환자 모니터링에 필요한 사항들을 기록한다.

마. 진정 시술에 직접 참여하는 스텝의 전문자격과 기술이 있어야 한다.

바. 특수 장비의 이용 가능성과 이용할 수 있어야 한다.

사. 다양한 진정 방법을 사용할 수 있는 기술이 있어야 한다.

아. 최적의 모니터링 대한에 대한 자질을 갖추어야 한다.

자. 합병증에 대한 적절한 대처가 필요하다.

차. 마취약에 대한 길항제의 사용법을 알아야 한다.

카. 기본심폐소생술(basic life support, BLS)을 할 수 있어야 한다.

의사, 치과의사, 중등도 및 고도 진정을 책임지는 자격을 갖춘 사람의 자질도 매우 중요하다. 이들도 위의 사항들의 수행에 있어서 충분한 능력과 자질이 있어야 하며 진정 동안, 회복기 동안 환자를 감시 하고 기록하여야 한다.

	특 별 서 약 서

본인은 본인의 자유 의사에 의하여 귀 병원에서 시행하는 수술 , 마취 및 이에 부수되는 처치를 승낙하며, 특히

1.

2. 에 의하여

야기될 수 있는 제반문제에 대해 (사망포함) 충분히 이해하며, 민 ,형상 하등의 책임을 귀병원과 담당직원에게 추궁치 않을 것을 보호자 연서로 서약합니다.

〈그림 8-12〉 마취가 위험한 환자의 특별동의서

9. 수술기록지 작성

(1) 시행된 수술의 전 과정이 환자 의무기록에 기록되어 있어야 한다.

가. 수술 전 후 진단명이 기록되어야 한다.

나. 모든 수술 절차, 수술 소견, 수술 적출물에 대한 묘사가 기록되어야 한다.

다. 직접 수술한 의사와 보조자의 이름이 기록되어야 한다.

라. 작성된 수술기록지 또는 환자기록지에 간단히 적힌(brief note) 수술 관련 기록은 환자의 회복실 퇴실 전까지 유용하여야 한다.

10. 억제대의 사용에 대한 문서화

기관은 억제대의 사용을 다음을 포함하여 진료기록에 문서화해야 한다.

가. 의사의 처방

나. 환자상태의 평가 기록

다. 재평가

라. 환자상태의 예기치 않은 변화

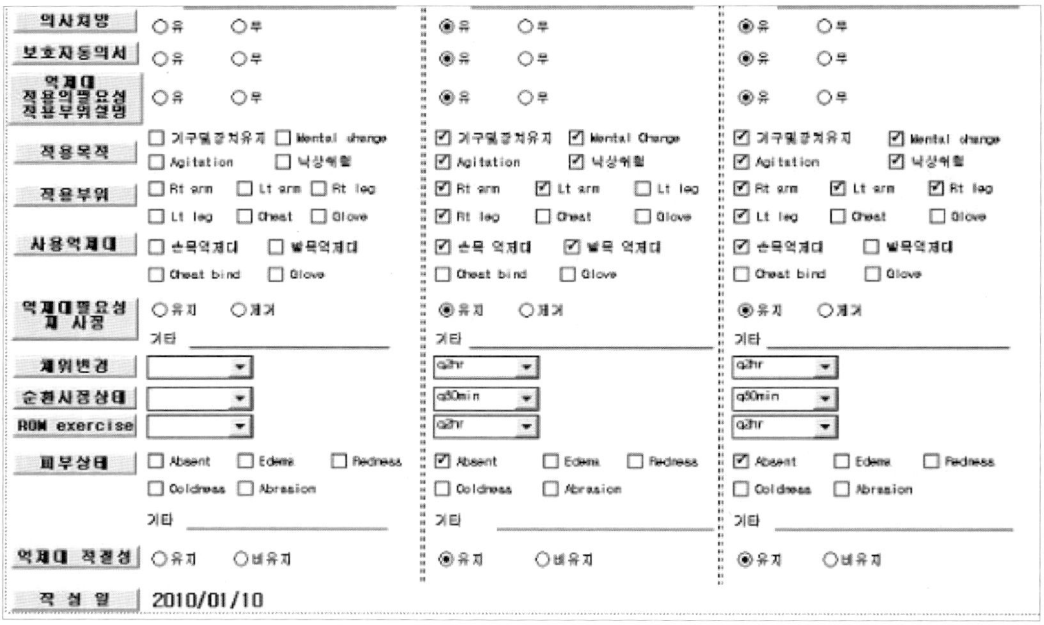

의사처방	유 / 무	유 / 무	유 / 무
보호자동의서	유 / 무	유 / 무	유 / 무
억제대 적용의필요성 적용부위설명	유 / 무	유 / 무	유 / 무
적용목적	기구및장치유지, Mental change, Agitation, 낙상위험	기구및장치유지, Mental Change, Agitation, 낙상위험	기구및장치유지, Mental change, Agitation, 낙상위험
적용부위	Rt arm, Lt arm, Rt leg, Lt leg, Chest, Glove	Rt arm, Lt arm, Lt leg, Rt leg, Chest, Glove	Rt arm, Lt arm, Rt leg, Lt leg, Chest, Glove
사용억제대	손목억제대, 발목억제대, Chest bind, Glove	손목 억제대, 발목 억제대, Chest bind, Glove	손목억제대, 발목억제대, Chest bind, Glove
억제대필요성 재 사정	유지 / 제거, 기타	유지 / 제거, 기타	유지 / 제거, 기타
체위변경		q2hr	q2hr
순환사정상태		q30min	q30min
ROM exercise		q2hr	q2hr
피부상태	Absent, Edema, Redness, Coldness, Abrasion, 기타	Absent, Edema, Redness, Coldness, Abrasion, 기타	Absent, Edema, Redness, Coldness, Abrasion, 기타
억제대 적절성	유지 / 비유지	유지 / 비유지	유지 / 비유지
작성일	2010/01/10		

〈그림 8-13〉 억제대 평가 모니터링

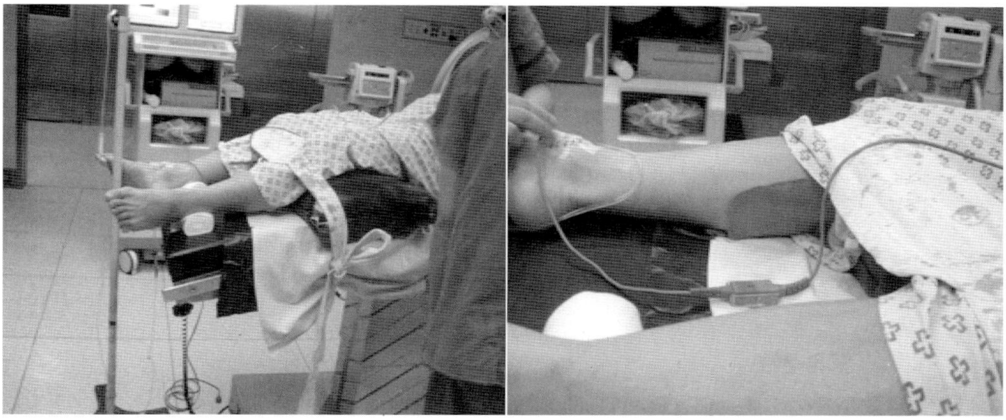

〈그림 8-14〉 억제대 사용

11. 마취 후/회복상태기록

(1) 다음의 Recovery score를 측정하여 퇴실을 결정한다.

가. Activity (반사능력)

나. Respiration (호흡)

다. Circulation (순환)

라. Consciousness (의식)

마. Color (피부색깔)

(2) 마취 종류가 기록이 되어야 한다.

(3) 마취 후 회복기(postanesthesia recovery period) 동안 환자 상태가 적절한 지를 감시하고 의무기록지에 기록 되고 회복실 입실과 퇴실 시간이 기록되어야 한다.

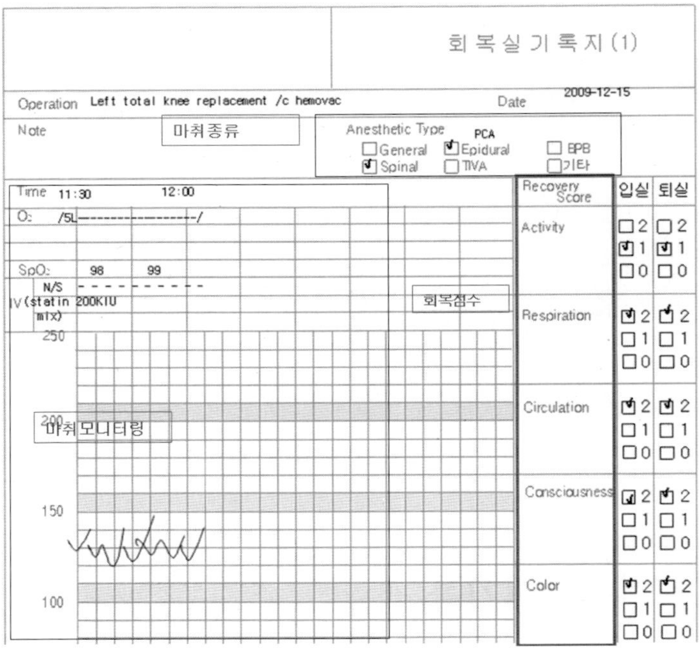

〈그림 8-15〉 회복실 기록지 사례

■ 회복점수

구분	활동	호흡	순환	의식	피부색	합
입실	1	2	2	1	2	8
30분 후	2	2	2	2	2	10
퇴실	2	2	2	2	2	10

〈그림 8-16〉 회복실 회복점수 기재 사례

(4) 수술 후 환자 진료는 계획되어야 하고 문서화되어야 한다.

연습문제

1. 마취 전 환자를 평가해야 할 항목을 나열해 보시오.

2. 마취 전 환자 신체상태 분류란?

3. 마취 계획에 들어가야 할 내용은?

4. 수술 전후 수술환자가 안전하게 수술을 받고 회복될 수 있도록 평가받아야 할 항목은?

5. 회복실 퇴실기준인 마취 후 회복점수(post-anesthesia recovery score, PAR score) 도구 항목은?

6. 억제대 사용 시 평가해야 할 사항들은?

제9장 영양 관리

학습목표

1. 영양 관리의 중요성을 이해한다.

2. 영양 관리에 관련된 국제기준을 이해한다.

3. 한국 실정에 맞은 영양 관리 기준을 이해한다.

4. 영양 관리 방안을 이해한다.

제9장 영양 관리

1. 영양 관리의 중요성

영양은 체내 필수적 영양소의 공급과 함께 건강, 성장, 발육, 그리고 정서적인 안정 측면에서 중요한 의미를 지닌다. 특히, 환자는 질병에 따라 영양의 흡수와 대사에 영향을 받으며 섭취에 제한을 받기도 한다. 즉, 질환에 따라 환자의 영양 상태가 변하게 되고, 영양적 불균형은 질병을 더욱 악화시키게 된다. 이러한 이유로 환자에게 적절한 시기에 필요한 영양 공급은 환자의 건강 회복과 치료, 질병 예방, 사망률 감소 등과 연계되므로 매우 중요하다.

환자는 건강인 보다 적당한 영양을 섭취할 필요성이 더욱 크다. 왜냐하면, 질병으로 인해 신진대사 시 요구되는 영양소 요구량이 더 증가하기 때문이다. 특히, 환자는 질병과 상해, 환경 변화, 복용 약물 등으로 인하여 건강할 때보다 영양소 요구량이 더 많아지는데, 이렇게 증가된 영양소를 적절하게 공급받지 못하면 영양 결핍을 초래하게 되어 앓고 있는 질환의 회복 속도가 더디게 되거나 악화될 가능성이 있다.

영양 관리가 특별히 중점적으로 다루어져야 할 환자군은 장기간 외래 의료기관에 입원한 환자, 성장이 빠른 영유아 및 성장기 아동, 청소년, 초기 영양상태의 불균형 환자 등이다. 장기간 외래 의료기관에 입원한 경우, 질환으로 인해 대사 체계가 쇠약해져 있으며, 장기 입원으로 인한 피로, 과도한 긴장 등으로 스트레스를 받게 되므로 적당한 영양을 유지하기 위한 건강관리가 중요하다. 또한, 영유아, 성장기 아동, 청소년은 성장, 발육 등으로 인해 요구되는 영양소와 함께 건강 회복을 위한 대사 과정에서 요구되는 영양소가 모두 충족되어야 한다. 초기 영양 평가에서 불균형, 결핍, 과잉 등의 판정을 받은 환자는 영양 상태로 인하여 기존에 앓고 있는 질환 이외에 다른 질병이 초래될 가능성이 있기 때문에 환자를 선별하여 영양 관리하여야 한다.

의료기관에서 영양 관리가 적절하게 이루어지기 위해서는 다음과 같은 사항을 고려하여 준비하여야 한다.

가. 환자의 질환과 관련된 영양적 문제점을 파악하고, 이에 필요한 영양소 요구량을 결정

한다.

나. 환자의 영양소 요구량을 충족할 수 있는 식단을 구성한다.

다. 환자의 심리상태, 음식 섭취량, 식습관, 기호, 종교 등을 고려하여 식단을 구성한다.

라. 환자의 가족에게 환자의 식습관, 종교적, 문화적 요인을 고려하기 위한 식단의 조언을 얻는다.

마. 환자나 가족이 식품 선택과 계획 등에 관여할 수 있는 기회를 제공하도록 한다.

바. 되도록 신선한 재료를 이용한 식단 구성을 통하여 질적, 양적으로 우수한 영양을 제공한다.

사. 환자의 치료와 회복을 위한 식단의 특징에 대한 교육을 실시한다.

아. 환자가 복용하고 있는 약제와 관련되어 피해야 할 식품이나 제한하여야 할 식품에 대한 정보를 반드시 제공한다.

자. 환자가 원하는 경우, 외래 의료기관에서 영양 관리가 적절하게 이루어지도록 조치한다.

차. 환자의 상태와 식단에 대한 반응은 주기적으로 관찰하여 보고하고 기록한다.

환자를 위한 영양 관리는 의사, 간호사, 영양사가 중심이 되어 진행되며, 그 외 투약과 관련되어 약사의 참여도 이루어지고 있다. 의사는 식이를 처방하고 처방된 식이 내용에 관한 적절한 정보를 주어야 한다. 환자의 질병 상태, 연령 등을 고려하여 식이를 처방한다. 간호사는 환자와 그 가족과 가장 가까운 관계를 유지할 수 있으므로 처방된 영양 관리가 잘 이루어지는지 환자의 반응을 살피며 환자, 의사, 영양사간의 연결을 도와야 한다. 영양사는 의사가 처방한 내용을 기준으로 식품을 이용하여 식단을 구성하며, 환자의 영양 상태와 식습관 등을 고려하여야 한다. 식습관은 물론 환자가 좋아하고 싫어하는 식품에 대한 정보는 환자의 정서적 안정에도 많은 도움이 된다. 약사는 투약이 환자의 영양 상태에 미치는 영향에 대한 정보를 주어야 한다. 환자가 복용하는 약제와 식품의 흡수, 영양소의 대사 등과의 상호 연관성에 대한 정보를 알면, 환자 스스로 제한된 식품에 대해 주의를 기울일 수 있다. 이와 같이 영양 관리는 각 분야의 전문가가 각자의 임무에 준하여 상호 연관되어 진행되며, 그 유기적 관계의 긴밀성에 따라 환자의 건강 회복 및 치료의 효율성에 영향을 미친다.

2. 영양 관리의 국제기준

영양 관리에 대한 미국의 JCI에서 제시하고 있는 기준과 우리나라 의료기관평가의 영양관리 기준은 다음과 같이 요약할 수 있다.

미국 TJC 외래 기준
의료기관은 환자에게 제공 가능한 식품과 영양소 등을 적절하게 구성하여야 한다.
미국 JCI 외래 기준
오랜 기간 의료기관에 입원한 환자와 영양 문제로 인해 위험한 상태에 처한 환자는 치료와 함께 적절한 식단이 제공되는 영양 관리가 이루어져야 한다. 이와 관련된 일련의 과정은 일정 기준과 규정에 따라 식품의 구매에서 조리, 지급되는 과정을 거쳐야 한다.
미국 JCI 입원 기준
환자의 영양 상태를 고려하여 적합한 진료가 될 수 있도록 다양한 식품을 통한 영양을 제공하여야 하며, 영양 상태가 안 좋은 환자는 영양 치료를 함께 받아야 한다.
국내 의료기관평가 기준
1. 의료기관은 환자에게 안전한 음식이 제공될 수 있도록 조리 및 급식의 모든 과정에 있어 위생관리를 철저히 하여야 한다. 2. 의료기관은 급식의 안전성을 위해 각종 식재료를 각각 적합한 방식으로 보관 및 관리하여야 한다. 3. 의료기관은 치료효과를 높일 수 있도록 처방된 내용에 적합한 치료식을 환자에게 제공하고, 경관유동식이 안전하게 제공될 수 있도록 관리를 철저히 하여야 한다. 4. 의료기관은 입원 초기에 영양불량의 위험이 있는 환자가 적절한 영양치료를 제공받을 수 있도록 영양검색을 실시하여야 한다. 또한, 영양불량에 따른 문제를 예방하기 위해 영양불량환자를 대상으로 영양평가 등을 실시하여 영양상태가 개선될 수 있도록 하여야 한다. 5. 의료기관은 환자의 영양관리를 통한 치료효과를 높일 수 있도록 치료식의 내용, 이유 등을 충분하게 설명하고 환자에게 필요한 영양상담을 제공하여야 한다.

3. 우리나라의 영양 관리 지침

(1) 영양 관리를 위한 식이요법에 관한 문서화된 지침이 있어야 한다.

1) 문서화된 지침에는 다음과 같은 내용이 포함되어야 한다.

가. 장기간 입원 환자의 표준 식단 및 영양소 요구량 환산 기준

나. 질병에 따른 환자의 표준 식단 및 영양소 요구량 환산 기준

다. 환자의 연령별 표준 식단 및 영양소 요구량 환산 기준

라. 환자의 문화, 식습관, 기호, 종교 관계 등에 관한 정보

마. 환자의 초기 영양 상태 판별을 위한 절차

(2) 환자의 영양 상태 판별은 자격을 갖춘 자에 의해 실행되어야 한다.

(3) 환자에게 영양 관리의 중요성에 대한 교육을 실시하여야 한다.

(4) 추후의 영양 평가를 통해 환자의 상태를 파악하여야 한다.

1) 식이요법에 따른 환자의 영양 상태는 계속적으로 관찰, 보고, 기록되어야 한다.

2) 환자의 영양 상태 변화에 따라 영양 관리는 평가되어야 한다.

3) 환자의 영양 상태 변화에 따라 영양 관리는 수정, 보완되어야 한다.

(5) 환자의 의무기록에 영양 관리에 관한 내용이 기록되어야 한다.

(6) 영양 관리에 관한 직원 교육이 직책에 맞게 진행되어야 한다.

(7) 이의 모든 절차는 평가되고 시정되어야 한다.

4. 영양 관리 지침을 준수하기 위한 방안

환자의 영양 관리는 질병의 악화와 호전에 영향을 미친다. 환자는 대사의 증가와 질병으로 인한 기관의 약화 등으로 필수 영양소의 필요량은 증가하나, 그 급원이 제대로 공급되지 못할 경우 합병증의 위험 요인을 가중시키며, 고위험 영양불량 상태로 진행될 수 있다. 그러므로 환자의 영양 관리는 적절한 시기에 필요한 요구량이 제공되어야 약제 치료와 함께

건강 회복에 효율적일 수 있다. 이에 글로벌 헬스 케어 시대를 맞이하여 영양 관리 지침을 준수하기 위한 다음과 같은 방안을 제안한다.

(1) 초기 영양 상태 판별을 위한 서식지 개발

영양 관리는 초기 환자의 상태 판별이 중요하다. 따라서 전문가의 선별 과정을 통하여 환자 상태를 판별하여야 하므로 이를 판별할 수 있는 기준안이 마련되어야 한다. 영양 상태 평가 방법은 골격과 지방, 근육 등의 신체 조성을 직접 계측하는 신체계측법과 혈장단백, 임파구, 혈색소 등 생화학적 면역학적 검사를 통해 이루어지는 간접 평가 방법인 생화학적 평가법, 의료진의 신체 검진이나 영양 상태를 반영하는 몇 가지 대표적인 증상과 징후를 통한 주관적 평가 방법인 임상조사법이 있다. 각각의 방법에는 장단점이 있으므로 한 가지 방법보다는 여러 방법을 사용하여 의료 기관의 특성에 따라 적용하는 것이 바람직한 영양 평가 방법이다.

1) 영양 평가 도구의 예

가. 객관적 영양 평가 지표

① 체중감소율 : 체중감소율(%) = (이전의 체중-현재 체중) × 100 / 이전의 체중

② 생화학적 검사 : 알부민, 헤모글로빈, 헤마토크릿

나. 주관적 영양 평가 도구(Subjective Global Assessment, SGA)

측정자가 도구에 제시된 항목에 대해 환자의 상태를 관찰한 후 각 항목에 환자의 상태와 가장 근접하다고 주관적으로 판단되는 해당란의 점수를 채택하는 방법이다. 영양 상태 평가 등급은 환자력과 신체 검진을 합산하여 아래 표와 같이 평가한다.

〈표 9-1〉 영양상태 평가 등급

점수	평가
0~5	정상
6~10	중정도 영양 결핍
11점 이상	심한 영양 결핍

① 환자력: 아래의 5영역에 의해 평가되며, '변화가 없거나 정상 상태'인 0점에서부터 변화율과 증상 수준에 따라 영역별로 최고 2~5점까지 평가

〈표 9-2〉 환자력 평가표

항목	평가 내용	점수 차이
최근 체중변화율	지난 2주/1개월/6개월	0-4점
식사섭취 상태	평상 시 식사로부터 섭취량 변화/식습관 변화	0-5점
소화기관의 증후	2주 이상 계속되는 위장증상유무	0-2점
환자의 기력	일상 생활을 수행하는 기능적 어려움의 정도	0-2점
병력	암, 에이즈, 호흡 및 심장악액질/60세 이상/외상	1-2점
	체온 변화 평가를 통한 질병으로 인한 신체적 스트레스에 의한 대사량 변화	0-3점

② 신체사정: 아래의 4영역에 의해 평가되며, '정상 수준/증상없음'의 0점, '약간 있는 수준'의 1점, '심각한 수준'의 2점으로 평가된다.

〈표 9-3〉 신체사정 평가표

영역	평가 내용	점수 차이
피하지방의 손실	어깨, 삼두박근의 피하지방의 두께/상박의 둘레/가슴, 손 피하지방 손실	0-2점
근육 소모	삼각근과 대퇴사두근 피부의 팽팽함과 탄력성	0-2점
부종	천골과 발목부위 부종	0-2점
복수	없음/약간의 중정도/심각	0-2점

(2) 영양 관리를 위한 재평가 서식지 개발

환자의 초기 영양 평가가 실시된 이후 환자의 상태 변화에 따른 추가 평가가 꾸준히 이루어져야 환자의 영양 요구량에 균형을 이룰 수 있다. 영양 관리를 위한 의료 구성원인 의사, 간호사, 영양사, 약사 간의 긴밀한 관계를 통해서 환자의 상태 변화에 맞게 필요한 영양소를 제공할 수 있도록 적절한 시기에 재평가가 이루어져야 한다. 이를 위한 재평가 서식지가 개발되어야 한다.

(3) 질병에 따른 영양 관리 지침서

영양 관리에 있어 중요하게 관리되어야 할 부분은 질병에 따라 요구되는 영양소와 열량, 제한되어야 할 식품 및 영양소가 정확하게 지켜져야 한다는 것이다. 예를 들어, 소화기계 질환을 지닌 환자의 경우, 소화 장애를 일으킬 수 있는 섬유소나 향이 강한 식품은 제한되어야 하며 소화가 용이한 유동식의 식단으로 구성되어야 한다. 따라서 각각의 질병에 따라 제공되어야 할 식단의 기준이 마련되어 있어야 하며, 각 개인의 연령, 문화, 식습관, 기호도, 종교, 질병의 경중에 따라 식단을 조절하여야 한다.

1) 고혈압 영양 관리를 위한 지침서의 예

고혈압이란 동맥의 이완기 또는 수축기압이 지속적으로 상승되어 있는 상태로 정상 혈압을 유지하기 위해서는 정상 체중으로 조절하는 것이 중요하다.

고혈압 환자의 영양 관리는 아래의 기준을 중심으로 실천한다.

가. 염분 섭취를 줄인다. 염분이 많이 함유된 식품인 간장, 된장, 고추장, 젓갈, 절임류 등의 섭취를 줄인다.

나. 섬유소가 함유된 식품을 충분히 섭취한다.

다. 식물성 기름으로 조리된 식품을 섭취하며, 콜레스테롤 함량이 높은 음식의 섭취는 제한한다.

라. 카페인 함유 음료를 지나치게 섭취하지 않는다.

마. 술은 되도록 절제하는 것이 좋다.

2) 골다공증 환자의 영양 관리를 위한 지침서의 예

골다공증은 뼈 속의 칼슘이 빠져 나와 골 질량이 감소되어 뼈가 약해진 상태로 미세한 뼈 사이의 연결이 끊어져 작은 충격에도 쉽게 골절을 일으키는 질병이다. 골다공증은 주로 폐경 후 여성의 에스트로겐 감소로 골 질량 소실이 가속화되어 나타나며, 골다공증의 가족력이 있는 경우, 과다한 음주, 흡연, 운동 부족, 저체중인 경우 발생 가능성이 높다. 골절이 생기기 전까지는 별 증상이 없으나, 골절이 생긴 후에는 통증, 등이 굽거나 키가 줄어드는 등의 체형의 변화가 일어난다.

골다공증을 조절하기 위해서는 정상 체중을 유지하고, 균형된 식사를 통하여 충분한 칼슘을 섭취하여 골 손실을 막고 골절의 위험을 줄여야 한다.

골다공증 환자의 영양 관리는 아래의 기준을 중심으로 실천한다.

가. 칼슘을 충분히 섭취한다.

칼슘이 많이 함유된 식품인 우유, 치즈, 요구르트 등의 유제품과 멸치, 뼈째 먹는 식품 등의 섭취를 늘린다.

나. 비타민 D를 충분히 섭취한다.

다. 음식의 간은 싱겁게 한다.

라. 카페인의 섭취는 제한한다.

마. 술은 피하고 금연 하도록 한다.

바. 운동을 꾸준히 한다.

(4) 식이요법의 중요성에 대한 교육안

영양 관리의 중요성에 대한 교육은 이를 관리하는 직원을 대상으로 그리고 영양 관리를 받아야 하는 환자를 대상으로 교육되어야 한다. 먼저, 직원은 영양 관리를 구성하는 구성원으로서 각자 해야 할 임무와 책임에 대해 인식하고, 영양 관리의 중요성 및 영양 정보를 제공할 수 있는 교육을 받아야 한다. 또한, 환자는 질병에 따라 제한되어야 할 식품이나 영양소, 약제와의 관계, 식단의 특성 등에 대해 교육받음으로써 질병의 빠른 호전과 건강 회복을 꾀하여야 한다.

1) 뇌졸중의 식이요법에 관한 교육안

뇌졸중의 원인과 증상에 따라 식사요법을 적용하여야 하나, 대다수의 뇌졸중 환자를 중심으로 기본적인 식사요령에 대해 교육한다.

가. 정상 체중 유지

과체중은 뇌졸중 발생과 관련된 심장병 및 당뇨병 발생의 위험을 높이므로 정상 체중을 유지하도록 하루 섭취 열량을 제한하는 것이 중요하다. 물론, 지나친 칼로리 제한은 환자의 회복에 영향을 미치므로, 1일 체중 1kg 당 1g의 양질의 단백질을 섭취하도록 식단을 구성한다.

나. 정상 혈압 유지

뇌졸중에서 가장 중요한 포인트는 혈압 조절이므로 염분 농도가 높은 음식을 제한한다. 소금이 많이 들어간 된장, 간장, 고추장, 염장식품(젓갈류, 장아찌류), 인스턴트 식품, 가공식품의 섭취를 피한다.

다. 지방섭취량 및 섭취 지방산의 종류 제한

과다한 지방 섭취는 과체중 및 이와 관련된 질환 유발 가능성을 높이므로 저지방식을 기본식으로 한다. 고지혈증을 지닌 환자는 혈 중 지질 증가치, 증가된 지질의 종류에 따라 식사에 함유된 지방 함량 및 콜레스테롤 함량을 조절하여야 한다. 대개 지방섭취량은 총섭취열량의 20% 미만으로 하며, 포화지방산보다는 불포화지방산의 섭취를 늘리고, 콜레스테롤 섭취를 하루 200mg 미만으로 줄이는 것이 바람직하다.

라. 칼륨 섭취 증가

칼륨의 부족은 고혈압과 뇌졸중 발병과 관련되므로 고혈압 조절과 함께 칼륨 섭취에 도움이 되는 식단을 구성하여야 한다. 칼륨 함량이 높은 식품은 시금치 등과 같은 녹색잎채소, 단호박, 오렌지, 감자, 콩류 등이다.

마. 비타민 K 섭취량 제한

비타민 K는 혈액을 응고시키는 작용을 한다. 따라서 항혈액응고제의 약제를 처방받은 기간에는 비타민 K 섭취가 과다하지 않도록 한다. 비타민 K 함량이 높은 식품은 소간, 돼지간, 순무, 시금치, 양배추, 양상치, 대두유 등이다.

바. 식물성 섬유소의 섭취 증가

채소, 과일 등에 함유된 섬유소는 혈 중 지질 수치를 저하시키는 작용을 할 뿐 아니라 저칼로리 식사를 가능하게 한다. 특히 채소와 과일에 함유된 다양한 항산화물질은 체내 산화스트레스를 감소시켜 만성질환 예방에 도움이 된다.

사. 음식물을 삼키기 어려운 뇌졸중 환자를 위한 식사지침

많은 뇌졸중 환자가 저작, 연하를 지배하는 근육마비 상태로 음식물을 씹거나 삼키는데 곤란을 겪는다. 따라서 자극에 의해 연하에 도움이 되도록 설탕, 향신료를 사용하여 조리한다. 저작이 쉽지 않으므로 되도록 잘게 다져서 조리하며, 적은 양으로 여러 번 나누어 섭취하도록 한다. 초기에는 유동식으로 조리하며, 증세가 호전되면 죽, 반숙달걀, 달걀찜, 연두부, 커스터드, 푸딩 등의 연식으로 이행한다.

연습문제

1. 영양 관리의 중요성에 대해 설명하시오.

2. 영영 관리에 관련된 국제기준에 대해 설명하시오.

3. 우리나라 영양 관리 기준과 방안에 대해 설명하시오.

제10장 정보관리

학습목표

1. 정보관리의 필요성을 파악한다.

2. 의무기록정보의 정의와 용도를 살펴본다.

3. 정보관리를 위한 각 국의 글로벌 기준을 소개한다.

4. 의료기관에서 실행할 수 있는 정보관리를 위한 방안들을 살펴본다.

제10장 정보관리

1. 의무기록/정보 관리의 중요성

의무기록/정보는 환자의 질병에 관계되는 모든 사항과 병원이 환자에게 제공해준 검사, 치료 및 결과에 관한 사항이 모두 담겨진 비밀자료이므로 의료기관은 정보가 충실할 수 있도록 효율적인 방법으로 관리하고 안전하게 보관할 책임이 있다.

각 환자의 의무기록은 적시에 작성되어야 하고, 환자상태를 입증하기에 충분한 자료 즉 진단이나 제공된 치료의 타당성을 입증할 수 있는 자료와 근거를 포함할 수 있어야 하며, 진료 과정과 결과에 대한 충분한 정보를 제시하기 위해서 반드시 필요하다.

한 환자의 의무기록은 다양한 치료자들 사이의 의사전달의 도구가 되므로 표준화된 서식과 내용은 진료의 일관성과 지속성을 위해 도움을 주며, 의료기관은 외래환자, 입원환자, 응급환자로 구분된 이 모든 환자들에게 제공한 진료 내용을 충실하고, 정확하게 기록, 보관하고 있어야 한다. 충실하지 못한 의무기록/정보는 진단이나 치료의 타당성을 입증할 수 없고 치료결과를 확인할 수 없게 한다. 그러므로 의료기관에서는 의무기록의 정보적 가치를 높이고 안전관리 및 법적 문제 발생 측면에서 대비할 수 있도록 완전하고 정확한 정보를 제공하고 관리하는 노력을 기울여야 한다. 의료의 질 향상 활동의 한 부분으로, 의료기관에서는 의무기록/정보의 내용과 완전성을 다음과 같은 사항을 고려하여 정기적으로 평가해야 한다.

- **기관 내에서 의무기록/정보에 접근할 수 있는 권한을 부여받은 의료진, 간호사, 관련 임상전문가들에 의해 정기적으로 평가를 수행한다.**
- **검토는 임상 정보의 정확성, 신속성, 완전성 등을 중점적으로 다루며, 또한 의료법에서 요구하고 있는 내용의 정보를 다 포함하고 있는지를 검토한다.**
- **기관의 의무기록/정보에 대한 검토 절차는 현재 진료 중인 환자의 기록과 퇴원 환자의 기록 모두를 포함한다.**

정보화 사회의 흐름을 따라 의료기관에 전산화가 확산되면서 크게 고려해야 할 것 중 하나는 전자화된 환자 정보의 안전관리이다. 의료기관은 개인 의료 정보 보호에 대한 문서화된 지침을 가지고 있어야 하며, 이에 기초하여 정책을 실행해야 한다. 누구에게 의무기록 정보의 접근 권한을 부여할 지를 정하는 것은 정보 보안 유지의 중요한 한 측면이다. 의료기관은 그러한 권한 부여에 대한 규정을 개발하고 환자 기록에 접근하기 위해 필요한 절차와 양식을 분명히 하여야 하며, 효과적인 프로세스는 다음과 같은 내용을 규정하고 있어야 한다.

- **정보 접근 허용권자**
- **개인이 접근할 수 있는 정보의 유형**
- **비밀보호 유지를 위한 사용자 의무 사항**
- **비밀보호와 보안 위반 시에 따르는 절차**

또한, 의료기관은 자료 및 정보에 대한 사생활(privacy)과 비밀보장(confidentiality)을 지켜야 하며, 민감한 정보의 기밀유지에 특히 세심한 노력을 기울여야 한다. 자료의 공유와 비밀보장을 어떻게 균형 있게 다룰 것인지를 정해야 하며, 다양한 범주의 정보에 대해서도 프라이버시와 비밀보호 유지를 위한 단계를 정하고 있어야 한다. 의료정보는 정보가 내부적으로 안전하고 그 사용이 제한적일 때 더욱 신뢰를 유지할 수 있으며, 그 관리를 위해 정보시스템의 보안과 안전을 유지해야 한다. 정보 보안과 관련된 기술은 지속적으로 발전하고 있기 때문에, 의료기관은 기술적 발전과 정보 보안을 향상시키기 위해서 최선의 방법과 기술적인 발달에 대해서도 잘 알고 있어야 하며, 정기적인 보안 감사를 통해 정보의 수정, 편집, 삭제 시스템의 사용자 확인 및 시스템의 취약점 또한 확인할 수 있어야 한다.

의료기관에서의 의무기록/정보의 용도는 다음과 같다.

가. 환자에게 일관성 있는 계속적인 치료를 제공할 수 있는 근거자료가 된다.
나. 환자 치료를 담당한 여러 전문분야 치료자들 사이의 의사전달 도구가 된다.
다. 의학연구 및 교육에 필요한 임상자료로 활용 된다.
라. 법적문제가 발생했을 경우에 환자, 의사, 병원을 보호할 수 있는 증거자료가 된다.
마. 적정진료 보장 등 환자에게 제공된 의료의 질을 검토하고 평가하는 데 기본 자료가 된다.
바. 병원통계, 병원행정 및 국가보건행정에 필요한 정보를 제공한다.

사. 진료비 산정의 근거 자료로 활용 된다.

의료기관의 공통 목표는 물론 환자들에게 양질의 의료를 제공하는 것이다. 완전하고 정확하며 충분한 내용이 포함된 양질의 기록/정보가 생성이 되고 효율적으로 관리되어질 때 이 공통 목표를 달성할 수 있을 것이며, 이를 위해 관계자 모두가 책임을 다하여야 할 것이다. 우리나라에서도 최근에 들어 정보 관리 및 보호에 대한 관심이 급증하고 있으나 실제 대형병원 중심으로 이루어지고 있으며 그 관리가 아직 미비한 실정이다. 이에, 이 장에서는 정보관리를 위한 글로벌 기준을 살펴보고, 우리나라 실정에 맞는 지침을 제시하여 의료기관의 규모에 상관없이 양질의 의료를 제공할 수 있는 토대를 마련하고자 한다.

2. 정보관리를 위한 글로벌 기준

환자의 정보를 정확하고 안전하게 관리하기 위해 미국의 JCI, 호주의 ACHS에서 제시하고 있는 정보 관리의 기준과 우리나라에서 도입해서 실시하고 있는 의료기관 평가의 정보관리 항목은 다음과 같이 요약할 수 있다.

미국 JCI 외래 기준
1. 기관은 완전하고 정확한 기록을 유지한다. - 진료기록은 환자의 진단, 제공된 치료 및 서비스, 환자의 상태를 파악하는데 필요한 정보를 포함해야 한다. - 진료기록에 기입되는 모든 것은 날짜를 적어야 하며, 기록은 시간 순으로 이루어져야 한다. - 기관은 환자에게 제공 되어 진 일련의 진료과정을 문서화하기 위한 기준을 사용해야 한다. - 기관은 모든 진료기록의 위치를 파악하고 추적할 수 있어야 한다. - 지속적인 치료를 받는 환자에 대해서는 중요한 진료 기록을 포함한 요약기록지가 있어야한다. 2. 진료기록 작성자에 대한 기준과 절차가 있어야 한다. - 인증절차를 거친 직원만이 진료기록에 기입할 수 있으며, 서명 혹은 전자 인증의 방식 으로 확인된 직원만이 그것을 사용할 수 있다. - 해당 진료기록의 작성자가 기재해야 하며, 진료기록의 기입사항은 작성자에 의해 인증되어야 한다. 3. 기관은 진료기록을 정기적으로 재검토한다.

- 기관은 필요한 정보가 적시에 존재하고 합법적으로 인증되었는지 그리고 정확하게 완성되었는지 확인하기 위해 진료기록을 재검토해야 한다.

4. 기관은 이용 가능한 형태의 의료 정보를 수집하고, 제공하며, 전송한다.
   - 기관은 정보의 저장과 복구 시스템을 갖추고 있어야 하며, 환자 진료, 치료 혹은 서비스를 위해 필요할 때 의료 정보에 접근할 수 있도록 하여야 한다.
   - 기관은 법률과 규정에 따른 시간 안에 자료와 정보를 전달해야 한다.

5. 기관은 개인 의료 정보를 보호해야 한다.
   - 기관은 개인 의료 정보 보호에 관한 문서화 된 정책을 가지고 실행해야 한다.
   - 기관은 법률과 규제에 맞게 개인 정보에 대한 정책을 실행하며, 합당한 목적을 위해서만 의료 정보를 사용해야 한다.
   - 기관은 환자가 동의하거나 법률과 규제에 적합한 경우에만 허가를 통해서 의료 정보를 열람할 수 있도록 해야 한다.
   - 기관은 개인 의료 정보에 대한 정책이 잘 실행되고 있는지 감시해야 한다.

6. 기관은 의료 정보의 보안과 보전을 유지해야 한다.
   - 기관은 접근, 사용 그리고 열람을 포함한 의료 정보의 보안을 관리하는 문서화된 정책이 있어야 한다.
   - 기관은 정보의 손실, 정보의 피해, 허가받지 않은 수정, 의도되지 않은 변경, 갑작스러운 파괴로부터 의료 정보를 보호해야 한다.
   - 의료 정보를 삭제하도록 허가하는 자와 정보를 삭제하는 자에 대한 정의가 있어야 한다.
   - 기관은 의료 정보의 의도적인 파괴를 관리하고, 의료 정보의 보안과 보전에 관한 정책이 지켜지고 있는지 감시해야 한다.

7. 기관은 효과적인 의료 정보의 수집과 관리를 한다.
   - 기관은 자료를 표준화하기 위한 표준화된 자료 포맷을 사용해야 한다.
   - 기관은 표준화된 용어, 정의, 약어, 상징, 그리고 투약 지시를 사용해야 한다.

미국 JCI 입원 기준

1. 환자의 의학 및 간호 평가는 의무기록에 문서화되고, 진료 담당자들이 즉시 이용할 수 있어야 한다.
   - 환자를 진료하는 사람은 필요 시 환자 평가 결과를 찾아 검색할 수 있어야 한다.
   - 의학적 평가, 간호 평가는 입원 24시간 이내에 환자 의무기록에 기록되어야 한다.

2. 의무기록은 환자의 식별, 진단의 지원, 치료의 정당화, 의료제공자 간의 연속적인 진료를 확인할 수 있는 충분한 정보를 포함하고 있어야 한다.
   - 의무기록은 환자를 식별하고 환자의 진단을 지원할 수 있는 적절한 정보를 포함하고 있어야 한다.
   - 의무기록은 치료의 경과와 결과 기록, 진료와 치료를 정당화 할 수 있는 적절한 정보를 포함하고 있어야 한다.

3. 응급환자의 모든 의무기록은 환자의 도착시간, 치료결과, 퇴원 시 환자 상태, 추후 진료 계획을 포함하여야 한다.

4. 의무기록에 접근 권한이 있는 자와 의무기록 서식을 결정할 수 있는 자의 자격과 확인 절차에 대한 규정이 마련되어 있어야 한다.

5. 의료기관은 의무기록의 적시성과 완전성을 정기적으로 평가해야 한다.
   - 의무기록은 표본 추출을 통하여 정기적으로 검토되어야 한다.
   - 검토 절차에는 의료법과 규정에서 제시하고 있는 내용들이 포함되어야 하며, 재원 중의 환자뿐만 아니라 퇴원 환자의 의무기록도 검토되어야 한다.
   - 검토는 의사, 간호사, 기타 권한이 있는 자에 의해 수행되어져야 하며, 해당 의료기관의 질 향상 활동 기전과 통합되어 있어야 한다.

6. 의료기관은 대내외적으로 수요자의 정보 요구에 부합하는 정보관리 절차의 계획과 설계를 하여야 한다.
   - 진료 담당자, 관리책임자, 외부 기관이 필요로 하는 정보들이 기획 과정에서 고려되어야 한다.

7. 의료기관의 정보는 사생활(privacy), 비밀보장(confidentiality), 무결성(integrity), 보안(security)이 유지되어야 한다.
   - 의료기관은 관련법과 규정에 근거하여 환자의 사생활, 비밀보장, 데이터의 무결성, 정보 보안을 다루는 문서화된 규정을 갖추고 있어야 하며, 실제 기관에서 적용되고 있어야 한다.
   - 이 규정은 접근과 승인에 대한 절차, 정보의 보안 등급을 확인하는 내용을 포함해야 하며, 해당 기관에서는 이 규정에 따르는지를 모니터링 해야 한다.

8. 의료기관은 상병코드, 처치코드, 용어, 약어 및 정의를 표준화하여 사용하여야 한다.

9. 의료기관은 의무기록, 데이터 및 정보의 보관 및 보존기간에 대한 규정을 갖추고 있어야 한다.
   - 보관 규정은 해당 정보의 비밀보장과 보안 요구에 상응하여야 하며, 보관 기간 종료 시에 의무기록, 데이터, 정보는 적절한 방법으로 폐기되어야 한다.

10. 의료기관에서 수집된 데이터와 정보는 환자진료, 병원경영 및 행정, 질 관리 활동 등을 지원할 수 있어야 한다.

호주 ACHS 기준

1. 정보관리의 체계는 기관의 목표에 부합해야 한다.
- 기관은 다음의 내용을 포함하는 정보관리의 정책과 체계를 갖추고 있어야 한다.
  - 자료 및 기록의 안전과 체계적인 저장
  - 진료를 위한 정보 활용 시 환자의 사생활 보호
  - 정보의 보존과 파기
- 개개인의 환자를 식별할 수 있는 고유한 관리 체계를 유지하여야 한다.
- 모든 입원환자들은 국가적 기준에 맞게 임상적 분류가 이루어져야 한다.

2. 정보관리와 수집체계는 기관의 전략을 위해 활용되어야 한다.
- 자료의 수집은 전문적으로 이루어져야 하며 법령에 근거한 요구들에 부합해야 한다.
- 자료의 저장과 복구가 용이하여야 하며, 기관은 직원들에게 정보 관리에 대한 정기적인 교육을 실시하여야 한다.
- 임상적/ 비임상적 자료는 정확성, 무결성, 완전성, 적시성, 적합성이 보장되어야 한다.

3. 정보는 연구, 교육, 임상적 의사결정 등 진료와 서비스의 개선을 위해 효과적으로 활용되어야 한다.

4. 기관은 정보와 의사소통 기술의 계획, 사용, 관리에 대한 통합적인 정책과 절차를 갖추고 있어야 한다.
- 정보와 의사소통 기술을 위한 예방관리, 재해복구, 바이러스 탐지 등의 전략들이 존재해야 한다.
- 정보와 의사소통 기술 체계는 정기적으로 평가되고 개선되어야 한다.
- 정보와 의사소통 기술은 자료의 수집, 분석을 지원해야 하며, 정보의 적절한 접근을 보장하는 체계를 갖추고 있어야 한다.

국내 의료기관 평가 기준

1. 의무기록 진단명 기록적합성
- 의료기관은 환자진료정보의 정확성을 유지하고 의무기록의 정보적 가치를 높일 수 있도록 가장 중요한 환자의 질병정보인 진단명을 의무기록에 올바르게 기록하고 이를 관리하여야 한다.

2. 퇴원환자 의무기록 완결도
- 의료기관은 의무기록의 정보적 가치를 높일 수 있도록 퇴원환자의 의무기록을 충실하게 완결하여야 한다.

3. 정보생성 및 활용
- 의료기관은 환자진료 및 병원운영의 효율성을 높이기 위하여 필요한 정보를 적시에 제공하고 보건정책에 필요한 정보를 제공할 수 있어야 한다.
- 진료관련 정보, 병원경영 정보, 보건정책기관 정보제공, 진료요약 정보관리 평가

4. 정보보안 및 안전관리
- 의료기관은 의료정보/의무기록을 안전하게 보관하여 환자진료정보를 보호하고 불법적 사용이 없도록 하여야 한다.
- 정보보안정책의 관리, 의료정보/의무기록 권한관리, 의무기록 사본발급관리, 의무기록안전관리, 병원정보시스템의 운영관리 평가

5. 정보관리체계
- 의료기관은 환자진료, 병원경영 및 외부 정책기관 등에서 필요로 하는 정보 요구도를 파악하고 이에 대한 계획을 수립하여 자원으로서의 정보를 효율적으로 관리하여야 한다.
- 정보요구도, 정보관리활동의 적절성, 표준코드 및 약어 · 기호 사용 평가

6. 의무기록 검색 및 관리
- 의료기관은 의료정보/의무기록을 체계적으로 보관 · 관리하여 이용의 효율성을 도모하여야 하며 환자진료에 필요한 정보를 신속하게 제공할 수 있도록 의무기록을 법정보관기간 동안 안전하게 관리하여야 한다.
- 보관 적합성, 검색 신속성 및 효율성, 분실·훼손·위조방지 관리 평가

7. 의무기록 대출/열람 및 반납관리
- 의료기관은 의무기록의 소재지 파악을 정확하게 하여 이용의 효율성을 도모하고 의무기록 관리규정에서 정의한 목적 이외의 정보누출을 방지할 수 있도록 안전하게 관리하여야 한다.

8. 입원기록 및 경과기록 충실성
- 의료기관은 환자진료가 적정하게 제공될 수 있도록 입원초기평가를 적시에 실시하여야 하며, 환자의 질병상태 및 경과, 상태의 변화, 치료에 대한 반응 등을 충실히 관찰하여 이를 치료계획에 반영하고 그 기록을 기재하여야 한다.

9. 수술과정 충실성
- 의료기관은 환자의 질병치료에 적합한 수술을 안전하게 제공하여야 하며, 그 기록을 충실하게 기재하여야 한다.

10. 퇴원요약 충실성
- 의료기관은 퇴원환자의 추후진료에 필요한 정보가 정확하고 용이하게 제공될 수 있도록 퇴원요약정보를 충실하게 기재하여야 한다.

3. 우리나라의 정보관리 지침

의료기술의 발달과 함께 정보의 발생량 또한 계속적으로 증가하고 있다. 정보화 사회에서 체계적으로 잘 관리되어진 정보는 양질의 의료에의 접근을 용이하게 하고 의료기관의 경영 효율화에 이바지할 수 있으므로 정보관리의 중요성을 강조하지 않을 수 없다 하겠다. 앞서 살펴본 글로벌 정보관리 기준 및 우리나라 의료기관 평가 지침을 바탕으로 하여 현재 정보관리의 필요성에 직면한 의료기관을 위한 우리나라 정보관리 지침을 아래와 같이 제시하고자 한다.

(1) 의무기록 관리에 관한 문서화된 지침 및 규정을 갖추고 있어야 한다.

1) 의무기록 관리와 작성 방법에 대한 내용이 포함되어 있어야 한다.

① 각종 서식지의 작성 방법과 작성 책임자 명시
② 의무기록/정보의 이용 절차
③ 의무기록/정보의 보관 및 보존 기간
④ 미비기록의 관리 방법
⑤ 의무기록/정보의 보안 절차
⑥ 직원 교육에 대한 명시
⑦ 보존문서의 폐기 절차

(2) 의무기록/정보는 내용이 충실하고 완전하여야 한다.

1) 의료정보의 정확성을 유지하고 정보적 가치를 높이기 위해 의무기록은 적시에 정확하게 작성되어야 한다.
2) 의료기관은 주 진단명 표기지침을 구비하고, 진단명의 기록 적합성을 검토하도록 한다.
3) 모든 기록에는 정확한 날짜와 작성자의 서명이 기재되어야 한다.
4) 주치 의사는 환자 상태의 경과 변화를 충실하게 기록하여야 한다.
5) 수술기록지는 수술을 담당했던 의사가 작성하며, 수술 직후에 기억이 생생할 때 작성하도록 한다.

(3) 지속적인 진료를 받는 환자에 대해서는 요약기록지를 구비하도록 한다.

1) 요약기록지에는 중요한 진료 기록이 포함되도록 한다.
   ① 약물 알레르기
   ② 과거 병력(past history) 및 입원 기록
   ③ 최근 약물 치료 기록

(4) 응급실기록지, 산과기록지, 신생아기록지 등의 특수서식을 구비하여 환자를 구분하여 작성하도록 한다.

1) 응급실기록지에는 다음과 같은 내용들이 기록되어야 한다.
   ① 환자 도착 시간
   ② 내원방법(자가용, 택시, 경찰차, 119 구조대…)
   ③ 도착 시 환자상태(혈압, 맥박, 호흡 및 의식)
   ④ 진료 결과 및 응급실 이탈 시각
   ⑤ 퇴원 시 환자 상태 및 추후 관리 계획
2) 산과기록지는 산전기록, 진통 및 분만기록, 산후기록으로 구분하여 기록하도록 한다.
3) 신생아기록지는 분만 시 신생아기록과 신생아 확인기록을 구분하여 기록하도록 한다.

(5) 의무기록/정보의 정질량 분석이 정기적으로 이루어져야 한다.

1) 규정에 명시된 자에 의해 정기적으로 환자 의무기록/정보의 재검토가 이루어지도록 한다.
2) 재검토를 수행하는 자는 의무기록/정보 관리에 관한 의료기관 규정, 병원신임평가요강, 의료기관평가기준, 의료법 등을 숙지하고, 이들 규정에 맞는 정보가 생성되도록 하여야 한다.
3) 정질량 분석 후에는 평가 및 시정조치를 실시하고, 직원 교육이 이루어지도록 한다.

(6) 의료기관은 의무기록/정보 제공 및 활용에 관한 문서화된 정책 및 지침을 갖추고 있어야 한다.

1) 정보를 필요로 하는 자와 정보 제공의 범위를 명확하게 정의한다.
2) 의료기관은 환자진료, 병원경영 및 외부 유관 기관에서 필요로 하는 정보의 요구도를

파악하고 계획을 수립하여 정보를 효율적으로 관리하도록 한다.

(7) 의무기록/정보를 보호하는 문서화된 지침 및 규정을 갖추고 있어야 한다.

1) 의무기록/정보는 손실 또는 파괴, 무단 접근 또는 무단 사용으로부터 안전하게 보호되어야 한다.
2) 의무기록/정보의 접근, 이용자 식별 인증체계를 갖추고 있어야 한다.
3) 의무기록/정보의 접근기록에 대한 조회가 가능해야 한다.
4) 의무기록/정보의 보관 장소에 외부인 통제가 되어야 하며 적합한 잠금장치와 화재방지장치를 갖추고 있어야 한다.
5) 직원에 대한 교육이 정기적으로 실시되어야 한다.
6) 정보의 기밀성과 보안이 지켜지지 않았을 때의 절차가 지침에 포함되어야 한다.

(8) 의료기관은 정보관리시스템의 운영 관리 규정을 갖추고 있어야 한다.

1) 규정에는 다음과 같은 내용이 포함되어야 한다.
   ① 운영 장애 발생 시 시스템의 지속성 및 재난복구 계획 수립
   ② 정보시스템의 백업여부 및 주기

(9) 의무기록/정보의 내용은 표준화된 용어와 코드를 사용해야 한다.

1) 의료기관 표준 약어 및 기호집을 구비하고 이를 준수하도록 한다.
2) 표준화된 상병코드 및 처치코드를 사용한다.
3) 승인되지 않은 약어 및 기호가 사용되어지고 있는지 감시한다.

4. 정보관리 지침을 준수하기 위한 방안

의료기관에서 생성되는 정보는 매우 방대하며 양적인 측면과 복잡성의 측면에서 빠르게 증가하고 있다. 실제 대형병원에서는 수 백 만 명에 달하는 환자의 정보를 가지고 있으며, 한 환자의 정보의 종류도 매우 다양하다. 우리가 흔히 말하는 정보화는 생성, 가공, 전달,

이용 및 축적의 과정을 거쳐 자료로부터 정보를 생성하는 단계를 말한다. 이렇게 생성된 정보는 이용자가 필요로 할 때, 필요한 장소에, 원하는 형태로 존재해야 가치가 있다고 할 수 있다. 다시 말하면, 완전하고 정확한 의무기록/정보만이 환자 진료, 의학 연구, 진료비 산정 등 여러 가지 용도에 충분한 자료로 쓰일 수 있으며, 정보로서의 가치를 발휘할 수 있을 것이다. 이에, 글로벌 헬스 케어 시대를 맞이하고 있는 우리나라의 의료기관도 경쟁력 있는 세계적 수준의 기관으로 거듭 자리매김 하기 위해서는 앞서 제시한 정보관리 지침을 준수하기 위해 다음과 같은 방안으로 노력해야 할 것이다.

(1) 의무기록/정보 관리에 대한 지침의 교육 및 홍보

의무기록/정보 관리에 관한 제반사항, 정확하고 완전한 의무기록의 작성을 위한 사항, 보존, 보관 및 대출 등에 관한 문서화된 규정 및 지침을 가지고 전체 교육 및 홍보 활동을 실시함으로써 의료기관 내에 정보관리에 대한 관심이 증가할 수 있는 분위기를 유도한다.

예) 전체 교육 및 홍보 활동 실시 계획 (OOO 병원)

- ◆ 신입 임상강사 • 인턴 교육
- ◆ 신입 전공의 교육(3.2)
  강사 : 교수 2인, 최우수 전공의 1인
- ◆ 의국장 회의 • 임상과장 회의 발표
- ◆ 임상과장 세미나 발표(4.6)
- ◆ 진료과별 순회 의무기록/정보 교육 실시
  - 교육 내용 : 의무기록/정보의 중요성
    정보의 생성 및 점검 기준

(2) 미완결 의무기록/정보의 점검체계 확립

의무기록/정보의 미비사항을 검토하여 완전한 기록이 될 수 있도록 점검하는 체계를 확립하여야 한다. 정질·정량분석은 가능한 환자 퇴원 후 즉시 하여 의사가 그 환자에 대한 모든 내용을 생생하게 기억할 때 의무기록을 완성하도록 하는 것이 바람직하다. 최근에 들어서는 많은 의료기관에서 재원환자의 의무기록을 모니터링해서 재원 중에 환자의 기록이 누락됨이 없이 충실하게 기재되도록 관리를 하고 있다. 대부분의 의료기관에서는 월 2회 미완결 의무기록/정보의 현황을 임상과장, 병원장 등에 보고하고 있으며, 요청 진료과에 한해서는 수시로 보고를 하고 있다. 효율적인 미완결 의무기록 관리를 위해서 진료과별 미완결 전담제를 시행하는 경우 담당 직원이 정확한 진료과의 특성을 파악하고 신속한 응대가 가능하다는 장점이 있다.

예) OOO 병원의 의무기록 질 향상 방안 계획(2009)

- 의무기록 향상 발표회
  - 우수 작성 진료과 및 전공의 포상
- 의무기록 상시 검토 방안 적용
- 의무기록 포상방안 검토 및 확정
  - 최우수전공의 해외 연수 포상 방안 협의
  - 기타 포상방안 검토

ㅇㅇㅇ 병원
의무기록정보관리규정

2005년 3월 12일 개정
2006년 5월 7일 개정
2007년 7월 29일 개정
2008년 8월 12일 개정

제1장 총 칙

제1조 (목적) 이 규정은 OOO병원의 의무기록의 작성, 보관, 보존 및 대출 등의 관리와 기타 의무기록/정보에 관한 사항에 관하여 규정함을 목적으로 한다.

제2조 (정의) 이 규정에서 의무기록이라 함은 의사, 간호사, 의료기사 등의 의료직 종사자가 환자진료에 관한 각종 정보를 기록한 문서, 정보 및 전산자료를 말한다.

제3조 (적용범위)

1. OOO병원에 적용한다.
2. 의무기록의 관리에 관하여는 정부에서 정한 관련 법령과 의료원의 관련 규정에 정하는 바에 따른다.

제2장 의무기록위원회

제4조 (의무기록위원회) 본 병원 의무기록의 합리적인 관리를 위하여 의무기록위원회를 두며 운영에 관한 사항은 따로 정한다.

제3장 의무기록의 작성

제5조 (내용) 의무기록에는 환자의 인적사항(성명, 성별, 생년월일, 주민등록번호, 주소, 직업 등), 병력, 진단명, 질병의 상태, 치료 및 결과에 관한 모든 정보를 정확하게 기록해야 하며, 모든 기록에는 날짜와 기록자의 서명이 있어야 한다.

입원기록에는 다음 각 호의 내용을 기록한다.

1. 입퇴원기록지(Admission & Discharge Record)
 가. 환자의 인적사항
 나. 입퇴원날짜
 다. 최종진단명
 라. 수술, 특수검사 및 특수치료명
 마. 치료결과 및 감염여부

〈그림 10-1〉 의무기록정보관리 규정1

○○○ 의원
외래 의무기록정보관리 지침

2008년 3월 5일 개정
2009년 5월 10일 개정

제1장 총 칙

제1조 (목적) 이 규정은 OOO의원의 의무기록의 작성, 보관, 보존 및 대출 등의 관리와 기타 의무기록/정보에 관한 사항에 관하여 규정함을 목적으로 한다.

제2조 (정의) 이 규정에서 의무기록이라 함은 의사, 간호사, 의료기사 등의 의료직 종사자가 환자진료에 관한 각종 정보를 기록한 문서, 정보 및 전산자료를 말한다.

제3조 (적용범위)

1. 이 규정은 OOO의원의 모든 의무기록/정보에 적용한다.
2. 의무기록정보의 관리에 관하여는 정부에서 정한 관련 법령과 의료원의 관련 규정에 정하는 바에 따른다.

제2장 의무기록의 작성

제4조 (내용) 의무기록에는 환자의 인적사항(성명, 성별, 생년월일, 주민등록번호, 주소, 직업 등), 병력, 진단명, 질병의 상태, 치료 및 결과에 관한 모든 정보를 정확하게 기록해야 하며, 모든 기록에는 날짜와 기록자의 서명이 있어야 한다. 서명은 인정받은 서명, 전자서명 등으로 할 수 있다.

외래기록에는 다음 각 호의 내용을 기록한다.

가. 환자의 인적사항 및 초진 날짜
나. 병력기록, 신체조사기록
다. 진단명 및 치료내용
라. 각종 검사결과 및 투약
마. 치료자의 서명

제3장 의무기록정보의 관리

제5조 (보관 및 보존)

1. 보관 : 의무기록은 원무과에서만 보관, 관리하며 대출 시에는 언제나 그 소재가 확인되어야 한다.
2. 보존 : 의무기록은 영구보존을 원칙으로 하며, Inactive 기록은 CD 파일에 수록하여 영구 보존한다.

〈그림 10-2〉 의무기록정보관리 규정2

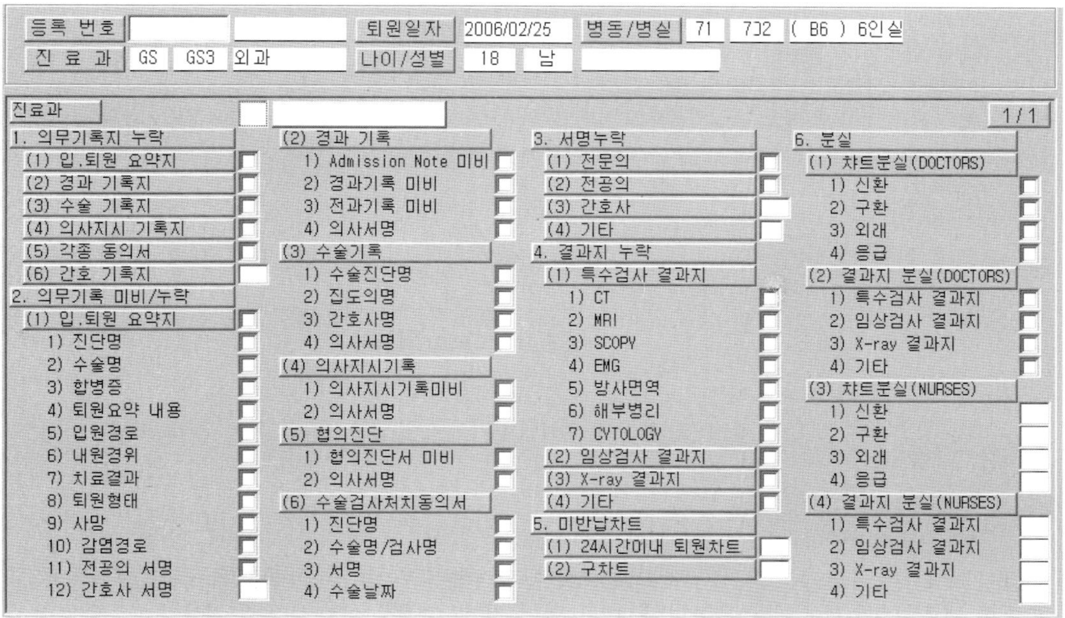

〈그림 10-3〉 OO병원의 미비항목 체크 화면

(3) 환자 개인 건강정보 보호 관리

정보의 공유와 전송을 전제로 하고 많은 사용자와 개방적인 환경을 가지고 있는 의료기관 정보시스템에서는 자칫하면 환자 개인의 정보가 부당하게 공개되거나 불법적 유출이 발생할 수 있다. 의료기관에서는 교육을 통하여 원내 직원의 개인 건강 정보 보호 및 보안 의식 고취, 윤리 의식 강화를 도모하고 의료기관 전체를 대상으로 한 개인정보보호 서약서의 정비 및 관리가 필요하다. 이미 여러 병원에서 전 직원을 대상으로 실시하고 있는 개인 건강정보 보호 서약서의 내용은 아래와 같다(그림 10-3). 실제로 다른 기관에서도 대량의 개인정보 유출 사건으로 인해 사회 문제화가 되고 있으며, 내부자에 의한 정보 유출도 많은 비중을 차지하고 있으므로 의료기관에서는 서약서 관리 및 교육 활동의 강화를 통해 개인 건강정보 보호 관리의 내실을 기하는 것이 무엇보다 중요한 과제라 할 수 있다.

환자 개인 정보보호 관리 지침을 병원 곳곳에 비치해 환자와 직원들이 숙지할 수 있도록 하고, 의료기관의 홈페이지를 통해 관리 방법을 공개하는 것 또한 하나의 효과적인 방법이 될 수 있을 것이다.

〈국내 의료분야 정보보호 피해 사례〉

- 병원환자 진료정보 무방비 노출(2002.5)

진료차트 관리프로그램 제작, 공급업체가 50여개 병/의원으로부터 230여만 건의 환자진료정보(기본인적사항, 의료보험내역, 진료내역, 처방내역 등) 230여만 건을 빼낸 사건.

개인건강정보보호 서약서

나는 근무 중에 알게 된 개인(환자)의 건강 정보에 대하여 본원 근무 중이나 퇴직 후에도 비밀을 지킬 것을 서약합니다.

개인(환자)의 건강정보보호에 관한 법적, 관리적 사항과 본원의 의무기록 관리 규정에 대하여 교육을 받고, 내용을 충분히 숙지하였으며, 건강정보는 본원에서 정하는 의무기록 관리규정에 따라 열람, 복사할 것이며, 적정한 절차 없이 의무기록(또는 전자의무기록)에 저장된 정보를 무단으로 열람, 복사, 누출하지 않을 것을 서약합니다.

관련법과 본원 규정에서 정하는 개인건강정보보호에 관한 내용을 준수할 것을 서약하며, 이를 위반 시에는 OOO 병원의 규정 및 민· 형사상의 법적 규제조항에 의거하여 어떠한 책임도 감수할 것을 서약합니다.

〈별첨 : 개인건강정보보호 관련 법률〉

년 월 일

소 속	과(팀)	직 위	
이 름	(서명)	사 번	
주민 번호			
직 종			
면허 번호			
입 사 일	년 월 일		

OOO 병원장 귀하

〈그림 10-4〉 개인 건강정보보호 서약서

(4) 원내 용어 및 각종 통계 기준의 표준화

의무기록/정보는 의료기관에서 정확한 의사소통을 위한 가장 중요한 도구이다. 따라서 의무기록/정보 사용하는 용어는 표준용어를 정확하게 사용하여야 한다. 특히 의사지시기록에 사용하는 처방기록은 환자에게 직접 의료행위가 일어나는 정보이므로 매우 중요하며, 공인되지 않은 약어/기호를 사용하였을 때 발생할 수 있는 의학적 오류(Medical error)는 환자안전과 직결되는 매우 민감한 문제가 될 수 있다. 또 환자진료의 핵심정보인 질병 및 수술/처치에 대한 표준코드를 이용하여 색인시스템을 구축하고, 병원통계 및 경영, 의학연구, 국가적 통계제공 등에 이용하여야 한다.

또한 의료기관의 정보 생성 및 통계 작성자는 물론, 모든 이용자가 공통된 정의를 가지고 있어야만 병원간이나 지역 간의 자료 비교가 가능하며 나아가서는 국가 보건정책의 계획 및 실행에 의미 있는 자료로 활용할 수 있을 것이다. 예를 들어 “초진”의 뜻을 어느 병원은 “어느 과에 처음 진료를 받으러 온 환자”로 알고 있고, 또 어느 병원은 “그 병원에 처음 등록한 환자”로 알고 있다면 이 두 병원의 자료를 어떻게 비교할 수 있겠는가?

그러므로 의료기관에서 사용되어지고 있는 용어, 약어 및 기호를 파악하여 원내에 표준약어 및 기호집을 구비하고 승인되지 않은 약어 및 기호가 사용되어지고 있는지 감시가 필요하다. 또한 의료기관에서 사용되어지고 있는 통계 항목에 대한 부서별 자료 통합을 거쳐 통계 용어의 기준을 정립하고 이를 토대로 매뉴얼 및 기준집을 작성하여 교육 및 홍보가 이루어진다면 통계 보고서의 표준화와 신뢰성 있는 정보 활용이 효율적으로 이루어질 수 있을 것이다.

Abbreviation/Dose Expression	Intended Meaning	Misinterpretation	Correction
Apothecary symbols 약국 기호	dram(미량, 1모금) minim(1dram 의 1/60)	Misunderstood or misread (symbol for dram misread for "3" and minim misread as "mL"). 그릇된 이해 또는 그릇된 해석(dram을 3으로, minim을 ml 로 잘못해석할 수 있음)	Use the metric system . 미터법 사용할것
Drug names 약제명			**Use the complete spelling for drug names.** **완전한 철자로 표기하도록**
ARA°A	vidarabine	cytarabineARA°C	
TAC	triamcinolone	tetracaine, ADRENALIN, cocaine	
ZnSO4	zinc sulfate	morphine sulfate	
"Nitro" drip	nitroglycerin infusion	sodium nitroprusside infusion	
"Norflox"	norfloxacin	NORFLEX	
m g	microgram	Mistaken for "mg" when handwritten. 수기로 표기했을 경우 "mg"로 잘못사용할 수 있음	Use "mcg." "mcg."로 표기할 것
TIW or tiw	three times a week. 1주에 3회	Mistaken as "three times a day." "하루에 3회"로 잘못 해석될 수 있음	Don't use this abbreviation. 사용하지 말것
per os	orally	The "os" can be mistaken for "left eye."	Use "PO," "by mouth," or "orally."

〈그림 10-5〉 의료기관의 금지 약어 기준 사례

(5) 정보 접근 권한 관리 및 모니터링

일반적으로 정보보안의 목표는 크게 기밀성, 가용성, 무결성으로 대표되어진다. 이 중에서 가용성(availability)이란 정당한 사용자가 정보 또는 정보 시스템의 사용을 필요로 할 때 지체 없이 자원을 접근 및 사용하는 기능이라고 정의되어질 수 있다. 즉, 정보보안이 어려운 이유는 사용자간에 정보 교환을 용이하게 하면서도 정보의 안전성을 모두 제공할 수 있어야 하기 때문이라고 말할 수 있겠다. 이를 위해서는 정보의 접근 권한이 명확히 규정되어야 하며 또한 권한을 부여받은 사람만이 정보에 쉽게 접근할 수 있어야 한다.

의료기관에서는 접근 권한 부여, 정보시스템 보안 관리 등에 대한 제반 정보보호규정을 갖추고 이 지침에 따라 관리하고 지속적으로 모니터링을 하여야 할 것이다. 접근 권한 부여란 의료기관에 구축된 정보자산을 이용할 경우 직종별, 업무별 등급을 설정하여 업무 수행에 필요한 읽기, 쓰기, 삭제, 출력, 수정, 조회, 검색 등의 행위를 할 수 있는 범위를 정해 주는 것을 말한다. 정보 접근 권한 관리의 세부 항목들은 다음과 같은 내용을 포함하게 된다.

① 접근권한의 지정 및 부여

② 직종별 접근권한 범위

③ 사용자의 ID/PW 부여 및 관리

④ 접근기간 관리

⑤ 전자서명 관리

⑥ 특정 조건의 의료정보 관리

⑦ 제재조치

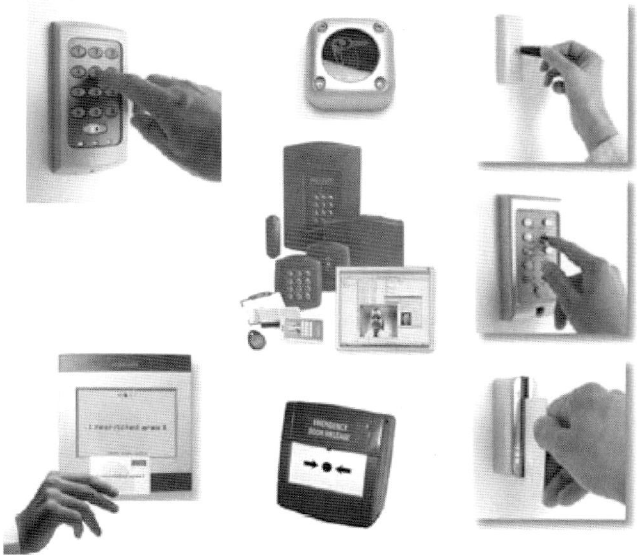

〈그림 10-6〉 다양한 방법의 정보 접근 권한 관리

목 적	구 분	방 식	허용권한	열람기간
외래진료용	외래OCS, 종이의무기록	OCS 연동, 신청/승인	전문의/전공의	진료당일
입원진료용	병동OCS, 종이의무기록	OCS 연동, 신청/승인	전문의/전공의	재원기간
미비정리용	병동OCS, 종이의무기록	OCS 연동, 신청/승인	전문의/전공의	7일
연구용	종이의무기록	신청/승인	전문의/전공의	7일
보험심사용	종이의무기록	신청/승인	심사담당자	7일
의료정보업무	OCS, 종이의무기록	OCS 연동, 신청/승인	의료정보과원	수시

〈그림 10-7〉 OOO병원의 정보접근권한 원칙

○○○ 병원
정보 보호 관리 규정

2007년 5월 10일 개정

제1장 총 칙

제1조 (목적) 이 규정은 OOO병원(이하 "병원"이라 한다)의 환자 정보를 보호하기 위한 규정으로, 병원의 모든 환자 정보의 허가되지 않은 공개, 변조, 유출, 파괴 등의 위협으로부터 환자의 개인 정보를 보호하기 위해 필요한 기본적인 사항을 기술함을 목적으로 한다.

제2조 (적용범위) 병원의 환자 정보에 접근 가능하거나 병원의 정보시스템을 사용하는 모든 직원에게 적용되며, 또한 병원 업무와 관련한 직원 외 관계자라도 환자의 정보에 접근이 가능하거나 병원의 정보시스템을 이용하는 모든 사람에게도 동일하게 적용된다.

제3조 (용어정의) 본 정보보호 규정에서 사용되는 용어의 정의는 다음과 같다.

1) 환자정보라 함은 개인에 관한 정보로서 당해 정보에 포함되어 있는 성명, 주민등록번호 및 화상 등의 사항에 의하여 당해 개인을 식별할 수 있는 정보 및 진료과 관련된 모든 정보를 말한다.
2) 기밀성이라 함은 허가되지 않은 사용자/ 접근자에게 정보가 노출되지 않도록 보호하는 기능을 말한다.

제2장 정보의 안전관리 및 접근 통제

제4조 (정보의 안전관리)

1) 환자정보의 안전한 관리를 위하여 종이 의무기록 보관소 및 병원 정보 시스템의 보관장소는 별도의 구역으로 분류하여 충분한 잠금 장치와 화재 방지시설을 갖추고 출입통제를 하여야 한다.
2) 전자의무기록 및 병원정보 시스템에 저장된 중요한 정보는 주기적으로 백업 및 복구테스트를 실시하여 안정성을 점검하여야 한다.
3) 백업된 정보는 별도의 보관 장소에 보관하여야 한다.
4) 병원의 모든 정보시스템은 인가된 사용자만 접근할 수 있도록 관리하여야 한다.
5) 인터넷 등 외부로부터 병원 내부 네트워크로의 접근은 침입차단시스템 등의 접근을 통제하는 적정한 보호대책을 수립하여야 한다.
6) 정보시스템 개발 및 유지 관리를 위한 외부업체에서 병원의 내부 네트워크로의 온라인 접속은 금하여야 한다.
7) 환자의 정보가 포함된 전산장비의 폐기 또는 처분은 환자의 정보가 유출되지 않도록 데이터 파기의 필요 조치를 취하여 폐기 또는 처분하여야 한다.

〈그림 10-8(A)〉 OOO병원의 정보보호관리규정

제5조 (접근권한의 관리)

1) 전자의무기록의 공인 인증 서명은 의무기록관리 규정에 따라 관리하여야 한다.
2) 직원 및 관련자의 퇴사나 업무 변경 시 정하여진 접근 권한이 제한될 수 있도록 조치하여야 한다.
3) 병원의 모든 정보시스템에 대한 사용자 권한은 정기적으로 확인하고 사용되지 않는 사용자 ID는 삭제하여야 한다.
4) 병원 모든 정보시스템은 일정시간 이상의 키보드나 마우스의 조작이 없을 시 자동으로 Log-Out되어야 한다.

제6조 (사용자의 ID 및 패스워드 부여 원칙)

1) 사용자 ID 등록 및 삭제는 정하여진 절차에 따라야 한다.
2) 사용자 ID는 식별이 가능하도록 유일한 ID를 가지도록 하여야 한다.
3) 패스워드는 6자 이상 알파벳, 숫자의 조합으로 생성하여야 하며 생일, 주민등록번호, 전화번호, 사원번호 등 추측이 가능한 패스워드는 사용하지 않아야 한다.
4) 패스워드는 암호화된 형태로 저장되어야 하며, 패스워드 파일에 대한 접근은 통제 되어야 한다.

제7조 (사용자의 ID 및 패스워드 관리의 책임)

1) 사용자 ID와 패스워드의 관리 및 유출로 인한 모든 책임은 사용자 본인에게 있다.
2) 사용자 ID와 패스워드는 타인과 공유하여 사용하여서는 아니 된다.
3) 모든 사용자는 비밀번호를 주기적으로 매월 1회 이상, 비밀번호 노출 위험이 감지되면 수시로 변경하여야 한다.

제8조 (의무기록 및 정보시스템 사용자 보안 준수 사항)

1) 병원 정보시스템 사용자는 업무 용도로만 시스템을 사용하여야 하며, 개인 PC는 허가 받지 않은 프로그램을 임의로 설치하지 말아야 하며, 최신 바이러스 백신 파일을 설치하여야 한다.
2) 컴퓨터에 환자 정보를 노출 시킨 채 장시간 이석하지 말아야 하며, 필요 시 장시간 자리를 비울 때에는 암호가 설정된 화면보호기가 동작되도록 설정하여야 한다.
3) 책상 위해 환자 정보와 관련한 기록 등을 오랜 시간동안 방치하지 말아야 하며, 오랜 시간동안에 자리를 이석하거나 퇴근할 경우에는 서류함에 시건 하여 보관하여야한다.
4) 개인 정보의 출력 시 잘못된 프린트물이나 기타 폐기하여야 할 문서에 대해서는 내용이 유출되지 않도록 즉시 파기하여야 하며 이면지 등으로 재활용 하여서는 아니 된다.
5) 공공장소에서 업무상 또는 비업무상 환자 정보와 관련한 대화를 하지 말아야 하며, 환자 본인과 환자 정보를 확인하여야 할 경우라도 타인에게 노출되지 않도록 필요한 조치를 취하여야 한다.

〈그림 10-8(B)〉 OOO병원의 정보보호관리규정

연습문제

1. 의무기록정보의 용도에 대하여 설명하시오.

2. 의무기록정보 관리에 대한 규정에 포함되는 내용에 대해 설명하시오.

3. 정보보호 규정에 포함되어야 할 내용에 대해 설명하시오.

4. 정보관리 지침을 준수하기 위안 방안은 무엇인지 설명하시오.

5. 정보관리를 위한 글로벌 기준을 요약하시오.

6. 약어 및 각 종 통계 용어 표준화의 필요성에 대해 설명하시오.

제11장 시설안전관리

학습목표

1. 시설안전관리의 중요성에 대하여 이해한다.
2. 시설안전관리에 대한 국외 기준을 이해한다.
3. 시설안전관리에 대한 우리나라 기준을 이해한다.
4. 시설안전관리를 의료기관에 적용하는 방안에 대해 이해한다.

제11장 시설안전관리

1. 시설안전관리의 중요성

의료기관에서 발생하는 안전사고는 의료의 질적 저하와 함께 재정적 손실을 야기한다. 환자가 치료를 목적으로 찾은 의료기관에서의 사고는 환자의 생명과 직결될 뿐만 아니라 정신적 육체적 고충을 가중시킴으로써 의료 서비스의 질적 저하를 가져오게 된다. 그러므로 의료기관의 안전 관리는 모든 구성원들이 의료 서비스를 행함에 있어 공통적으로 가져야 할 제 1의 원칙이며, 의료기관에서 이루어지는 모든 과정에 제일 우선적으로 고려되어야 할 점이라는 면에서 그 중요성이 점차 커지고 있다.

의료기관의 안전관리는 환자와 직원의 안전과 보안, 위험 물질 및 폐기물 관리, 시설 및 설비 시스템, 화재 및 응급 상황에 대한 관리 체계를 포함하는 넓은 범위에서 다루어진다. 따라서 본 장에서는 의료기관에서 다루어져야 할 안전 관리를 각 관리점을 중심으로 살펴보고자 한다.

(1) 보안 관리

의료기관에서 환자, 직원, 방문객의 신원 확인은 보안 관리 측면에서 중요하다. 특히, 환자는 진료 접수에서부터 투약 및 주사 처방, 수술, 입원 등의 매 단계마다 신원 확인이 되어야 의료 사고를 관리할 수 있다. 수술 부위의 오류로 인한 사고, 수술 사고 등은 의료 소송과 직결되므로 안전 관리에서 중점적으로 다루어사 처방, 수술, 직원의 신원 확인은 환자와 보호자의 안전을 위해 중요하므로 진료 시에는 항상 명찰을 패용하고 수술 방문객 역시 출입 시 자신의 신원 특히, 의료진이 확인할 수 있도록 하여야 한다.

의료기관의 보안을 담당하는 책임자는 호신용 장비를 소유할 권리를 가지며, 이는 기관장의 결정에 따른다. 일반적으로 보안이 취약한 부분은 유괴 가능성이 있는 소아과, 치매 환자, 의무기록 보관실, 중앙컴퓨터관리실, 접수 및 수납처와 같이 현금을 보관하는 곳 등이다. 이에 대한 보안 관리를 위해서는 소아과에서는 영유아/소아의 손목, 발목 등에 이름표를 부착하거나 반드시 보호자와 함께 이동하게 한다. 치매 환자 또한 신원 확인이 가능하도록 명찰을 부착하게 하며, 보호자와 의료진이 서로 확인하는 과정을 갖도록 한다. 의무기록

보관실과 중앙컴퓨터관리실은 정보 관리 측면에서 중요하며, 현금을 많이 취급하는 수납처의 보안 관리를 위해서 보안 담당자를 가까이에 배치하도록 한다.

그 외 보안 관리 측면에서 다루어져야 할 부분은 폭행, 폭력, 폭언, 성추행, 인종 차별, 상해 등과 관련된다. 응급실에서 주로 발생되는 폭력, 폭행의 보안 관리를 위해 의료기관은 이를 방지하기 위한 프로그램을 마련하여 시행한다.

(2) 위험 물질 및 폐기물 안전 관리

의료기관에서 사용하는 위험 물질과 폐기물은 화학물질, 방사성 물질, 의료용 가스, 감염성 물질 등으로, 폭로, 엎지름, 부적절한 표기, 사고 등의 사소한 실수로 인해 치명적 결과를 가져오는 안전사고의 원인이다.

의료기관에서 사용되는 화학물질은 약제, 알코올, 소독제, 마취제 등 의료용으로 사용되는 것 이외에 페인트, 용매, 연료 등이 함께 안전을 위해 관리되어야 한다. 특히, 약제는 표기와 유효 기간을 정확하게 명시하여 그 기간 안에 사용하여야 하며, 오염된 약제, 백신, 약제의 오용으로 인한 사고를 줄이도록 힘써야 한다. 위험 물질과 방사성 물질의 폐기는 일정한 규정에 따라 관리자 책임 하에 행해져야 하며, 이를 정기적으로 확인하는 정도 관리 프로그램을 시행해야 한다. 특히, 방사성 물질은 직원의 피폭량을 확인하는 과정을 거쳐 직원의 안전 관리에 힘쓴다. 감염성 물질은 혈액, 검체, 바늘, 주사기, 솜, 혈액이 묻은 밴드, 버려진 진단 시약 등과 같이 잠재적으로 감염을 유발할 물질을 함유하고 있는 것으로 이의 폐기 및 처리를 적절하게 관리하여야 한다. 의료 연구가 행해지는 기관에서는 감염실험동물의 처리 방법 등에 관한 규정에 따라 처리하도록 관리하여야 한다.

(3) 시설 및 설비 시스템 안전 관리

환자와 직원의 안전은 의료기관의 시설/설비 환경에 의해 영향을 받는다. 그러므로 의료기관의 장은 안전한 시설 환경을 제공하는 데 그 책임이 있다. 의료기관의 안전하고 효율적인 시설 제공은 안전에 대한 예방 계획과 함께 잠재된 위험 요인을 줄이고 관리함에 있다. 즉, 환자와 그 보호자, 직원, 방문객이 접할 수 있는 위험 요인을 최소화하여 안전하고 보장된 환경을 유지하도록 사고와 상해를 예방 관리하여야 한다. 이를 위하여 의료기관은 의료장비 및 설비 시스템이 안전하게 작동하는지, 누전은 없는지, 환기와 배기는 잘 되는지, 산소가 누출되지는 않는지 등의 위험 요인을 사전에 확인하고 예방하는 정기적 유지 및 관리가 필요하다. 의료기관의 시설은 환자가 접근하기 쉽도록 여러가지 특성을 고려하여야 하며, 개인적 특성에 알맞은 진료와 안전이 보장된 진료가 이루어지도록 설계되어야 한다.

(4) 화재 안전 관리

화재를 예방하기 위해서는 시설의 화재 설비에서부터 화재 시 대피 훈련까지 일련의 과정에 대해 바르게 숙지하고 있어야 한다. 즉, 화재 예방을 위한 대책과 함께 철저한 화재 대피 훈련과 관리는 긴박한 화재 시 인명 피해를 최소화하는 데 큰 도움이 된다. 특히, 화재는 초기 진압이 무엇보다 중요하므로 이에 대한 교육과 훈련을 철저히 하도록 한다. 의료기관의 화재 안전 관리를 위해서는 다음의 사항을 항상 점검 관리하여야 한다.

1) 잠재적으로 인화성이 있는 물질의 보관 및 처리에 대한 안전 관리
2) 진료실 및 입원실 등 사람의 통행이 잦은 장소에 위험 물질 제한
3) 화재 시 대피 요령에 대한 모든 직원의 숙지
4) 화재 및 연기 감지, 화재 경보, 감지 시스템 등 화재 예방을 위한 시스템의 적절한 유지 및 정기적 관리
5) 화재 대피 요령에 대한 정기적인 훈련 및 시험 실시

화재의 위험을 줄이기 위하여 의료기관 내의 금연을 권장하도록 하며, 금연은 환자는 물론, 그 가족, 방문객, 직원 모두에게 독려하도록 한다. 부득이한 경우, 흡연은 최소한으로 지정된 진료 구역이외의 장소로 지정 제한한다.

(5) 응급 상황 시 안전 관리

의료기관에서 응급 상황이 발생한 경우, 초기 대응이 무엇보다 중요하다. 초기 대응의 행태에 따라 큰 재앙을 막을 수 있기도 하고, 더 큰 피해를 입기도 한다. 따라서 초기 대응에 대한 교육과 훈련의 정기적인 시행을 통해, 실제 상황에서도 신속하게 판단하고 행동할 수 있도록 관리하여야 한다. 이를 위해서 화재의 응급 상황 시 소화 장비, 소화 호스의 사용법

에 대해 익히고, 환자를 대피시키기 위한 직원의 임무 등을 숙지하여야 한다.

응급 상황은 전력, 음용수의 공급 등에 문제가 생기는 경우에도 발생한다. 그러므로 전력이 단전되는 응급 상황에 대비한 비상 전력 시스템이 구비되어 있어야 하며, 이는 의료기관이 갖추어야 할 규정에 따라야 한다. 음용수의 오염이나 단수 등의 응급 상황은 신장 투석 환자에게 매우 치명적이다. 그러므로 물의 생물학적 화학적 오염에 대한 정기적 검사를 실시하여 수질 공급이 원활하게 이루어지도록 관리하여야 한다. 또한, 물의 오염이나 단수 등에 대비한 시스템을 구축하여야 하며, 응급 상황 시 대체할 수 있는 방법과 절차에 대한 교육과 훈련을 시행한다. 응급 상황에 대비하기 위하여 비상출구의 관리도 함께 이루어져야 한다.

2. 시설 안전 관리의 각국 기준 비교

시설안전관리에 대해 미국의 TJC, JCI와 호주의 ACHS 등에서 제시하고 있는 기준과 우리나라 의료기관평가의 시설안전관리 기준은 다음과 같이 요약할 수 있다.

미국 TJC 외래 기준
1. 의료기관은 진료 시 안전과 보안을 위협하는 요인을 관리하기 위한 규정이 있어야 한다. 이를 위해 의료기관은 금연을 법규화하며, 화재 위험 요소를 관리하고 동시에 화재 경보 시스템 및 안전 장비를 정기적으로 관리하여야 한다. 또한, 의료기관은 의료 장비의 위험 요소를 관리하여야 한다. 이를 위해 의료 장비를 정기적으로 점검, 검사, 유지 관리하여야 한다. 2. 의료기관은 시설과 설비 시스템을 정기적으로 점검, 검사, 유지 관리하여야 한다. 단전에 대비한 비상시 전력 시스템이 구비되어 있어야 하며 이를 위하여 응급 동력 시스템을 정기적으로 점검, 검사, 유지 관리하여야 한다. 3. 의료기관의 기관장과 의료진은 진료 환경과 관련된 자신의 역할과 책임에 대해 숙지하고 있어야 한다.
미국 JCI 외래 기준
1. 의료기관은 환자의 신원 확인에 있어 정확도를 높이기 위해 다양한 방식으로 반복적으로 환자의 신원을 확인하는 과정을 거쳐야 한다. 2. 의료기관은 진료 환경에서 환자의 상해를 줄이기 위해 낙상 등의 위험 요인을 제거하기 위한 방안을 마련하여야 한다. 또한, 환자 진료가 안전하게 이루어지도록 진료 환경을 다각도로 분석하는 과정을 거쳐야 한다. 이를 위해 기관은 환자가 진료 시설에 접근이 용이하도록 설계하여야 하며, 환자 편이의 진료 환경을 제공하여야 한다.

3. 의료기관은 화재, 단전, 지진 등과 같은 응급 상황에서 안전을 보장하기 위한 프로그램을 계획하고 이를 실행하여야 한다. 이를 위하여 비진료 구역에서의 금연도 확대한다. 의료기관은 유해 물질에 관한 전반적인 규정이 있어야 한다. 즉, 유해 물질의 취급, 관리, 보관, 사용, 재고 등에 관한 규정이 있고 이는 실행하여야 한다. 또한, 위험 물질과 폐기물 처리에 관한 규정도 수립하여야 한다.
4. 의료기관은 의료 장비를 정기적으로 점검, 검사, 유지, 관리하는 프로그램을 운영하고 그 결과를 문서화하여야 한다.
5. 의료기관은 음용수의 오염, 단수와 전력의 단절, 고장 등에 대비한 시설을 구축하고 있어야 하며, 응급 상황 시 대처할 수 있는 시스템이 수립되어 있어야 한다.
6. 의료기관은 이들 시설에 대한 조치가 필요한 경우, 이를 즉각 개선할 수 있는 절차를 마련하여야 하며, 모든 직원의 임무에 맞는 교육과 훈련이 실시되어야 한다.

미국 JCI 입원 기준

1. 의료기관은 기관의 시설 설비와 그 점검에 대한 규정이 있어야 한다. 의료기관은 안전한 진료 환경을 구축하기 위한 프로그램이 있어야 하며, 이에 준하여 수행하여야 한다. 의료기관은 유해 물질의 취급, 저장, 사용, 재고 등에 관한 관리 지침이 있어야 하며, 폐기물은 엄격한 규정에 따라 처리되어야 한다.
2. 의료기관은 화재, 연기, 응급 상황이 발생하였을 때를 대비하여 안전을 보장할 수 있는 대비 계획안이 있어야 하며, 이를 수행하여야 한다. 이를 위하여 화재 및 응급 상황별 예방을 위한 방지책과 조기 감지, 경감 절차에 대한 시스템을 구축하여 대비 시 안전하게 이루어질 수 있도록 정기적으로 관련 장비 및 시설을 점검하여야 한다.
3. 의료기관은 의료 장비의 점검, 검사, 유지, 관리를 위한 프로그램을 수행하여야 하며, 그 결과에 대한 자료를 토대로 의료 장비의 장기적 수요 계획에 활용한다.
4. 의료기관은 음용수와 전력의 단절, 고장에 대비한 음용수 공급과 전력 공급에 대한 계획이 있어야 한다. 응급 상황을 예방하기 위하여 전기, 수도 등은 정기적으로 점검, 검사, 유지, 관리하며, 개선이 필요한 경우 즉각적으로 조치를 취하도록 한다.
5. 의료기관의 안전을 위한 일련의 과정과 시설 설비의 안전을 위해 직원 교육과 훈련이 반드시 실시되어야 한다.

호주 ACHS 입원 기준

1. 낙상 관리를 위한 정책과 지침을 설정하며, 낙상 위험에 대해 평가하는 단계를 포함하여야 한다. 이 존재해야 한다. 낙상의 위험 요인을 파악하기 위한 도구를 개발하여 평가하여야 하며, 이에 따라 낙상을 줄이기 위한 전략을 실행하여야 한다. 낙상을 예방하기 위한 교육은 직원, 고객/환자, 보호자에게 제공되어야 하며, 환자는 자신의 낙상 예방과 관리 계획에 관여하도록 독려하여야 한다.
2. 환자, 직원, 방문객, 계약자들을 위한 안전과 복지를 보장해야 한다. 이를 위하여 안전 관리 체계를 위한 문서화된 지침이 있어야 하며, 국가와 지역의 법률을 기초로 하여야 한다. 위험한 물품과 유해성 물질의 관리를 위하여 손상을 유발하는 물품과 물질의 위험도를 확인한다. 이에 대한 직원 교육은 직장의 건강과 안전에 대한 정보와 그들의 책임에 대해 이루어지며, 직원의 요구에 부응하도록 한다. 외부 서비스 제공자들은 이와 관련된 정보를 받으며, 해당 의료기관의 건강과 안전 요구를 준수하여야 한다. 위험한 물품과 유해성 물질의 입수, 관리와 처리에 관한 절차와 지침은 문서화되어야 한다.

3. 방사능 물질의 안전한 처리에 대한 일련의 과정은 반드시 기록해두어야 하며, 기록은 모든 방사선 물질과 방사선 장비를 위해 보관한다. 방사선 모니터링 체계는 교차 확인되는 시스템에 의해 관리되어야 한다.
4. 건물, 설비, 장비, 비품, 공공시설과 소모품들은 안전하게 관리되어지고 효율적으로 활용되어야 한다. 이를 위해서 설비와 장비는 제조사의 설계 명세서에 적합하게 운영되어야 하며, 설비일지가 제조사의 요구에 적합하게 관리되어야 한다. 구입과 공급 절차는 물품의 구입 후 효율성을 확실히 하는 과정을 통해 구비되어야 한다. 또한, 안전과 서비스 요구도를 고려하여 건물/사무실, 설비, 장비, 비품, 공공시설, 소모품, 사무실의 디자인이 결정되어야 한다. 의료기관은 소수 계층을 위한 문화적 기호의 필요성을 확인하고 이에 합당한 기호를 외부에 표시하여야 한다. 또한, 장애인의 접근을 위한 시설은 입법기관의 요구에 충족되거나 승인된 가이드라인에 따라 시행한다.
5. 폐기물과 환경 관리는 안전한 실무와 환경을 지원해야 한다. 의료기관 전체의 폐기물과 환경관리에 관한 방침이 있어야 한다. 폐기물 관리는 확인가능하며 기호로 표시되어야 한다. 직원은 폐기물과 환경관리에 관한 그들의 책임에 대한 정보를 제공받고 이에 대해 교육을 받아야 한다. 외부 서비스 제공자는 폐기물의 취급, 운송, 처분을 위한 모든 요구를 준수해야 한다.
6. 응급 상황 또는 재해 관리는 안전한 실무와 환경을 지원해야 한다. 의료기관 전체의 응급 상황과 재해관리는 업무의 연속이므로 이에 대한 방침이 있어야 한다. 발생 가능한 응급 상황을 확인하고 이에 대응하여 대피 계획을 철저히 하여야 한다. 특히, 화재와 이의 대피는 긴급 업무/훈련의 형태로 정기적으로 실행되어야 한다. 외부 서비스 제공자는 긴급 상황의 예방을 위한 의료기관의 요구를 준수해야 한다. 직원은 오리엔테이션 시 교육을 받으며, 매해 화재와 대피 상황에 대한 훈련을 받아야 한다. 국가와 지역의 법률을 준수하여야 하며, 화재 검사를 책임지는 외부 기관의 허가를 받은 문서화된 근거를 마련하도록 한다.
7. 안전 보장 관리는 안전한 업무와 환경을 지원해야 한다. 의료기관 전체의 안전 보장을 위한 정책이 있어야 한다. 이를 위해 주요 안전 보장에 위험이 되는 요인을 확인되어야 한다. 직원은 보안위험과 그의 책임에 관련된 정보를 제공받고 교육받아야 한다. 외부 서비스 제공자에게 관련된 정보와 기관의 안전보장 통제 준수사항을 공급하여야 한다.

국내 의료기관평가 기준

1. 의료기관은 시설관리와 관련된 법규 및 규정에 따라 시설안전 관리체계를 갖추어야 하며, 적정인력이 시설안전 관리를 수행하여야 한다. 이를 위하여 의료기관은 전기, 수도, 의료가스, 공기정화 및 환기 등 중요한 설비시스템을 정기적으로 검사, 유지, 보수 등을 계획하고 실행하여야 한다.
2. 의료기관은 환자의 안전을 위한 보안체계를 갖추고 이를 적절하게 운영하여야 한다.
3. 의료기관은 방사성 동위원소 등 위험물질과 의료폐기물 관리에 관한 관련된 법규 및 규정을 설립하고 이에 따른 관리체계를 갖추어 실행하여야 한다.

3. 우리나라의 환자 안전 관리 지침

(1) 적용 법규 지침

1) 기관장은 시설에 적용될 법, 규정, 요구 조건들을 숙지하여야 한다.
2) 기관장은 적용된 법, 규정, 요구 조건에 따른 해당 사항을 이행하여야 한다.
3) 기관장은 시설 점검 사항이 인증 조건에 모두 부합하는지 확인하여야 한다.
4) 기관장은 시설 점검 사항을 문서화하고 정기적으로 관리 수정하여야 한다.
5) 시설 점검 사항을 통해 확인된 사고, 상해, 낙상, 기타 사건에 대한 보고 후 검토 과정이 있어야 한다.

(2) 위험 물질 및 폐기물 관리 지침

1) 위험 물질과 폐기물은 규정에 따라 관리되며, 이는 반드시 확인되어야 한다.
2) 위험 물질과 폐기물은 규정에는 다음 항목을 포함하여야 한다.
   가. 위험 물질의 취급, 저장, 사용에 관한 기준
   나. 위험 물질과 폐기물의 재고 관리 기준
   다. 노출, 누출, 기타 사고에 대한 보고와 조사 기준
   라. 노출, 누출, 기타 사고 시 적절한 보호 장비와 작업 절차
   마. 적절한 유해 폐기물 처리 방법
   바. 유해 폐기물 처리와 관련된 허가, 면허, 규제 조건 등에 관한 기준
   사. 위험 물질 및 폐기물의 적절한 표기
   아. 특별 처리가 요구되는 임상 폐기물, 날카로운 물건, 잠재적 감염 위험성 물질의 안전한 보관과 처리

(3) 시설 및 설비 시스템 관리 지침

1) 의료기관 시설은 접근이 용이하고 효율적이며 안전해야 한다.
2) 의료기관의 목적과 수용 환자 수에 맞게 다음 사항을 고려하여야 한다.

가. 환자의 연령과 주된 환자군

나. 환자의 치료를 위한 모든 활동에서 사생활 보호 확보를 위한 접수처/진료실/검사실 설계

다. 진료/검사실 주변의 손 위생 시설 배치

라. 환자의 동선을 고려한 좌석배치

마. 시설물의 위생 관리

바. 조명, 난방, 환기, 감염 관리 등에 대한 기준

사. 낙상 위험을 줄이기 위한 프로그램

(4) 화재 관리 지침

1) 의료기관은 시설 내에서 발생할 수 있는 화재, 연기, 기타 응급상황에서 모든 인명의 안전을 보장할 수 있는 계획을 수립하여야 한다.

2) 계획은 시설 설비 측면에서 다음 내용을 포함하여야 한다.

가. 가연성 물품의 안전한 보관과 처리

나. 환자의 주거시설에 인접하여 공사가 시행될 때, 위험 관련 물질의 제한

다. 화재가 발생했을 때 안전한 대피와 탈출 방법

라. 화재 감시, 연기 감지, 화재 경보 시스템

마. 소방 호스, 화학적 억제장치, 자동 소화 장치와 같이 화재 진화를 위한 장비

바. 화재 보호 장치와 안전 시스템이 요구조건들에 부합하는지의 검사와 유지 관리

사. 화재나 연기 시 시설 장비를 안전하게 대피시키는 훈련을 적어도 일 년에 한번 이상 실시

아. 모든 검사와 유지 관리에 대한 문서화

3) 흡연을 금지하기 위한 규정과 계획을 이행하여야 한다.

4) 계획은 환자, 가족, 방문객, 직원 모두에게 적용되어야 한다.

(5) 응급 상황의 관리 지침

1) 모든 진료 상황과 검사/진료실에서의 즉각적인 도움이 요청되는 경우에 대한 절차가 있어야 한다.
2) 의료기관은 음용수와 전력이 단절 되었을 때, 위험도가 가장 큰 부서를 파악하고 이에 대한 절차, 계획이 수립되어야 한다.
3) 응급 상황 시 위험 발생을 줄이기 위한 초기 대응을 위한 계획이 있어야 한다.
4) 의료기관은 응급 상황에서 전력과 음용수의 대체 공급을 위한 절차가 있어야 한다.
5) 의료기관은 전력과 수도의 대체 공급원을 정기적으로 점검 관리하여야 한다.
6) 비상출구의 상태를 정기적 관리하여야 한다.

(6) 직원 교육 관리 지침

1) 의료기관은 환자의 안전과 효율적 관리를 위해 직원이 맡은 시설 관리의 책임을 명확하게 명시하고, 이를 효과적으로 수행하기 위한 교육을 시행한다.
2) 직원의 안전 평가를 위해 직무 분석, 작업장 분석 등의 평가 방안을 계획하고 시행한다.
3) 교육 프로그램은 신입 직원의 오리엔테이션에서부터 시행되어 정기적으로 진행되어야 한다.
4) 직원 교육이 실시된 이후에는 이에 대한 평가와 시정조치 절차를 통해 개선되는 과정이 있어야 한다.

4. 환자 안전 관리 지침을 준수하기 위한 방안

(1) 보안 안전 관리

보안은 환자, 직원, 보호자의 신원 확인을 기본으로 보안이 취약한 부분을 중점 관리하여야 한다. 일반적으로 의료기관의 출입구와 현금 유통이 잦은 곳에서 이루어지는 보안 관리는 앞으로 더 넓은 범위까지 철저하게 관리되어야 한다.

〈표 11-1〉 보안을 위해 관리되어야 할 지역

지역	내용
출입구	이상 현상의 포착 및 대형 사고 예방
수납처	현금 유동성이 높은 지역
의무기록실	환자의 사생활 보호가 유지되어야 할 구역
중앙컴퓨터센터	정보 유출 및 폭파 위험성
연구소	화학물질 및 최신 연구 자료의 보안
방사성 보관실	전문가가 다루어야 할 위험 물질
전력 공급소	대규모 피해를 유발할 가능성
산소 탱크 보관실	대규모 피해를 유발할 가능성
기계실	대규모 피해를 유발할 가능성
연료 저장실	대규모 피해를 유발할 가능성

(2) 위험 물질 및 폐기물 안전 관리

기관에서 사용하는 위험 물질은 일정한 규정에 따라 안전하게 보관, 관리되고 폐기되어야 한다. 화학물질, 약품, 비품, 시약, 방사성 폐기물, 위험한 가스, 감염성 폐기물 등이 바르게 처리되어야 하며, 다음 사항을 포함하여야 한다.

1) 위험 물질의 취급, 저장, 사용에 대한 규정을 따를 것

2) 위험 물질과 폐기물의 재고 관리

3) 노출 및 사고 시 이의 처리 절차와 보고, 조사 과정

4) 위험 물질과 폐기물의 폐기 처리에 관한 규정

5) 위험 물질과 폐기물의 적절한 표기

6) 모든 규정 및 절차에 대한 문서화

〈표 11-2〉 폐기물 정도 관리 대장의 예

<table>
<tr><td colspan="20">사업장 폐기물 관리 대장
폐기물 종류: (단위: 톤)</td></tr>
<tr><td colspan="4">발생 내용</td><td colspan="7">자가처리 시</td><td colspan="6">위탁처리 시</td><td rowspan="3">보관량</td><td colspan="2">결재</td></tr>
<tr><td rowspan="2">연월일</td><td rowspan="2">상태</td><td rowspan="2">발생량</td><td rowspan="2">누계</td><td rowspan="2">연월일</td><td rowspan="2">처리량</td><td colspan="2">중간처리</td><td colspan="2">최종처리</td><td rowspan="2">누계</td><td rowspan="2">연월일</td><td rowspan="2">처리량</td><td rowspan="2">운반자</td><td rowspan="2">처리자</td><td rowspan="2">처리방법</td><td rowspan="2">누계</td><td rowspan="2"></td><td rowspan="2"></td></tr>
<tr><td>처리방법</td><td>처리량</td><td>처리방법</td><td>처리량</td></tr>
<tr><td></td><td></td><td></td><td></td><td></td><td></td><td></td><td></td><td></td><td></td><td></td><td></td><td></td><td></td><td></td><td></td><td></td><td></td><td></td><td></td></tr>
<tr><td></td><td></td><td></td><td></td><td></td><td></td><td></td><td></td><td></td><td></td><td></td><td></td><td></td><td></td><td></td><td></td><td></td><td></td><td></td><td></td></tr>
</table>

(3) 시설 설비 시스템의 안전 관리

의료기관의 시설은 다양한 환자가 접근하기 쉽도록 여러 가지 특성을 고려하여야 하며, 환자의 개인적 특성에 알맞은 진료와 안전성이 보장된 진료가 이루어지도록 설계되어야 한다. 이를 위해서 시설 설계 시 다음 사항을 고려하여야 한다.

1) 의료기관의 목적에 부합하는 주 환자층의 특성을 고려한 설계
2) 진료실과 검사실에서 의료기관 밖으로의 접근이 용이한 설계
3) 접수 시 개인의 사생활이 보장되는 설계
4) 환자 대기실에서 감염 가능성이 있는 환자와 분류되는 설계
5) 진료 및 검사를 위한 환자의 탈의, 착의 시 사생활을 확보할 수 있는 설계
6) 손 위생을 위한 세척 시설은 진료실 및 검사실에 근접하게 또는 내부에 설계
7) 환자의 동선과 편리함을 고려한 좌석 배치
8) 건물 부품과 시설물의 정결함을 유지하기 위한 시스템
9) 조명, 난방, 환기 등의 감염 위험을 관리할 수 있는 시스템
10) 낙상 가능성이 있는 환자에 대한 초기 평가와 재평가 과정의 보완

11) 주위 환경과 건물 구조의 안전성

(4) 화재 안전 관리

환재는 무엇보다도 예방이 중요하나 화재 시 초기 대응의 정도에 따라 그 결과 차이가 크므로 이에 대한 관리가 중점적으로 이루어져야 한다. 이를 위해 화재 안전 관리를 위해 주기적으로 확인하고 시정 보완하는 절차를 수행하여야 한다. 안전 관리 책임자는 주기적으로 총체적인 화재 안전 시스템이 유지 관리되는지에 대해 감독하고 부족한 부분에 대한 시정 조치를 취해야 한다.

〈표 11-3〉 안전 관리 책임자의 화재 장비 체크 리스트의 예〉

내용	정도		비고
	만족	부족	
소화기의 위치			
소화기의 유지 관리 상태			
소화전의 유지 관리 상태			
스프링 쿨러 감기기 유지 관리 상태			
연기 감지기 유지 관리 상태			
비상출구의 적절성			
비상구의 불빛 적정성			

(5) 교육 관리

의료기관의 안전을 위한 직원 교육 안은 안전, 보안, 위험 물질, 응급 상황에 대한 대처, 시설 및 설비 시스템 등 광범위하게 이루어진다. 그러므로 직원의 직급, 담당 부서, 책임과 권한의 정도 등에 맞게 세부적으로 행해져야 효율적이다.

〈표 11-4〉 안전 교육을 위한 계획안의 예

분류	교육 내용
안전관리	안전에 관한 일반적인 내용 직무와 관련된 위험 요인의 예 안전 사고 발생 시 보고 요령 및 절차 사고 발생을 줄이기 위한 예방책
보안관리	보안 사고를 예방하기 위한 방법 보안 사고 발생 시 응대 절차
위험 물질 및 폐기물 관리	위험 물질 처리 규정 및 절차 폐기물 관리 규정 및 절차 사고 발생 시 응대 절차 및 보고 절차
화재 시 안전 관리	초기 대응법 관리부서 별 대응 전략 및 대피 요령 화재 예방을 위한 대책 화재 장비 및 시설의 유지 관리 방법
응급 상황 시 안전 관리	초기 대응법 단전 및 단수 시 대체 시스템 작동 방법 대체 시스템의 정기적 유지 관리 방법

사 고 경 위 보 고 서

부 서 명
보고자(부서장)
보 고 일 시

사고발생 일시
사고발생 장소
사고발생 형태

사고 발생 경위

초기 조치사항

사고 피해정도

부서장 의견

당 부서에서 발생한 안전사고에 대한 내용을 상기와 같이 제출합니다.

부서장 서명

〈그림 11-1〉 안전사고 보고서의 예

사 고 대 책 보 고 서

부 서 명
보고자(부서장)
보 고 일 시

사고발생 일시
사고발생 장소
사고발생 형태

사고 발생 경위

사고 발생 원인

재발방지대책
-단기대책(시정조치)

-장기대책(예방조치)

안전관리자 의견

작 성 일 년 월 일
안전관리자 서명

〈그림 11-2〉 안전사고 대책 보고서의 예

연습문제

1. 안전관리의 중요성을 이해한다.

2. 안전관리에 관한 국제기준을 이해한다.

3. 우리실정에 맞는 안전관리지침을 이해한다.

4. 안전관리방안에 대해 이해를 한다.

제12장 감염관리

학습목표

1. 감염관리의 중요성을 이해한다.

2. 감염관리를 위해 의료기관이 준수해야할 내용을 이해한다.

3. 감염관리 실무자가 갖추어야 할 지식과 자격요건을 이해한다.

4. 감염관리 실무를 이해한다.

제12장 감염관리

1. 감염관리의 개요

(1) 병원감염관리의 중요성

최근에 부산의 모 성형외과에서 감염사고로 환자가 사망한 사건이 발생하여 전국적으로 성형외과를 찾는 환자가 크게 감소하는 사태가 발생하였다. 병원감염이라는 것은 입원 당시 감염이 없거나 잠복기에 있지 않았던 질병이 병원에 입원하여 감염성 물질(virus, bacteria 등의 미생물)로 인해 독소 반응을 일으켜 질병을 일으키는 것이다. 즉, 병원에 입원할 때에는 없었던 감염성질환이 병원에서 감염관리를 제대로 해주지 않아서 환자가 감염성 질환에 걸리게 되어 심하면 사망할 수 도 있는 심각한 의료사고이다. 어떤 환자도 병원에 가서 감염사고로 사망하거나 고통을 받기를 원하지 않을 것이다. 따라서 의료기관에서는 감염사고 예방을 위해 다양한 노력을 하여야 할 것이다.

(2) 병원감염관리의 목적

감염관리는 원내 감염관리와 관련된 문제를 확인 분석하여 문제를 해결, 예방하기 위해 환자, 직원, 일반인들에게 감염관리 방법을 교육 및 실천하도록 하여 병원감염 발생률을 감소시키는 것을 목적으로 한다.

(3) 감염관리프로그램

의료기관에서 감염관리를 체계적으로 수행하기 위해서는 종합적인 감염관리 프로그램을 개발하고 이를 체계적으로 수행하여야 한다. 의료기관의 감염관리 프로그램으로는 손 위생 프로그램, 세척, 소독과 멸균관리 프로그램, 감염성 폐기물 관리 프로그램, 병원성 폐렴의 예방과 관리 프로그램, 병원성 요로감염 관리 프로그램, 혈관내 침습적기구 관리 프로그램, 수술부위감염 관리 프로그램, 직원감염 관리 프로그램 등이 있다.

(4) 감염관리 실무자

감염관리가 제대로 이루어지기 위해서는 병원의 구성원들이 모두 노력하는 것도 중요하지만 감염관리 전문가가 있어서 이러한 전문가들이 의해 지속적, 체계적으로 노력하는 것이 필수적이다. 즉, 의료기관에 적정수의 감염관리 전문가가 감염관리 업무를 전담하여야 한다. 또한 이러한 감염관리 전문가는 감염업무를 수행하는데 필요한 교육 및 훈련을 받아야 한다.

(5) 감염관리활동

감염관리 활동은 모든 부서에서 함께 노력해야만 한다. 즉 임상진료과, 시설관리부, 영양과, 주거(린넨실), 검사실, 소독멸균실, 수술실, 중환자실, 투석실 등의 다양한 부서에서 함께 노력을 해야만 한다.

감염관리의 조직형태는 소규모 활동그룹, 조정위원회, TFT 등 다양한 형태로 수행할 수 있다. 감염관리를 전담하는 조직은 진료관련 감염의 범주를 정하고, 관련자료 수집(감시) 체계를 수립하고, 감염 예방과 위험 통제를 위한 전략 설계, 감염관리 프로그램의 지속적이고 체계적인 실천이 필요하다. 의료기관의 주요 감염관리활동은 다음과 같다.

1) 손 위생
2) 세척, 소독과 멸균관리
3) 감염성 폐기물 관리
4) 병원성 폐렴의 예방과 관리
5) 병원성 요로감염 관리
6) 혈관 내 침습적 기구 관리
7) 수술부위감염 관리
8) 직원감염 관리

2. 감염관리를 위한 글로벌 기준

감염관리에 대해 미국의 JCI와 호주의 ACHS 등에서 제시하고 있는 기준과 우리나라 의료기관평가의 감염관리 기준은 다음과 같이 요약할 수 있다.

미국 JCI 기준

1. 감염예방 관리에 대한 정책
   - 환자, 직원, 방문객을 대상으로 하여야 한다.
   - 여러 전문 분야가 참여하여야 한다.
   - 충분한 인력 및 기술이 지원하여야 한다.
   - 기관의 모든 지역을 대상으로 한다.

2. 직원 교육 및 수행도
   - 직원 교육에 대한 계획 스케줄이 있어야 한다.
   - 교육 스케줄대로 잘 실천하고 하여야 한다.

3. 감염예방 관리담당자
   - 한명 이상의 담당자가 감염관리 프로그램을 지휘 감독 하여야 한다.
   - 담당자는 기관의 규모, 위험 정도, 프로그램의 범위와 복잡성에 맞는 자격을 갖추어야 한다.
   - 담당자는 배정된 또는 직무기술서에 기술된 범위는 다음과 같다.
     - 규정과 절차를 개발하고 실행
     - 프로그램의 적절한 실행과 운영을 위해 직원 교육
     - 감염과 관련된 법과 규칙 준수
     - 추적 프로그램과 최신 감염 관리 데이터 제공
     - 감염 관리 프로그램과 해당 기관의 질 향상 및 환자 안전 향상 프로그램에서 기술된 대로 책임을 달성하여야 한다.

4. 감염관리 프로그램 조정기전
   - 환자 안전 관리와 안전한 근무 환경을 보장하기 위해서 총체적인 감염 관리 프로그램의 조정 기전이 있어야 한다.
   - 기전은 해당기관과 지휘감독자 아래에 목적(취지)에서 알맞은 담당자가 있도록 하는 내용이 포함되어야 한다.
     - 기관 내 보건 전문직 그룹
     - 임상 시설 관리, 음식 서비스, 기관의 경영, 실험실과 약국 서비스 및 멸균 소독 서비스와 같은 행정적인 분야의 직원
     - 감염 관리, 역학, 통계분야의 전문가
   - 프로그램 조정에는 모든 직원들의 중요한 정보의 소통이 원활하도록 하는 내용이 포함되어야 한다.

5. 감염관리 프로그램
- 감염관리 프로그램은 최신의 과학적 지견에 근거해야 한다.
- 감염관리 프로그램은 수용 가능한 실무 가이드라인에 근거해야 한다.
- 감염관리 프로그램은 적용 가능한 법과 규정에 근거해야 한다.

6. 감염관리 활동
- 기관은 감염 위험과 관련되는 모든 절차들을 확인하여야 한다.
- 기관은 아래의 평가 목적/취지를 포함하는 이들 절차에서 감염위험을 감소시키기 위한 전략을 가지고 있어야 한다.
  - 의료장비의 세척과 추후 관리를 적절히 한다.
  - 장갑, 보안경, 마스크, 가운을 적절히 사용한다.
  - 날카로운 물건과 주사침을 적절히 폐기한다.
  - 적절히 폐기물을 처리한다.
- 기관은 위험요소 관리에 필요한 규정 및 절차, 직원 교육, 실무 변경, 감염위험 감소를 지원하는 기타 활동들을 확인하여야 한다.

호주 ACHS 입원기준

1. 감염 관리 체계가 구축되어 있어야 한다.
- 감염관리 체계는 다음의 기준을 따라야 한다.
  - 호주의 기준
  - 주/지역 법률
  - 의료윤리
  - 산업체 지침
- 감염관리 계획은 병원장에 의해 승인되고, 지원을 받아야 한다.
  - 자격을 갖춘 감염관리 담당자가 있어야 한다.
  - 의료진은 감염관리에 대해 교육을 받고, 필요한 정보에 접근할 수 있어야 한다.
  - 신고해야 하는 법정 전염병에 대해서는 체계적인 보고체계가 필요하다.
  - 의료진이 감염관리 프로그램을 수행할 수 있도록 병원의 환경을 구축해야 한다.
  - 의료진이나 환자 외의 보호자나 방문객, 실습학생 등도 감염관리의 대상자로 포함하여 관리를 하여야 한다.

2. 감염관리의 정책, 계획이 있어야 한다.
- 감염관리를 위한 조직이 있어야 한다.
- 감염관리를 위해서 격리 및 기타 통제수단을 사용해야 한다..
- 감염관리를 위해 감염의 위험과 관련된 정보가 기관 내에서 효과적으로 의사소통이 되어야 한다.
- 직원들에게 감염관리에 대해서 지속적으로 교육하기 위한 문서화된 계획이 있어야 한다.
- 감염관리 계획에는 감염관리를 위한 전략이 포함되어 있어야 한다.

3. 감염관리는 평가되어야 한다.
- 감염관리 체계는 평가되고, 평가에 기반 하여 개선되어야 한다.
- 감염관리는 우선순위에 따라 정해진 절차에 따라서 이루어 져야 한다. 관리 실행에 따라 초점을 맞추어, 절차 지시자는 수집하고 재조사하며, 요구대로 개선되어야 한다.
- 감염관리의 지표는 타당성 있는 지표를 사용해야 하며, 평가결과에 근거하여 지속적으로 개선을 하여야 한다.
- 감염관리에 관한 지표를 이용하여 다른 부서나 기관과 비교하여 벤치마킹을 해야 한다.
- 의료기관은 환자, 의료진 등에게 감염관리의 효과성을 알려 주어야 한다.
- 의료기관은 감염관리를 위해 지속적으로 노력을 해야 한다.
- 의료기관은 감염관리의 선도적 기관으로 인식되어야 한다.

4. 욕창예방을 위한 감염관리 프로그램이 있어야 한다.
- 욕창의 예방과 관리를 위한 계획이 있어야 한다.
- 욕창 위험 평가 도구를 사용해야 한다.
- 욕창 예방과 관리는 국가와 주의 가이드라인을 반영하여 계획해야 한다.
- 욕창 예방과 관리 방안은 실천되어야 한다.
- 욕창관리는 수술시간이 3시간 이상 걸리는 환자, 고위험 환자를 우선적으로 실시하여야 한다. 또한, 퇴원 환자의 추후 관리를 포함해야 한다.
- 관련 직원은 욕창 예방과 관리에 대해 교육 받아야 한다.
- 욕창 예방과 관리에 대한 정보와 교육의 이용이 용이하여야 한다.
- 욕창 관리는 평가되고, 요구대로 개선되어야 한다.
- 욕창 예방과 관리에 대한 교육 프로그램은 평가되고, 요구대로 개선되어야 한다.
- 욕창에 대한 자료는 내부/외부 체계와 비교되고, 개선은 더 나은 실행을 보장하기 위해 이루어져야 한다.
- 욕창 예방과 관리 프로그램은 다른 보건의료기관과 소통되고 실행되어야 한다.
- 의료기관은 욕창 예방에 대한 연구를 수행해야 한다.
- 의료기관은 욕창 예방과 관리의 리더가 되어야 한다.

국내 의료기관평가 기준

1. 감염관리체계
 1) 감염대책위원회
  ① 감염관리위원회를 개최한다.
  ② 감염관리 활동내역 : 병원감염관리에 대한 자체규정의 제정 및 개정에 관한 사항, 병원감염에 대한 대책. 연간 계획 수립 및 시행, 전염병예방법 제2조의 규정에 의한 전염병 감염환자의 처리, 감염관리실적 분석 및 평가, 직원 감염관리교육, 감염관련 직원건강관리 한다.
 2) 감염관리지침서 개정한다.
 3) 감염관리 실무담당자가 있어야 한다.
 4) 감염관리 실무담당자의 감염관리 전문교육을 이수한다.
 5) 감염관리 활동 : 지속적인 감염발생감시 및 역학조사를 통해 병원감염 위험 및 발생을 감소시킨다.

6) 감염발생감시 활동
① 다제내성균 분리율 산출 여부를 확인한다.
② 역학조사를 실시한다.

7) 수술장 감염관리
① 수술장 제한 구역을 준수한다.
② 수술환경관리 : 수술실 출입시 외부공기의 내부 유입을 방지하는 양압이 유지되고 있는지, 청소가 적합한지 여부를 확인한다.
③ 수술장 복장을 준수한다.
④ 수술 전 손씻기를 적절하게 실시한다.

8) 중환자실 감염관리
① 기도분비물 흡인
② 호흡장비 관리
③ 인공정체 도뇨관 관리
④ 말초정맥관 관리
⑤ 중심정맥관 관리

9) 멸균 및 소독물품 관리
중앙공급실(멸균실)에서 사용 멸균 및 소독물품을 세척할 때에 세척 담당직원이 개인 보호구를 착용하고 있는지 관찰

10) 세탁물 관리
① 병동세탁물관리
② 세탁직원 보호구 착용

2. 치과의료기관 감염관리 체계

1) 감염대책위원회와 감염발생대책계획
조사시행 전 1년간의 감염대책에 관련된 회의록 및 활동자료를 확인하여 감염대책위원회의 유무를 확인한다.

2) 감염관리지침서 : 감염관리지침서 배포는 배포 방법에 따른 증빙자료를 확인 후 배포여부를 확인하고 책자, 홈페이지 외의 방법을 기타에 기재한다.

3) 표면관리
치과의료기관은 환자의 구강, 오염된 진료장갑의 접촉, 환자구강과 접촉된 기구/재료 등에 의한 진료실 표면 오염관리활동을 체계적으로 수행하고 있다.

4) 표면소독대상 : 조사대상 치과의료기관의 2개의 진료과를 임의로 선정하여 표면소독의 대상이 기록된 문서를 확인 한 후 표면소독의 주기를 1주일 평균횟수로 기재한다.

5) 표면덮기, 표면덮기 대상
① 표면덮기 지침서의 유무를 확인한다. 지침서의 내용은 표면덮기가 필요한 경우에 대한 명확한 정보와 표면덮기 방식이 구체적으로 기술되어야 한다.
② 표면덮기 대상은 각 병원의 내부지침에 따른다.
③ 표면덮기 대상의 실시 대상의 목록이 나열된 것을 확인 후 기재한다.
④ 조사당일 표면덮기를 시행하는 시술을 조사하여 표면덮기가 제대로 시행되는지 여부와 대상을 기재한다.

3. 의료기관의 감염관리 지침

(1) 감염관리 예방 지침

의료기관은 종합적인 감염관리 프로그램을 개발하고 시행하여야 한다. 의료기관은 다음에 기초하여 감염예방과 관리 프로그램을 설계하여야 한다.

1) 역학적으로 중요한 부분
2) 기관의 규모, 지리적 위치
3) 기관이 제공하는 임상서비스 유형
4) 환자 수, 환자 특성
5) 직원 수

감염관리 프로그램은 여러 부서에 걸쳐 설계해야 하고, 프로그램에 필요한 인력 및 기술 지원이 있어야 하며, 모든 환자와 직원, 방문객을 대상으로 프로그램을 실시해야 한다. 또 직원 교육이 이루어져 평가 및 시정조치를 해야 한다.

(2) 감염관리 담당자

기관의 감염관리 활동은 가격을 갖춘 감염관리 담당자에 의해서 이루어져야 한다. 감염관리 담당자가 지휘 감독하여야 한다. 담당자는 기관의 규모, 위험 정도, 프로그램의 범위와 복잡성에 맞는 자격을 갖추어야 하며, 담당자는 다음의 책임을 달성해야 한다.

1) 규정과 절차를 개발하고 실행
2) 프로그램의 적절한 실행과 운영을 위해 직원 교육
3) 관련된 법과 규칙 준수
4) 추적 프로그램과 최신 감염 관리 데이터 제공
5) 감염 관리 프로그램과 해당 기관의 질 향상 및 환자 안전 향상 프로그램을 통합

(3) 감염관리 활동 조정

감염관리 활동은 여러 부서가 참여하여 협력적으로 이루어져야 한다. 환자 안전 관리와 안전한 근무 환경을 보장하기 위해 감염 관리 프로그램을 조정할 수 있어야 한다. 조정 기전은 다음 목록에 맞는 담당자가 있어야 한다.

1) 기관 내 보건 전문직 그룹
2) 임상 시설 관리, 음식 서비스, 기관의 경영, 실험실과 약국 서비스 및 멸균 소독 서비스와 같은 행정적인 분야의 직원
3) 감염 관리, 역학, 통계분야의 전문가

(4) 감염관리 활동 지침

감염관리 프로그램은 최신의 과학적 지견, 수용가능 한 실무 가이드라인, 적용가능 한 법과 규정에 근거해야 한다.

정보는 감염관리 프로그램에 필수적이다. 효과적인 감시와 통제 활동의 이해와 수행을 위해서는 최신의 과학적 정보가 필요하다(예: WHO가 출간한 손씻기 가이드라인 등). 실무 가이드라인은 감염 예방 실무와 임상과 및 지원과 관련 감염에 대한 정보를 제공해 준다. 적용가능 한 법과 규정은 프로그램의 기본적 요소를 규정한다.

1) 감염관리 프로그램은 최신의 과학적 지견에 근거해야 한다.
2) 감염관리 프로그램은 수용 가능한 실무 가이드라인에 근거해야 한다.
3) 감염관리 프로그램은 적용 가능한 법과 규정에 근거해야 한다.

(5) 감염관리 활동

감염관리 활동은 기관의 전략 하에 정해진 절차에 따라 이루어져야 한다. 의료기관은 모든 절차에서 감염 위험을 확인해야하고, 다음을 포함하는 절차에서 감염위험을 최소화 하기 위한 전략이 있어야 한다.

1) 의료장비의 세척과 추후 관리를 적절히 한다.

2) 장갑, 보안경, 마스크, 가운을 적절히 사용한다.

3) 날카로운 물건과 주사침을 적절히 폐기한다.

4) 적절히 폐기물을 처리한다.

의료기관은 위험 관리에 필요한 규정 및 절차, 직원 교육, 실무 변경, 감염위험 감소를 지원하고 직원 교육, 평가 및 시정조치를 해야 한다.

4. 의료기관의 감염관리 방안

(1) 감염관리 위원회 및 감염관리 조직

1) 감염대책위원회

병원감염의 효율적 관리를 위한 최고 의사 결정 기구이며, 감염관리 프로그램을 총괄한다. 감염관리실의 실무 담당자로부터 감염발생, 관리 대책에 대한 보고를 받고 정책과 규정을 심의하며 결정된 정책이 원내 각 부서에 잘 전달되고, 시행되도록 지원하는 것이 주 임무이다. 의료법 제32조에 제시된 감염대책위원회의 역할은 다음과 같다.

가. 병원감염에 대한 대책, 연간 감염예방계획의 수립 및 시행에 관한 사항

나. 감염관리요원의 선정 및 배치에 관한 사항

다. 전염병예방법 제2조의 규정에 의한 전염병 감염환자의 처리에 관한 사항

라. 병원의 전반적인 위생관리에 관한 사항

마. 병원감염관리에 관한 자체규정의 제정 및 개정에 관한 사항

바. 병원감염관리 실적의 분석 및 평가에 관한 사항

사. 직원의 감염관리 교육에 관한 사항

아. 감염과 관련된 직원의 건강관리에 관한 사항

자. 그 밖에 병원감염관리에 관한 중요한 사항

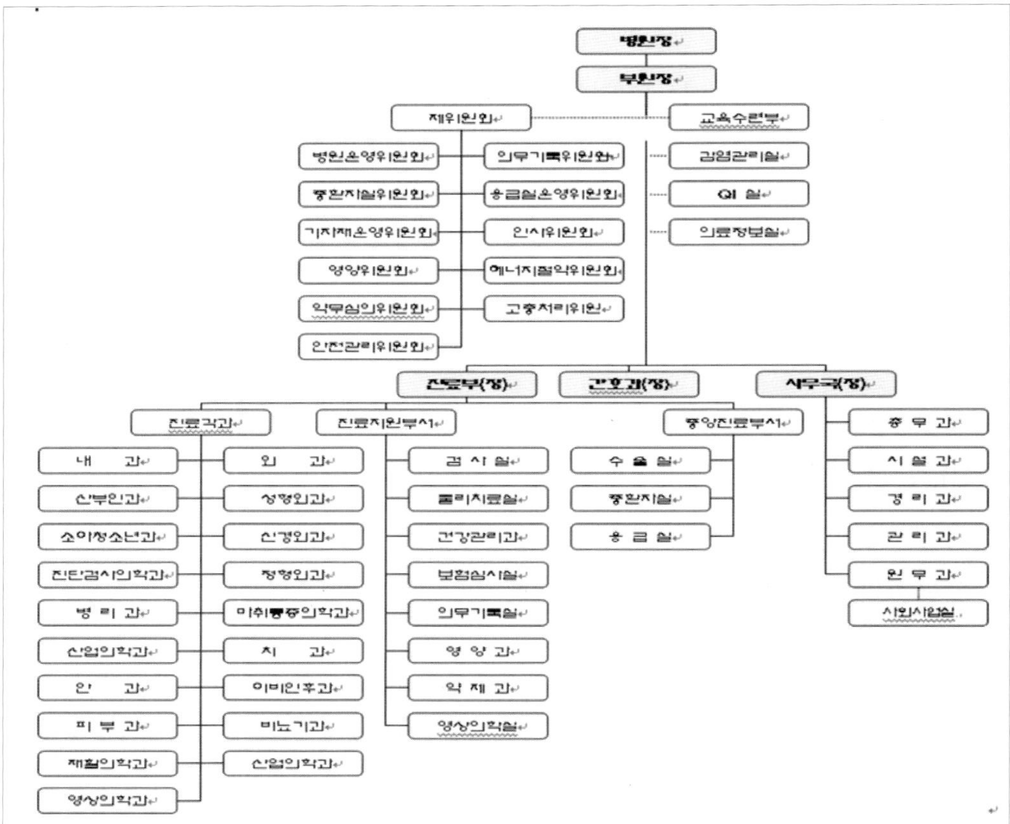

〈그림 12-1〉 OO병원 감염관리위원회 조직

(2) 감염실 직원의 업무

1) 감염발생 감시

가. 병원감염 발생률을 감소시킨다.

나. 병원에서 통상적으로 발생하는 감염의 수준을 규명

다. 유행 발생을 찾아낸다.

라. 의료인에게 감염관리 방법을 적용하도록 확신을 준다.

마. 감염관리 방법을 평가한다.

바. 병원평가 기관의 기준에 부합된다.

사. 법적인 문제발생에 대비한다.

아. 병원 간 감염 발생률을 비교 할 수 있다.

2) 감염감시 자료 분석 감염 발생률

가. 발생률(incidence rate)

특정 기간 동안에 조사 대상 환자들에게서 발생하는 새로운 병원감염의 발생률

발생률 = 조사기간에 발생한 새로운 병원감염 총 건수/조사기간에 입원(퇴원) 전체 환자 수 × 100

나. 유병률(prevalence rate)

특정 기간 동안이나 특정 시점에 특정 환자 군에서 존재하는 병원감염률

유병률 = 특정 기간 동안 대상자들에게 존재하는 모든 병원감염 건수/특정 기간 동안 조사에 포함된 모든 환자 수 × 100

다. 발생 밀도(incidence density rate)

분모를 감염발생 감시동안 조사 대상자들의 전체 재원 환자 수나 조사 대상과 관련된 의료 기구의 전체 사용일을 일반적으로 이용한다. 구체적인 계산 방법은 아래와 같다.

- 병원감염 발생밀도 : 조사 대상 환자들의 전체 병원감염 건수/조사 대상 환자들의 전체 재원일수 × 1,000
- 기구 사용 관련 병원감염 발생 밀도 : 특정 기간 발생한 기구 관련 병원감염 건수/특정 기간 기구 사용 환자들의 전체 기구 사용일수 × 1,000

3) 감시 자료의 보고

가. 도표와 이를 분석하고 해석을 첨부하여 감염대책위원회에 정기적으로 보고한다.

나. 병원의 행정가나 다른 의료인에게 보고할 때는 그래프로 그려서 보고하는 것이 더 효과적이다.

다. 조사 자료는 가능하면 병원 내 의료진에게 널리 배포하고 감염이 발생한 환자나 이 환자 담당 의료인에 대한 자료는 특별한 사유가 없는 한 비밀과 안전을 보장해야 한다.

(3) 감염관리 담당자

한명 이상의 담당자가 감염관리 프로그램을 지휘 감독 하여야 한다.
담당자는 기관의 규모, 위험 정도, 프로그램의 범위와 복잡성에 맞는 자격을 갖추어야 한다.

1) 감염관리 실무담당자

한 명 이상의 담당자가 모든 감염 예방 및 관리 활동을 감독한다. 이들 담당자는 교육, 훈련, 경험, 자격 획득을 통해서 감염관리 실무 능력을 지니고 있어야 한다. 감염 예방 및 관리 프로그램은 기관의 규모, 위험 정도, 프로그램의 범위와 활동의 복잡성에 적절하여야 한다. 한 명 이상의 담당자들은 전일 또는 파트타임 근무 형태로 배정된 또는 직무기술서에 기술된 책임을 감독한다.

가. 한 명 이상의 담당자가 감염관리 프로그램 전반을 지휘 감독하여야 한다.
나. 담당자는 기관의 규모, 위험 정도, 프로그램의 범위와 복잡성에 맞는 자격을 갖추어야 한다.
다. 담당자는 배정된 또는 직무기술서에 기술된 대로 책임을 달성하여야 한다.

2) 감염관리 책임자의 자격

기관은 감염 예방 및 관리에 책임이 있는 사람들을 정하고, 한 명 이상의 담당자가 감염관리 프로그램 전반을 지휘 감독하며, 기관의 규모, 위험 정도, 프로그램의 범위와 복잡성에 맞는 자격을 갖추어서 담당자는 배정된 또는 직무기술서에 기술된 대로 책임을 달성하여야 한다. 기관의 규모와 복잡성에 맞게끔 의사, 간호사, 기타 직원이 참여하게 하는 모든 감염관리 활동에 대한 설계된 조정(코디네이션) 기전이 있어야 한다.

가. 감염관리 프로그램의 조정에 대한 설계된 기전이 있어야 한다.
나. 감염관리 활동의 조정은 의사를 포함하여야 한다.
다. 감염관리 활동의 조정은 간호사를 포함하여야 한다.
라. 감염관리 활동의 조정은 감염관리 전문가를 포함하여야 한다.
마. 감염관리 활동의 조정은 그 기관에 맞는 다른 분야 사람을 포함하여야 한다.

① 감염관리 의사

감염관리의사는 감염에 대한 전문 지식이 있고, 역학, 통계학 등 감염관리에 필수적인 경험과 지식이 있는 의사가 담당하도록 한다. 병원 감염관리에서 역학과 통계학 등의 중요성에 비추어 감염관련 전문의라도 반드시 병원감염, 역학 등에 관한 별도의 교육 및 훈련과정을 받는 것이 바람직하다. 또한 예산, 우선순위, 기획과 실행을 위하여 경영 기술의 연마도 필요하며, 또한 여러 부서 사람들과의 긴밀한 유대와 협조를 유지하는 것이 중요하다.

② 감염관리 전담자 또는 감염관리 전문간호사

감염관리 프로그램을 일선에서 직접 담당하는 실무자로서 중심 되는 모든 감염관리 업무를 주도적으로 맡아 수행하는 것이 보통이다. 국내의 경우 개정된 의료법에 의하면 감염관리 전문간호사는 석사학위 이상의 학력을 소지하고 소정의 교과과정과 시험을 거쳐 자격을 획득하게 된다. 감염관리실에 전담 간호사가 1명 이상 될 경우 감염관리전담자의 경험 수준에 따라 업무의 내용이 달라질 수 있다. 즉 감염감시 경험이 적은 감염관리 전문간호사나 전담간호사의 경우는 집중적으로 감염감시를 병원 내에서 부분적 혹은 전체적으로 시행해야 하며, 감염관리 전문간호사는 감염유행 조사, 교육 상담 등의 자문가로서의 역할을 담당하게 된다.

또한 의료법에 명시된 바와 같이 외국에서 인정하는 국제자격을 획득한 경우도 감염관리 전담자로써 감염관리 업무를 주도적으로 맡아 수행할 수 있다.

5. 감염관리 실무

(1) 손위생

1) 손 씻기

사람의 손은 각종 세균에 가장 많이 노출되어 있고 자신의 눈, 코, 입을 통해 세균에 감염되어 다른 사람에게도 균을 전파시킬 수 있다.

세균은 손에서 끊임없이 증식하며, 깨끗하게 보이는 손에도 한쪽 손에 6마리 이상의 세균이 존재하므로 장시간 손을 씻지 않으며 굉장히 많은 세균이 존재한다. 그림 2-1은 손씻기

전 후 그림을 나타낸 것이다.

손씻기를 통해 모든 세균을 제거할 수 없지만 세균의 숫자를 감소시켜, 감염성 질환의 60%를 예방할 수 있으므로 손씻기는 감염예방을 위한 가장 간단하고 효과적인 방법이다.

가. 의료 환경에서의 손씻기와 손소독

① 눈에 보이는 단백질류나 혈액, 기타 체액에 손이 오염되었을 경우는 물과 일반비누 또는 물과 소독비누로 씻는다.

② 환자와 직접 접촉하기 전 손의 오염을 제거한다.

③ 중심정맥관 삽입시, 멸균장갑 착용 전 손의 오염을 제거한다.

④ 유치 도뇨관이나 말초 혈관 삽입 전, 외과적 시술이 요구되지 않는 침습적 시술 시 손의 오염을 제거한다.

⑤ 맥박이나 체온 측정, 환자이동과 같이 환자 피부와 직접 접촉 후 손의 오염을 제거한다.

⑥ 눈에 보이는 오염이 없어도 환자의 체액이나 분비물, 점막, 손상 있는 피부와 접촉한 후에는 손의 오염을 제거한다.

⑦ 눈에 보이는 오염이 없는 경우, 피부 세균 수 감소를 위해서 물 없이 사용하는 손소독제를 사용할 수 있다.

⑧ 동일한 환자라도 오염부위에서 청결부위로 이동시 손의 오염을 제거한다.

⑨ 의료장비를 포함한 환자 주변의 환경과 접촉 후 손의 오염을 제거한다.

⑩ 장갑을 벗은 후 손의 오염을 제거한다.

⑪ 식사 전, 화장실 사용 후에는 물과 비누 또는 물과 소독비누로 손을 씻는다.

⑫ 소독제가 함유된 물휴지는 일반비누와 물로 손 씻는 것을 대체하는 정도로 간주한다. 소독 제지류는 알코올 손 소독제나 소독비누와 물로 손을 씻는 것만큼 소독효과가 없기 때문이다. 소독제가 함유된 물휴지는 알코올 손 소독이나 소독비누를 대체할 수 없다.

⑬ 탄저균(Bacillus anthracis)에 오염되었거나 오염이 의심되는 경우 일반비누와 물로 씻는다. 알코올, 클로르헥시딘, 아이오도퍼, 또는 기타 피부 소독제는 아포에 소독력이 약하며, 이와 같은 오염은 반드시 물로 손을 씻고 헹구는 물리적인 행위가 요구된다.

⑭ 물 없이 사용하는 소독제 중 알코올이 포함되지 않은 제제를 병원에서 정규적인

손 소독제제로서 사용하는 것은 아직 권장되지 않는다.

나. 의료 환경에서의 손씻기 지침서

<table>
<tr><th colspan="3">손씻기가 필요한 경우</th><th>방법</th></tr>
<tr><td>기본 지침</td><td colspan="2">* 손이 단백질 함유 물질로 오염되었거나 혈액이나 다른 체액에 의한 오염을 눈으로 확인되는 경우</td><td>* 일반 비누와 물 또는 항균제 비누와 물</td></tr>
<tr><td rowspan="3">일반적 사항</td><td>의 사</td><td>* 중심정맥관 삽입 전
* 상처부위 드레싱 전
* 중환자실에서 한 환자를 보고나서 다른 환자 만지기 전</td><td rowspan="3">* 손의 오염이 눈에 보이지 않는 경우
다음 중 하나 사용
▶ 알코올을 기본으로 물 없이 사용하는 Hand rub(알콜젤)
▶ 일반비누와 물
▶ 항균제 비누와 물

* 손의 오염이 눈에 보이는 경우
다음 중 하나 사용
▶ 일반 비누와 물
▶ 항균제 비누와 물</td></tr>
<tr><td>간호사</td><td>* 정맥주사 전
* 소변백 비우고 난 후
* 신생아 수유 전
* 기저귀 교환 후</td></tr>
<tr><td colspan="2">* 근무 시작과 종료 시
* 중환자실 출입 시
* 격리실 출입 전•후
* 환자와 직접 접촉하기 전
* 수술을 필요로 하지 않는 침습적 기구 삽입 전
* 환자의 손상이 없는 피부와 접촉한 후(EX : V/S 측정)
* 체액, 분비물, 점막, 손상이 있는 피부,
* 환자 진료 시 오염부위에서 청결부위로 옮겨가는 경우
* 환자 인근 무생물체(의료기구 포함)와 접촉한 후
* 장갑을 벗은 후</td></tr>
</table>

〈그림 12-2〉 의료기관 평가 항목 손 씻기 지침서

다. 의료기관에서의 손 씻는 방법 지침서

① 손바닥에 비누를 묻혀 손바닥을 대고 문지른다.

② 손바닥과 손등을 마찰하면서 문지른다.

③ 손깍지를 끼고 손가락 사이를 문지른다.

④ 손가락 끝을 다른 손바닥에 대고 회전하듯 문지른다.

⑤ 한 손에 엄지를 거머쥐고 회전하여 문지른다.

⑥ 손가락 끝으로 다른 손의 손바닥을 비빈다.

⑦ 권장시간 : 15초 이상 강하게 문지른다.

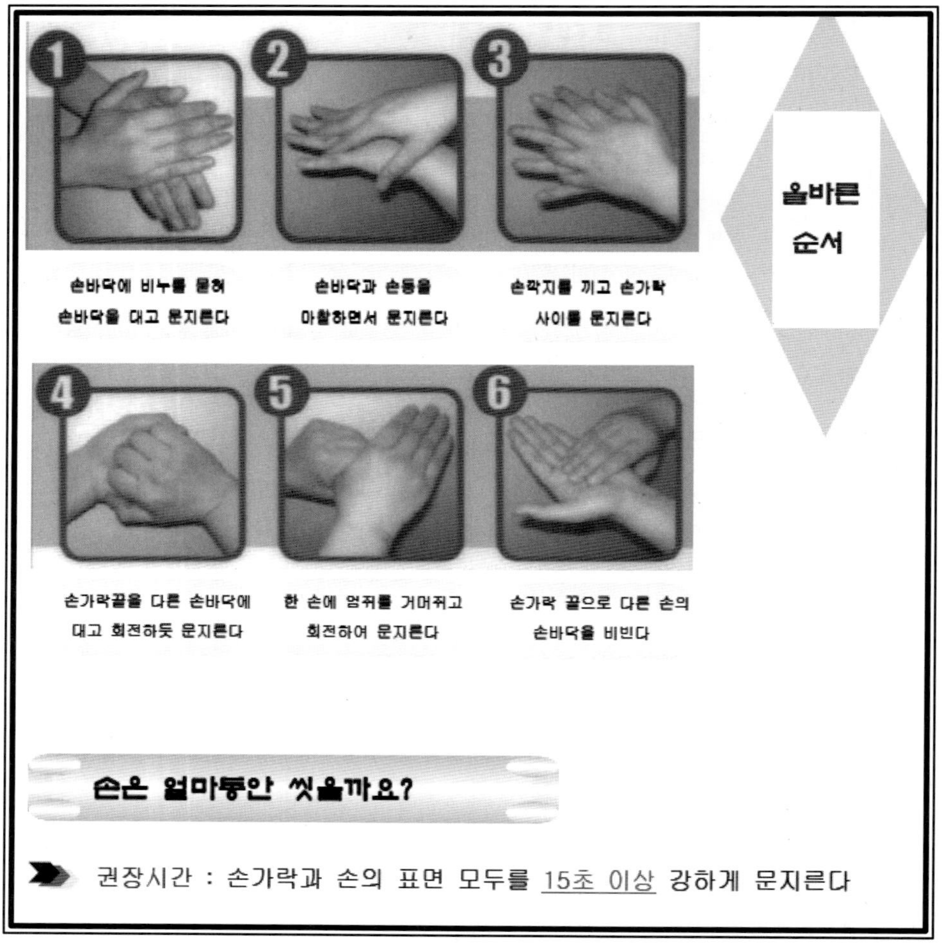

〈그림 12-3〉 손 씻는 방법

라. 장갑 착용의 경우 손씻기 모니터링

① 손이 보이는 오염이 있음 경우 - 알코올 젤을 이용한 손씻기를 해서는 안 되고, 반드시 물과 비누를 이용한 손씻기를 해야 한다.

② 손에 보이는 오염이 없을 경우 - 알코올 젤을 이용한 손씻기, 물과 비누를 이용한 손씻기 모두 가능하다.

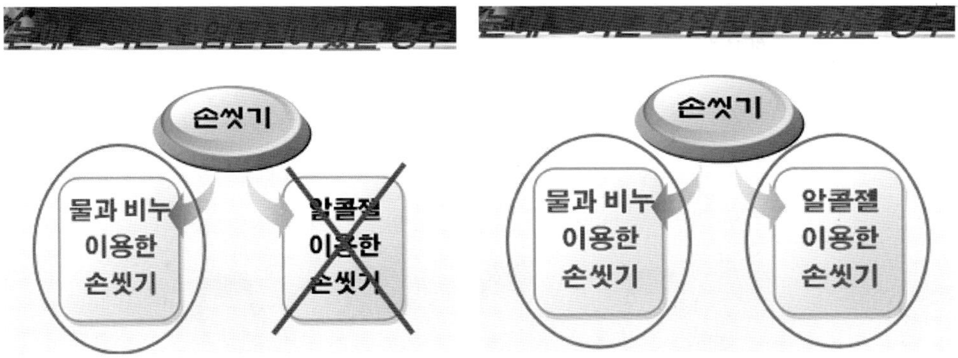

〈그림 12-4〉 장갑 착용의 경우 손씻기 모니터링

호흡기 분비물로 오염된 환자를 다룰 때는 장갑을 착용한다. 호흡기 분비물과 접촉했거나, 호흡기 분비물로 오염된 환자를 다루고 다른 환자나 환자 환경표면과 접촉하기 전 그리고 같은 환자에서 오염된 신체 부위나 호흡기구와 접촉하기 전에는 장갑을 교환하고, 이 손에 있는 오염을 제거한다.

① 혈액, 체액, 분비물, 오염된 물건, 손상된 피부, 점막 접촉 시에는 장갑을 착용한다.
② 장갑은 처치시마다 교환한다.
③ 장갑은 사용 후 즉시 벗는다.
④ 장갑을 벗은 후 손을 씻는다.

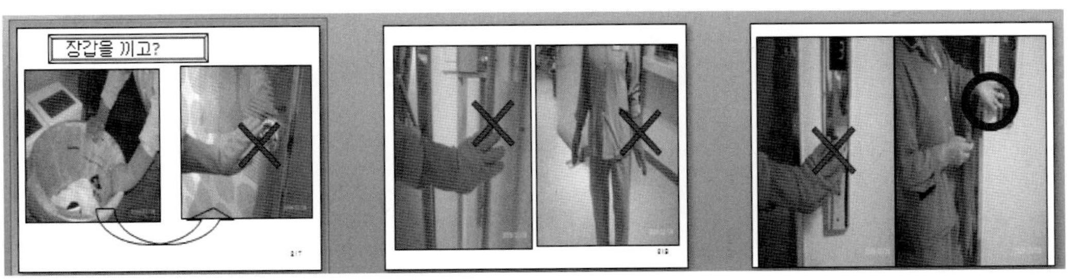

〈그림 12-5〉 장갑 착용의 경우 환경표면 접촉

마. 가운착용 착용방법

환자로부터 호흡기 분비물에 오염될 가능성이 예상되는 경우 가운을 착용하고 오염된 경우 다른 환자와 접촉하기 전에 교환한다.

① 피부나 옷 등이 환자의 혈액, 체액, 분비물 등으로 오염될 가능성이 있을 때 착용

한다.

② 가운이 오염된 경우는 즉시 벗고 손을 씻는다.

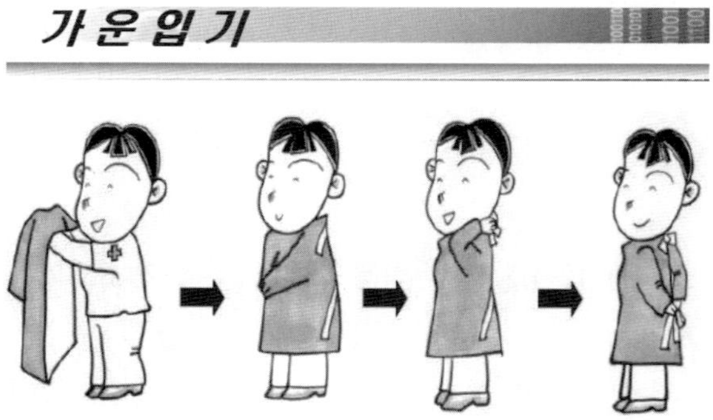

〈그림 12-6〉 가운입기

바. 마스크, 보안경, 안면 보호대

환자의 체액, 혈액, 분비물, 배설물이 튈 가능성이 있는 처치 시 보호구를 착용한다.

① 마스크 착용

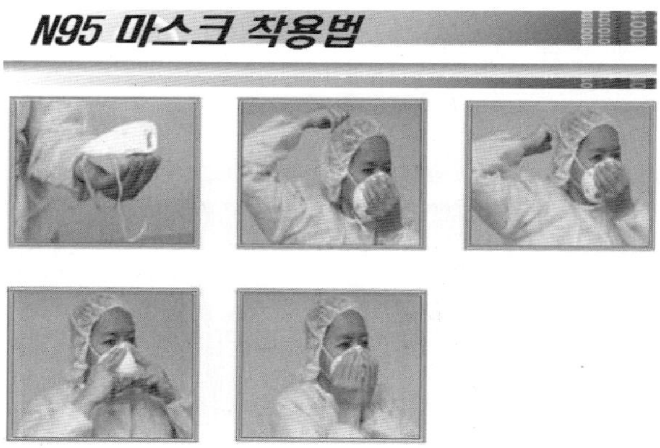

〈그림 12-7〉 마스크 착용

② 보호구 착용

보호구 입고 벗는 순서는 마스크를 쓰고 가운을 입고 신발을 신으며, 벗을 때는 장갑-가운-신발 순으로 벗고 손을 씩은 후 마스크를 벗고 마지막으로 손을 한 번 더 씻는다.

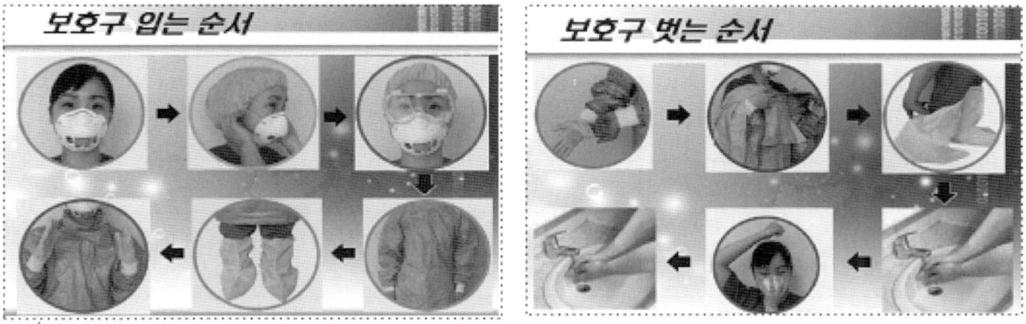

〈그림 12-8〉 보호구 입고 벗는 순서

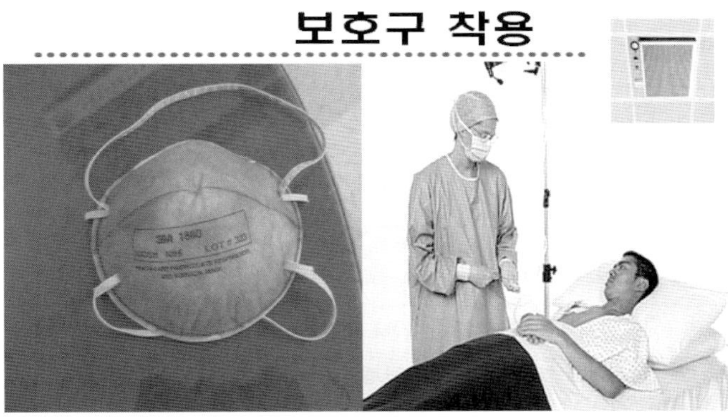

〈그림 12-9〉 보호구 입고 환자 대하는 모습

사. 손위생 수행도 모니터링

우리나라 의료기관 평가에서 중심정맥관 삽입 전, 상처부위 드레싱 전, 중환자실에서 환자를 보고 나서 다른 환자를 만지기 전, 정맥주사 전, 소변백을 비우고 난 후를 점검하고 신생아실에서는 신생아 수유 전, 기저귀 교환 후를 평가하고 있다. 세부적인 항목에서 의료기관평가 인정 여부를 알 수 있다.

구 분	관 찰 행 위	인정 여부	비 고
소변백 비운후	- 라텍스(또는 비닐) 장갑을 착용하고 소변백을 비운 후, 장갑을 벗은 후 알콜함유 제품으로 손위생 실시	○	단, 손이 유기물에 오염되지 않았을 경우
	- 소변백을 폴리장갑을 끼고 비운 뒤 장갑을 벗고 알콜손소독제로 손위생 실시	○	단, 손이 유기물에 오염되지 않았을 경우
	- 과 소변백을 비울 때마다 손씻기 대신 장갑을 교체	×	
	- 소변백의 위치 개고정이나 수술 전후, 검사 전후 등 이동을 위해 소변백을 만진 후(소변백을 비우지는 않음) 손씻기 없이 환자를 접촉하는 경우	×	
정맥 주사전	- 약물을 준비하기 전 손을 한번 씻고 한꺼번에 차례로 10명 환자의 약물준비를 실시	○	
	- 약물 준비전에 손을 씻은 후 약물준비를 완료하고나서 Tray에 투약관련 물품을 준비하여 환자에게 가서 다른 행위없이 정맥주사 함	○	투약준비와 투약행위를 일련의 투약간호행위로 간주
	- 환자 옆에서 손을 씻은 후(알콜손소독제 포함) 활력징후 측정 등의 행위를 하고 정맥주사 함	×	
	- 손을 씻은 후 기존 수액 제거한 후 수액을 다시 연결하는 경우	○	일련의 수액연결과정으로 간주하여 수액제거후 다시 손을 씻지 않아도 됨
	- 손씻은 후 장갑 착용한 후, 항암제 준비하고 장갑 착용한 채로 바로 연결	○	항암제 약물준비 후 다시 손위생을 실시하지 않고 연결
	- 손위생 실시 후 정맥 주사 시도함. 정맥주사부위가 좋지 않아 손씻기 없이 다른 부위로 옮겨갈 때	×	피부상재균으로 손이 오염된 경우 침습적행위 전에는 손위생을 실시해야 함
	- 손을 씻고 토니켓을 묶고 정맥주사나 샘플을 시행함	○	
	- 토니켓을 묶고난 후 손을 씻은 후 정맥주사나 샘플을 시행함	○	
신생아 수유전	- 손씻은 후 우유를 온장고에서 꺼내 수유컵에 따라서 신생아에게 수유함	○	
	- 우유(모유)를 온장고에서 꺼낸 후 손을 씻은 후 수유컵에 우유를 따른 후 신생아에게 수유함	○	
	- 우유(모유)를 온장고에서 꺼내서 수유컵에 우유를 따른 후 신생아에게 수유하기 전에 손을 씻은 후 수유함	×	수유준비과정 전에 손위생이 필요함
	- 손을 씻은 후 수유 준비를 하고나서 아기를 안고서 미리 꽂아 두었던 체온계를 빼서 확인한 후 수유를 시작함	×	
	- 손을 씻은 후 수유 준비를 하고나서 아기를 안고서 미리 꽂아 두었던 체온계를 빼서 확인한 후 손위생 실시 후 수유를 시작함	○	
상처부위 드레싱 전	- 손을 씻고 이전 드레싱 거즈를 제거한 후, 장갑착용하고 새로운 드레싱을 함	○	
	- 이전 드레싱 거즈를 제거한 후, 손을 씻고 장갑착용을 한 후 새로운 드레싱을 함	○	고려할 사항: catheter드레싱의 경우 드레싱거즈를 제거한 후 손을 씻을 경우 catheter가 빠질 위험이 있음

〈그림 12-10〉 의료기관 평가의 손씻기 수행도 모니터링

아. 환자 또는 보호자 교육

감염활동을 교육 및 홍보활동을 하는 것이 중요하므로 손씻기 포스터를 부착하여 홍보활동을 실시한다.

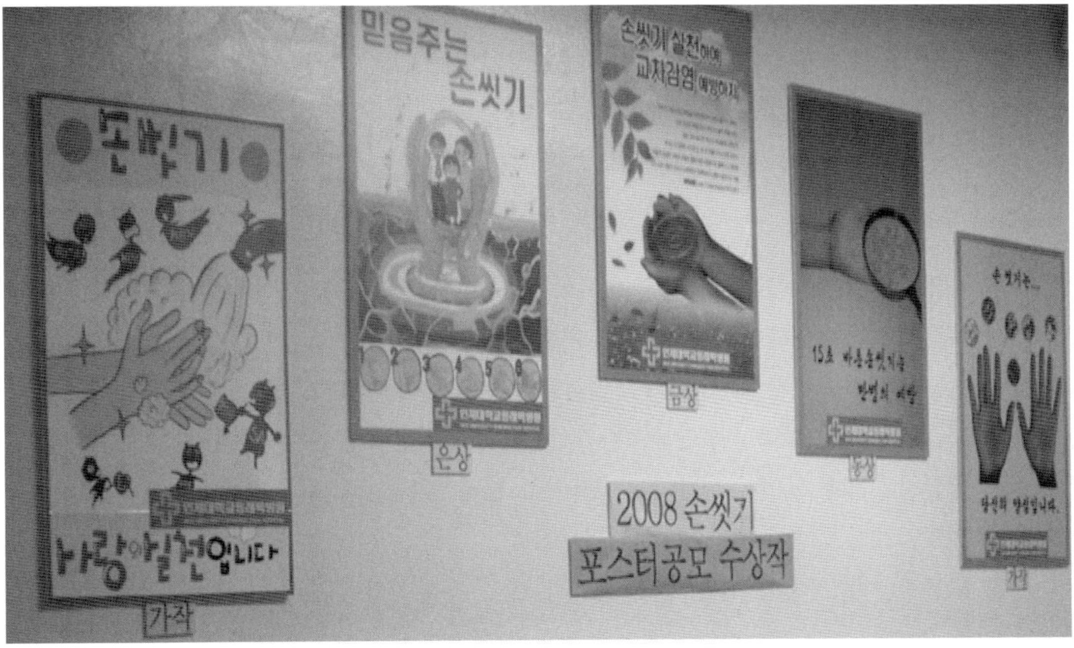

〈그림 12-11〉 손 씻기 포스터

(2) 세척, 소독과 멸균관리

소독과 멸균은 미생물의 숫자를 감소시키거나 제거함으로서 감염의 전파를 예방할 수 있다. 적절하지 못한 소독 방법이 문제가 되지만 과잉의 멸균이나 소독도 비용이나 시간의 낭비, 환경의 오염 등과 같은 문제를 초래하게 된다. 소독과 멸균에 관한 지침을 모든 병원들이 일률적으로 지킬 수 있는 규정으로 만들기는 매우 어렵다. 소독과 멸균에 대한 일반적 지침 위에 각 의료기관의 특성을 고려하여 진행하는 것이 필요하다.

1) **세척(cleaning) :** 대상물로부터 모든 이물질(토양, 유기물 등)을 제거하는 과정으로 소독과 멸균의 가장 기초단계이다. 일반적으로 물과 기계적인 마찰, 세제를 같이 사용한다.

2) **소독(disinfection) :** 생물체가 아닌 환경으로부터 세균의 아포를 제외한 미생물을 제거하는 과정이다. 일반적으로 액체 화학제나 습식 저온 살균제의 의해 이루어진다.

3) **멸균(sterilization) :** 물리적, 화학적 과정을 통하여 모든 미생물을 완전하게 제거하고 파괴시키는 것을 말하며 고압증기멸균법, 가스멸균법, 건열멸균법, H_2O_2 Plasma 멸균법과 액체 화학제 등을 이용한다.

가. 소독과 멸균관리

① 중앙공급실 멸균관리 적정성 : 멸균기 생물학적 효과를 측정하여 최소 1주일에 1회 아포를 이용하여 멸균효과를 측정한다.

② 멸균 및 소독시행여부 : 100% 일회용만 사용해야 한다.

③ 멸균 및 소독 방법 : 포장단위마다 화학적지시계 부착여부 확인한다.

④ 멸균번호기재 확인 : 멸균기명, 멸균일, 멸균 회차 기재를 확인한다.

⑤ 유효기간의 기재 및 준수 여부 확인한다.

⑥ 보관상태의 적정성 : 비 멸균 물품과 별도로 분리되어 포장이 젖거나 뜯어지지 않은 상태

- **멸균품의 반납과 불출**

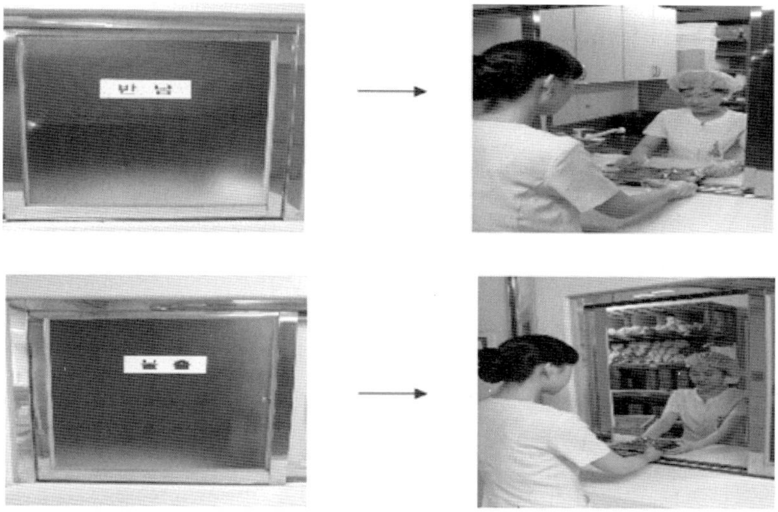

〈그림 12-12〉 멸균품의 반납과 불출

- **기구세척 시 보호 장구를 끼고 흐르는 물에서 세척한다.**

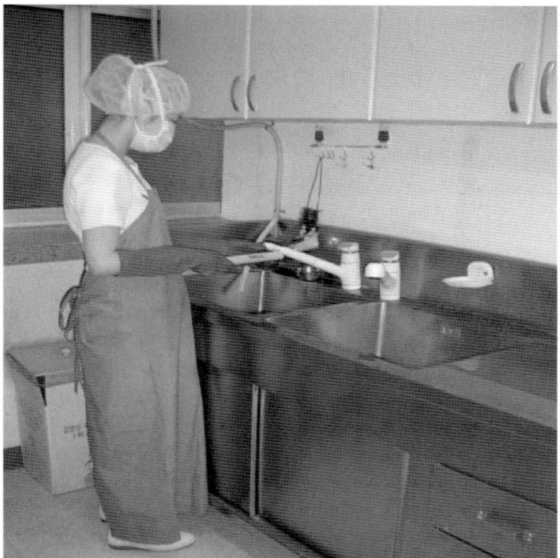

〈그림 12-13〉 기구세척 시 보호장구 착용

- **멸균품 관리** : 소독 물품과 불출 물품을 따라 관리한다.

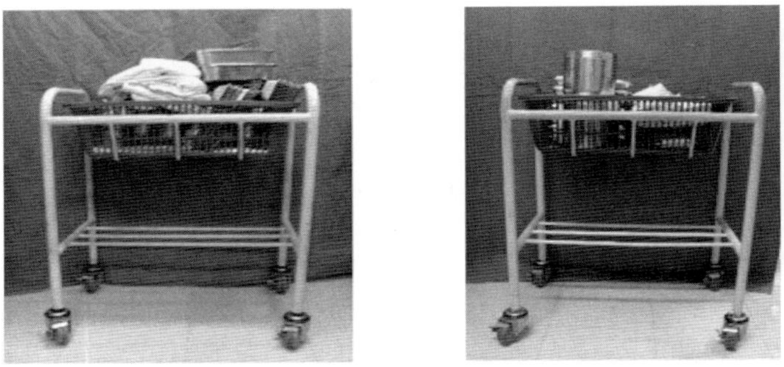

〈그림 12-14〉 소독 물품과 불출 물품

- **멸균의 확인 방법** : 멸균기명, 멸균일, 멸균 회차 기재를 확인한다. 임의로 선정하여 방문하여 병동에 보유 중인 멸균 및 소독 물품을 확인한다.

멸균 전

멸균 후

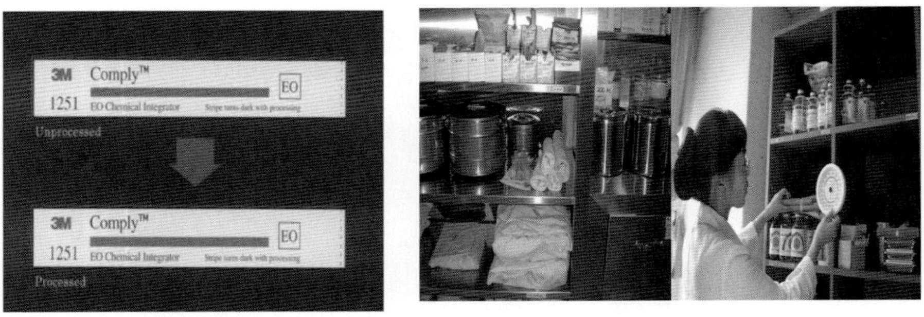

〈그림 12-15〉 멸균의 확인 방법

- **멸균물품의 온도 및 습도의 적절성** : 물품보관실의 온도 및 습도를 측정하고 미생물결과를 제출한다.

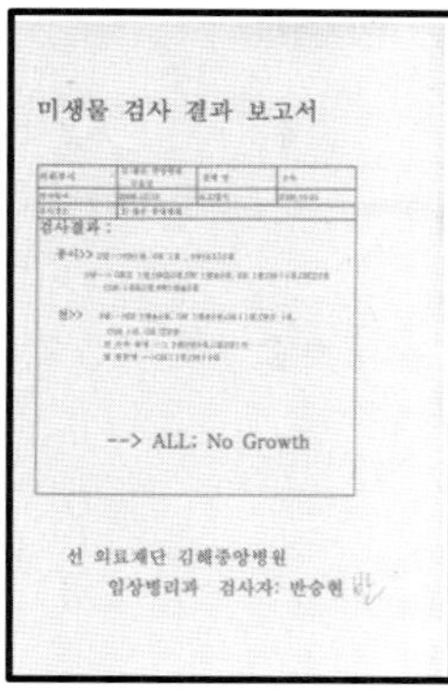

멸균품보관장소	온 도(℃)						습 도(%)					
	2주(7/29)	3주(8/5)	1개월(8/15)	2개월(9/15)	3개월(10/15)	평균	2주(7/29)	3주(8/5)	1개월(8/15)	2개월(9/15)	3개월(10/15)	평균
응급실	23	23	26	28	25	25	53	56	56	50	45	52
5병동 ICU	24	25	32	28	25	26	55	60	59	66	64	60
6병동	25	25	27	28	26	26	45	46	52	70	65	55
중앙공급실	26	27	29	28	26	27	55	56	50	65	60	57
수술실 1	26	26	29	27	25	26	45	43	45	60	60	50
수술실 2	26	26	29	27	25	26	45	43	45	60	60	50
평 균	26						54					

〈그림 12-16〉 멸균물품의 온도 및 습도의 적절성

나. 세탁물 관리

① 오염세탁물이란 환자 및 병원직원이 사용한 침구류, 의류 등의 세탁물 중 법정전염병 환자가 사용(착용)한 세탁물과 병원균의 오염이 우려되는 세탁물, 환자의 피, 고름, 배설물, 분비물에 오염이 되었거나 오염의 우려가 있는 세탁물 등을 말한다.

② 액, 배설물, 분비물, 체액 등 오염세탁물 수집용기는 린넨 보관용 햄퍼(hamper) 또는 뚜껑달린 용기를 사용하며 젖은 세탁물의 경우 새지 않는 별도의 용기를 사용하고, 오염세탁물과 기타 세탁물이 분리 보관되고 용기의 색깔 다르거나 "오염세탁물"로 표시하며 세탁물 운반시 병동에서 세탁물을 수거해 갈 때 기타 세탁물과 구분되고, 용기가 새지 않고 수거시 입구가 밀봉하여 따로 분리하여 피부나 점막이 오염되지 않도록 운반 및 처리한다.

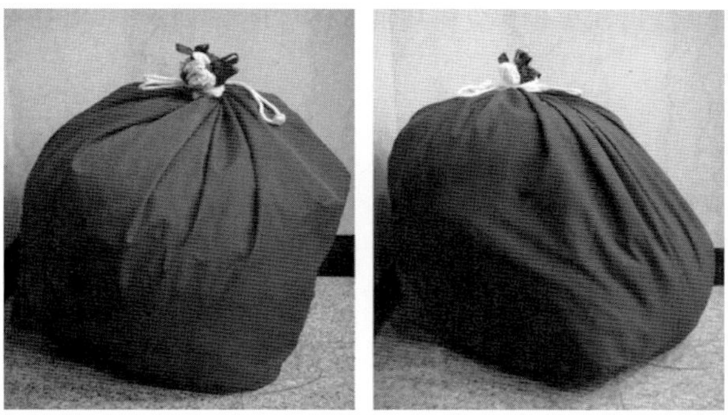

〈그림 12-17〉 일반 세탁물과 젖은 세탁물 분리 보관

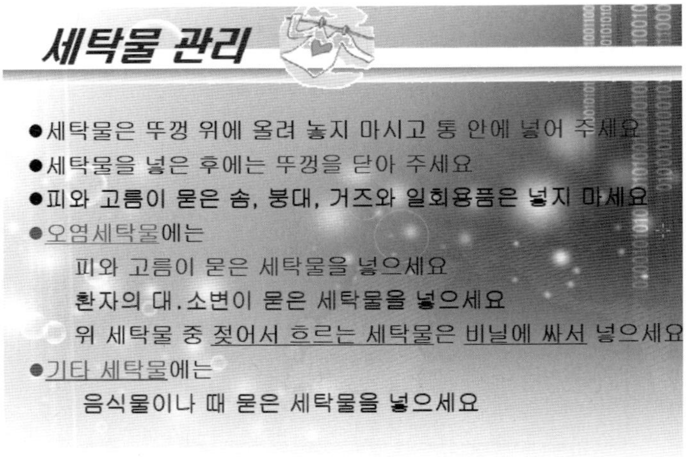

〈그림 12-18〉 세탁물 관리 교육 포스터

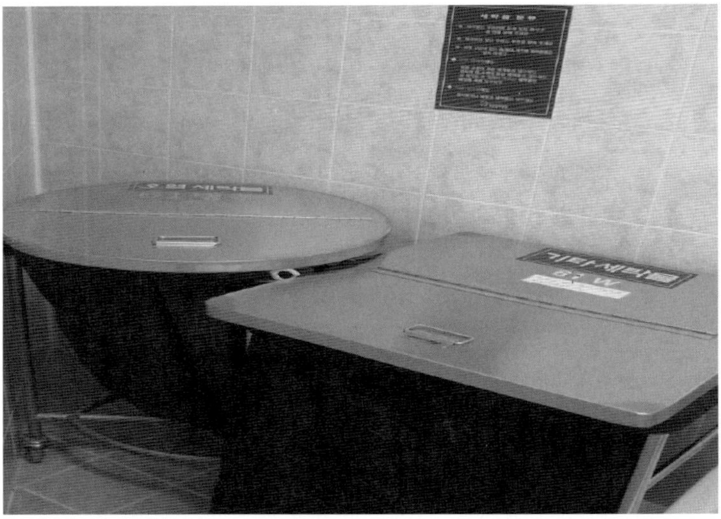

〈그림 12-19〉 오염세탁물과 일반세탁물의 분리

(3) 감염성 폐기물 관리

1) 감염성 폐기물 관리

가. 감염성 폐기물 처리대장 구비 및 기재

의료폐기물 관리대장의 구비여부와 폐아말감과 수은, 폐현상 및 정착액 처리대장의 구비여부를 확인하고, 조사시행 전 1개월간의 감염성폐기물 관리대장의 기재충실성 및 감염성 폐기물의 보관기간 적정성을 확인하여 기재한다.

나. 감염성 폐기물 보관

감염성 폐기물의 지정된 용기 보관 여부, 감염성 폐기물 보관장소 및 구조의 적정성, 폐현상, 정착액의 구분 보관처리 여부

① 의료폐기물은 지정된 용기에 모으는지의 여부를 확인 후 기재한다.

② 의료폐기물의 전용용기란 환경부 장관이 지정한 기관이나 단체가 환경부 장관이 고시하는 검사기준에 따라 검사한 용기로서 색상은 흰색으로 하고 그 용기에 표시는 도형의 색상은 다음과 같다.

· 격리의료폐기물 용기에 표시하는 도형색상은 붉은색 · 위해의료폐기물 용기에 표시하는 도형색상은 노란색 · 일반의료폐기물 용기에 표시하는 도형색상은 검은색

③ 격리폐기물 : 전염병으로부터 타인을 보호하기 위하여 격리된 사람에 대한 의료행위에서 발생한 일체의 폐기물(치과 의료기관에서 해당사항 없음)

④ 위해의료폐기물

- 조직물 폐기물 : 인체 또는 동물의 조직. 장기. 기관. 신체의 일부
- 병리성 폐기물 : 시험. 검사 등에 사용된 배양액 배양용기, 폐장갑 등(치과의료기관은 “폐장갑” 해당)
- 손상성 폐기물 : 주사바늘, 수술용 칼날, 치과용 침 등(치과의료기관은 “주사바늘, 수술용 칼, 치과용침” 해당)
- 생물화학폐기물 : 폐백신, 폐항암제(치과 의료기관은 해당 없음)
- 혈액오염폐기물 : 폐 혈액백, 혈액투석 시 사용된 폐기물, 그밖에 혈액이 유출될 정도로 포함되어 있어 특별한 관리가 필요한 폐기물(치과 의료기관은 해당 없음)

⑤ 일반 의료폐기물 : 혈액, 체액, 분비물에, 배설물이 함유되어 있는 탈지면, 붕대, 거즈, 일회용 기저귀, 생리대, 일회용 주사기, 수액세트(치과 의료기관은 “피, 고름, 분비물 등과 접촉된 탈지면, 거즈 등”이 해당)

다. 감염성 폐기물을 자체 처리하는 경우 감염성폐기물관리대장에는 감염성폐기물 종류

별로 발생일자, 발생량, 처리일자, 처리방법, 처리량, 보관량 등이 기재되어야 한다.

라. 감염성 폐기물을 위탁 처리하는 경우 감염성폐기물관리대장에는 감염성폐기물 종류별로 발생건수별 발생일자, 발생량, 위탁처리건수별 위탁일자, 위탁처리량, 운반자, 처리방법, 보관량 등이 모두 기재되어야 한다.

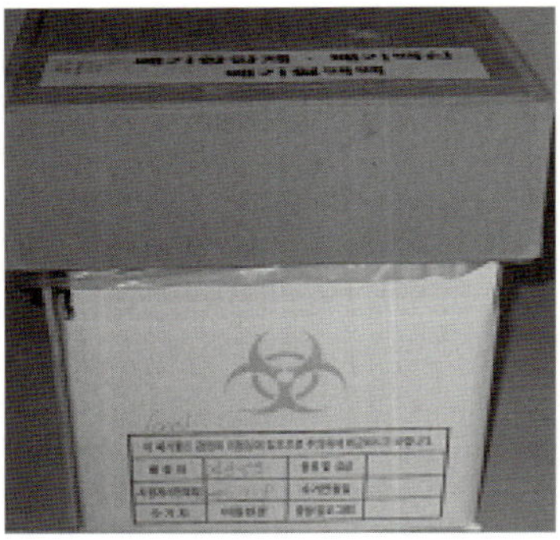
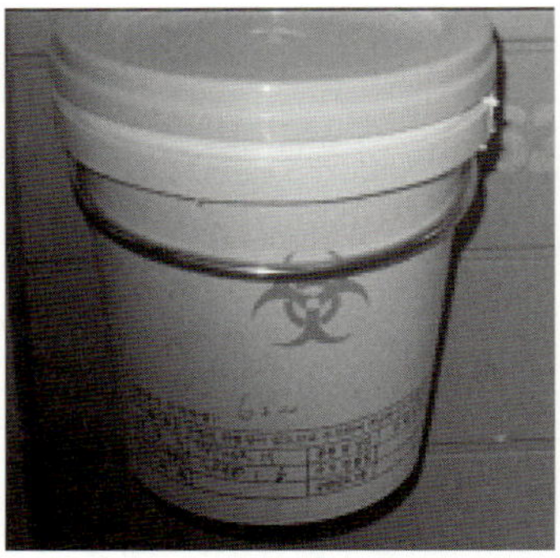
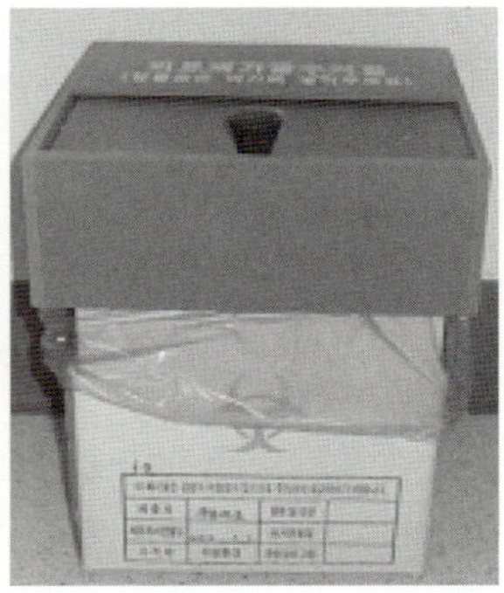

〈그림 12-20〉 감염성 폐기물 보관

〈표 12-1〉 감염성 폐기물의 종류에 따른 도형의 색상

종 류	도형색상
인체조직물 등 태반	적색
기타 조직물류	적색
탈지면류, 폐합성 수지류, 혼합감염성 폐기물	오렌지색
병리계 폐기물, 손상성 폐기물	노란색

(4) 병원성 폐렴의 예방과 관리

병원감염성 폐렴은 병원감염의 흔한 원인 중 2위를 차지하며 사망률이 30% 정도로 높기 때문에 예방과 관리가 중요하다. 인체의 상기도는 상주 미생물이 대거 서식하고 있으며, 하기도는 대부분 미생물이 없는 무균 상태를 유지하고 있다. 이러한 하기도가 오염되어 미생물이 성장 번식하게 되면 침습성 폐렴이 생길 가능성이 높아진다.

1) **가습기(humidifier)가 있는 호흡 회로 :** 사용기간에 기초하여 일상적으로 호흡 회로를 교환하지 않도록 하고, 환자마다 개별로 사용한다.

2) 인공호흡기 튜브에 모아지는 응축수는 주기적으로 배액 되거나 버려져야 하며, 환자 쪽으로 배액 되지 않도록 한다.

3) 수액을 조작하거나 이와 관련된 시술 후에 손에 육안으로 보이는 오염물질이 묻은 경우 비누와 물로 씻거나 알코올 젤 등의 알코올 저제로 문지른다.

4) bubbling 가습기에는 멸균수를 사용한다.

가. 산소 가습기

한 환자에게 사용하는 경우 육안으로 오염된 것이 보이거나 기능이 좋지 않을 때에만 가습기 튜브를 교환한다.

나. 소량 투약 분무기

① 같은 환자에게 사용하는 사이에 세척, 소독하고 멸균수로 헹궈낸 후 건조시킨다.

② 분무용 용액은 반드시 멸균된 것을 사용하고 무균적으로 적용한다.

③ 가능하면 1회용 바이알을 사용한다.

다. 심폐소생백

① 서로 다른 환자에게 사용하는 이동식 respirometer, 인공호흡기 온도계(ventilator thermometer)는 멸균 또는 높은 수준의 소독을 한다.

② 심폐소생백(resuscitation bags)은 서로 다른 환자에게 사용하는 앰부백 등은 멸균 또는 높은 수준의 소독을 한다.

라. 마취기계와 호흡 장비

① 마취기계의 내부는 멸균하거나 소독하지 않는다.

② 서로 다른 환자에게 사용하는 기관 튜브, 안면 마스크, 흡기 또는 호기 호흡 튜브, Y 피스 (y-piece), reservior bag, 가습기와 튜브 등은 멸균 또는 높은 수준의 액체 화학적 소독 시행한다.

마. 호흡기능 검사 기구

① 서로 다른 환자에게 사용하는 경우 호흡기능 검사 기구의 내부를 일상적으로 멸균하거나 소독하지 않는다.

② 서로 다른 환자에게 마우스피스(mouthpieces)를 사용할 때는 새것으로 교환한다.

바. 실내용 가습기

크기가 큰 비말을 생성하는 실내용 가습기는 가능한 한 최소 하루에 한번 씩 멸균이나 높은 수준의 소독을 하고 멸균수로 채워 사용한다.

(5) 병원성 요로감염 관리

병원성 요로감염은 원내감염 중에서 가장 흔한 형태로서 전체 원내감염의 40% 정도를 차지하는 가장 흔한 병원감염이다. 요로감염 자체는 사망률이나 이환이 다른 감염에 비해 경증이지만, 빈도가 제일 높기 때문에 전체적으로 보았을 때 사망이나 이환에 영향을 미친다. 병원에서 생긴 요로감염의 66~86%는 요로기구와 관련되어 발생하므로, 요로 카테터 삽입 및 유지 관리는 요로감염 예방에서 가장 중요한 부분을 차지한다.

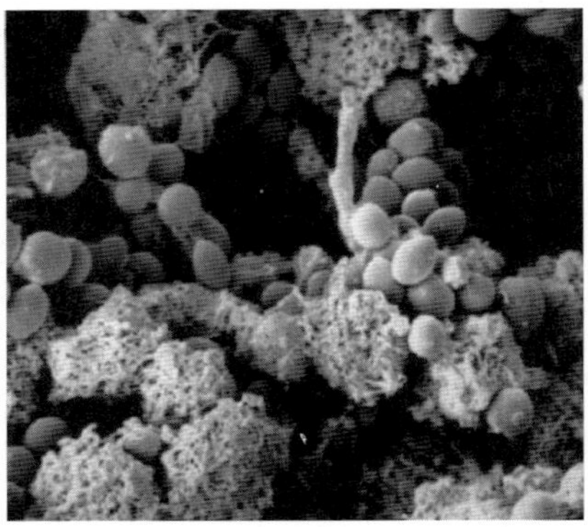

〈그림 12-21〉 소변 중에 감염된 균배양 결과

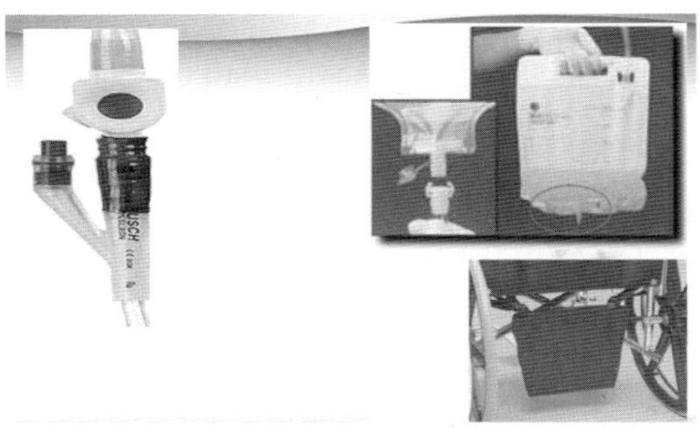

〈그림 12-22〉 검체 채취 가능한 카테타

1) 카테터는 무균법과 무균기구를 사용하여 삽입한다.
2) 카테터 삽입 시 장갑, 공포, 스폰지, 무균용액, 요도주변 청결을 위한 무균용액, 1회용 포장의 윤활 젤리를 사용한다.
3) 요도의 외상을 줄이기 위하여 가능한 직경이 작은 카테터를 사용한다.
4) 카테터를 삽입한 후에 카테터의 움직임과 요도외상을 최소화하기 위하여 잘 고정시켜야 한다.
5) 카테터 세척은 하지 않는다. 예외적으로 전립선 또는 수술 후 폐쇄가 예측되는 경우 제외
6) 요도부는 위생차원에서 매일 관리한다.

(6) 혈관내 침습적 기구 관리

1) 혈관 내 침습적 기구에 의한 감염 예방

현대의학의 발달로 혈관내 카테터의 사용은 매우 증가하고 있으며, 그 종류도 말초혈관 카테터에서 중심정맥 카테터뿐만 아니라 치료목적에 따라서 다양한 종류의 카테터가 개발되고 시술되어 사용되고 있다. 뿐만 아니라 치료 목적에 따라서 다양한 종류의 카테터가 개발되고 시술되어 사용되고 있다.

가. 말초 정맥 카테터 감염관리

① 응급시에 삽입한 카테터는 응급사항이 해제되거나 병동으로 입원하면 가능한 빠른 시간(48시간) 내에 다른 부위에 삽입한다.
② 소아는 주로 손, 발 등, 머리부위가 주로 사용된다.
③ 카테터 삽입부위는 매일 관찰, 만져보고, 확인한다. 거즈나 불투명한 드레싱을 한 경우는 특별히 호소하는 증상이 없으면 관찰을 위해 상처를 개봉하지 않지만, 압통과 같은 문제가 있으면 드레싱을 제거하고 눈으로 확인한다.
④ 정맥염의 증상이 있을 때 카테터를 제거한다.
⑤ 성인의 경우 72~96 시간마다 삽입부위를 교체해주도록 한다. 다른 주사부위를 확보하기 어려울 때는 더 유지 할 수 있지만 감염예방을 위해 자주 삽입부위를 관찰

하도록 한다.

⑥ 소아의 경우 특별히 정맥염과 같은 문제가 발생하지 않는 한 제거하지 않는다.

⑦ 국소적 항생제나 소독제 연고를 예방적으로 사용하지 않는다.

나. 중심정맥 카테터의 감염관리

① 중심정맥관 사용의 적응증, 삽입과 관리의 이상적인 과정, 카테터 관련 감염을 예방하기 위한 감염관리방법에 대해 의료진을 교육한다.

② 중심정맥관을 삽입 관리하는 의료진의 지침 준수여부를 정기적으로 평가한다.

③ 중환자실의 경우 카테터 관련 혈류감염 발생을 최소화하기 위해 적절한 간호사 인력을 확보한다.

(7) 수술부위감염 관리

수술실은 외과적 처치를 실행하기 위해여 통제된 환경이다. 수술실의 모든 통제된 환경과 행위 등은 모두 하나의 바람직한 결과인 '수술 후 감염이 없는 것'에 초점이 맞춰져야 한다. 수술실에서 환자는 가장 일반적인 감염인자이고, 그 외에 수술실 환경, 수술 인원들이 포함된다.

1) 수술실 감염관리

외과적 수술환자들은 수술을 받는 동안 마취과 수술로 인하여 인체의 균형이 깨어지고 감염에 대한 저항력이 떨어질 뿐만 아니라 수술절개부위 감염증을 얻게 될 가능성은 상당히 높아서 이로 인한 재원기간 및 회복기간의 지연 등으로 환자의 정신적, 신체적, 경제적 부담을 증가시키게 된다. 따라서 의료인들은 감염증에 대한 각별한 관심을 갖고 수술 후 감염증을 막을 수 있는 무균술에 대한 폭넓은 지식을 갖고 있어야 함은 물론 이에 따른 실천이 매우 중요하다고 할 수 있는데 수술절개부위 감염증을 막을 수 있는 방법은 다음과 같다.

① 수술절개부위 감염증 환자의 보고와 기록

② 적절한 공기의 환기

③ 수술실의 위치 고려 : 환자와 병원직원의 통행량이 비교적 적고, 2층 이상이 좋다.

2) 수술실의 환경

수술실은 원칙적으로 모든 곳이 제한구역이나 실무의 편의상 제한구역, 반제한구역, 개방구역으로 나누어서 통제한다.

〈표 12-2〉 카테터, 드레싱, 수액세트, 주입 액 교환주기에 관한 권고사항

종 류	교환 및 위치이동	삽입부위 드레싱 교환	수액세트 교환	수액 주입 시간
말초정맥카테터 Midline카테터	· 성인 : 72~96시간보다 자주 교환할 필요는 없음 · 응급상황에서 삽입된 경우 : 48시간 이내에 다른 부위로 교환 · 소아 : 임상적 필요가 없는 교환하지 않음	· 카테터 제거 및 위치 이동시에, 드레싱이 젖거나 헐거워졌거나 더러워졌을 때 교환한다. · 발한환자인 경우 드레싱교환을 더 자주 해준다. · 다량의 드레싱으로 촉진이 불가능하거나 직접적인 관찰이 불가능한 환자인 경우, 매일 드레싱을 제거하고 카테터 삽입부위를 관찰한 후 드레싱을 교환한다.	· 임상적으로 필요한 경우 이외에는 72시간보다 자주 교환할 필요는 없음 · 혈액, 혈액제제, 지질 수액에 사용한 수액세트 : 주입시작 24시간 이내에 교환 · 간헐적인 주입에 사용된 경우 : 권고 사항 없음 · 카테터 교환 시 extension tube도 함께 교환	· 비지질성 영양수액 : 권고사항 없음 · 3대1로 혼합된 지질 함유 영양수액 : 24시간 이내에 끝내도록. · 지질단독수액 : 12시간 이내 · 혈액제재 : 4시간 이내
말초동맥카테터	· 권고사항 없음	· 드레싱이 젖거나 헐거워졌거나 더러워졌을 때, 삽입부위 관찰이 필요할 때 교환	· Transducer 교환 시 함께 교환한다.	· Transducer 교환시, flush액도 교환
말초삽입 중심정맥카테터와 투석카테터를 포함한 중심정맥카테터	· 성인 : 감염을 예방하기 위하여 관례적으로 교환하지 않음 · 소아 : 권고사항 없음 · Transducer : 72시간마다 교환. 지속적 flush기구도 함께 교환	· 거즈드레싱 : 2일마다 · 투명드레싱 : 7일마다 교환 · 카테터를 교환할 때, 드레싱이 젖거나 헐거워졌거나 오염되었거나 삽입부위관찰이 필요할 때 교환한다.	· 정맥 내 튜브나 연결기구를 72시간보다 자주 교환하지 않음. · 혈액제제나 지질수액 주입 : 24시간 이내 교환.	· 비지질성 영양수액 : 권고사항 없음 · 지질수액 : 24시간 이내에 주입
폐동맥 카테터	· 관례적으로 교환하지 않는다.	상동	상동	상동
제대 카테터	· 관례적으로 교환하지 않음	해당 없음	상동	· 비지질성 영양수액 : 권고사항 없음 · 지질수액 : 24시간 이내에 주입

가. 개방, 반제한, 제한 구역

① 개방구역

- 신발만 바꿔 신고 출입할 수 있는 구역이다.
- 의사탈의실, 간호사탈의실, 수술 환자 대기 장소 등이 이에 속한다.

② 반 제한구역

- 마스크를 제외한 모든 복장을 갖춰야 하는 구역이다.
- 수술준비실, 회복실, 마취과 의국이 이에 해당한다.
- 환자 대기실, 수술준비실 등이 여기에 해당된다.

③ 제한구역

- 완전한 복장이 요구되는 지역이며 철저히 외부와 차단되어야 하는 구역이다.
- 각 수술방과 수술실 복도 등이 이에 속한다.

나. 환경 관리

- 수술실 내의 공기 입구는 바닥보다 높은 위치여야 하며 , 출구와 멀리 떨어져있어야 한다.

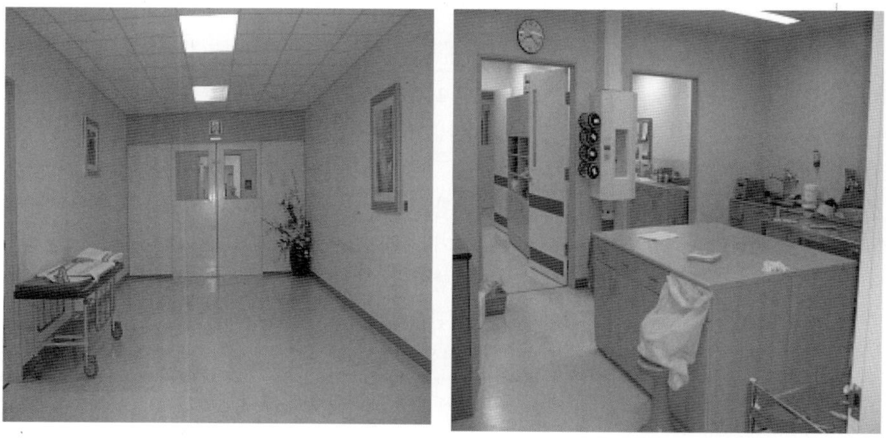

〈그림 12-23〉 수술실 출입구 모습

- 수술실의 온도는 18~24℃, 습도는 50~55%를 유지한다.
- 수술실 출입은 최소한으로 규제하며 수술실 문은 항상 닫혀 있어야 한다. Hepa

filter가 설치되어 있어야 한다.

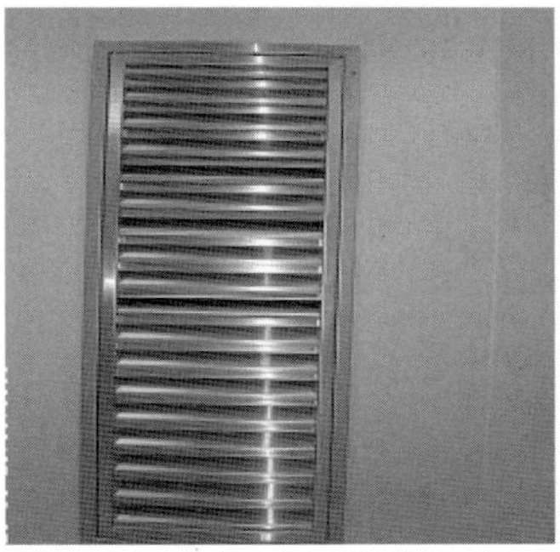

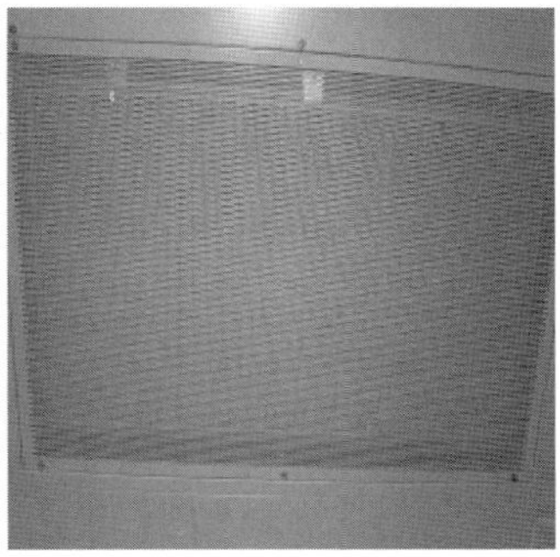

〈그림 12-24〉 수술실에 설치된 HEPA f lter

- 수술실의 공기는 주위보다 높은 압력을 유지하여야 하며 그 기준은 0.25mmH_2O 이다.

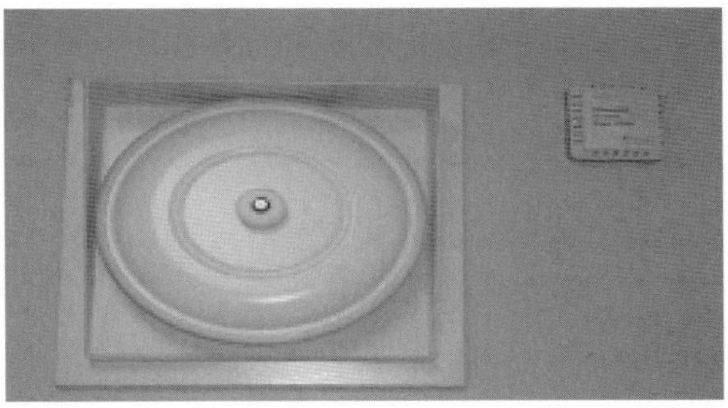

〈그림 12-25〉 양압 유지 모니터를 위한 장치

(8) 직원감염 관리

1) 날카로운 기구를 사용할 경우에는 손상을 당하지 않도록 주의한다.
2) 주사바늘은 뚜껑을 씌우지 않도록 한다.
3) 바늘 끝이 사용자의 몸 쪽으로 향하지 않도록 한다.
4) 바늘을 부러뜨리거나 구부리지 않도록 한다.
5) 주사바늘, 칼날 등 날카로운 기구는 구멍이 뚫리지 않는 통에 모은다.
6) 심폐소생술 시행 시 반드시 마우스피스(mouthpieces)를 이용하며 직접 접촉을 피한다.

가. 날카로운 기구 및 주사침 폐기관리

기관은 날카로운 물건과 주사침 폐기에 대한 규정과 절차가 있어야 한다.

날카로운 물건과 주사바늘의 부적절한 폐기는 직원의 안전을 위협하는 중요 요소이다. 기관은 모든 단계에서 적절한 전용 용기의 사용과 처리, 폐기 절차 감시를 확인해야 한다.

① 날카로운 물건과 주사침은 견고한(뚫리지 않는) 전용 용기에 수집하고 재사용되지 않아야 한다.

② 병원은 자체의 적절한 방법 또는 위험성 폐기물을 전문으로 취급하는 업체와 계약을 맺어 날카로운 도구와 주사침을 안전하게 폐기하여야 한다.

③ 날카로운 물건과 주사침의 폐기는 기관의 감염관리 규정과 일치하여야 한다.

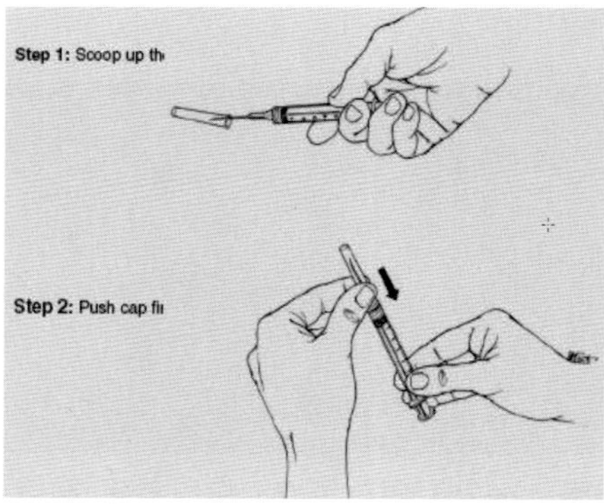

〈그림 12-26〉 주사침 감염사고 대처 방법

나. 주사침 사고 시 대처 방법

주사침 사고 시 즉시 물과 비눗물로 씻고 소독제를 바른 후 사고에 즉시 보고하고 대책을 세워야 한다.

① 주사침 사고 대처지침

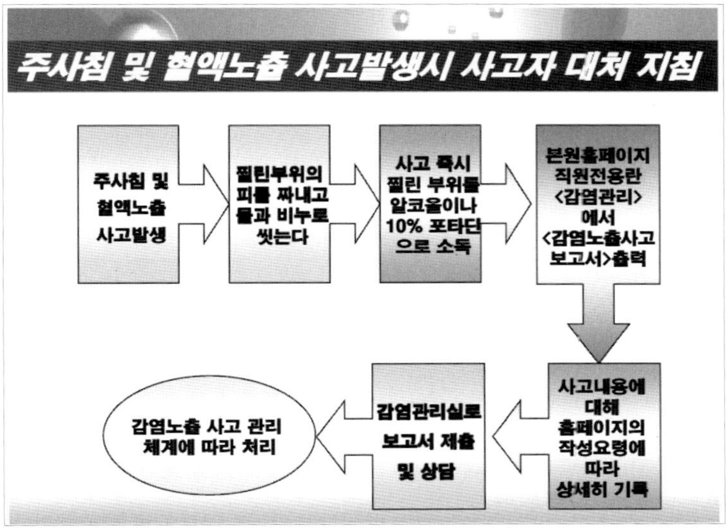

〈그림 12-27〉 주사침 감염사고 대처 지침

② 주사침 사고 노출보고서 작성법

주사침 사고 시 즉시 물과 비누를 이용해 씻고 소독제를 바른 후 보고서를 작성한다.

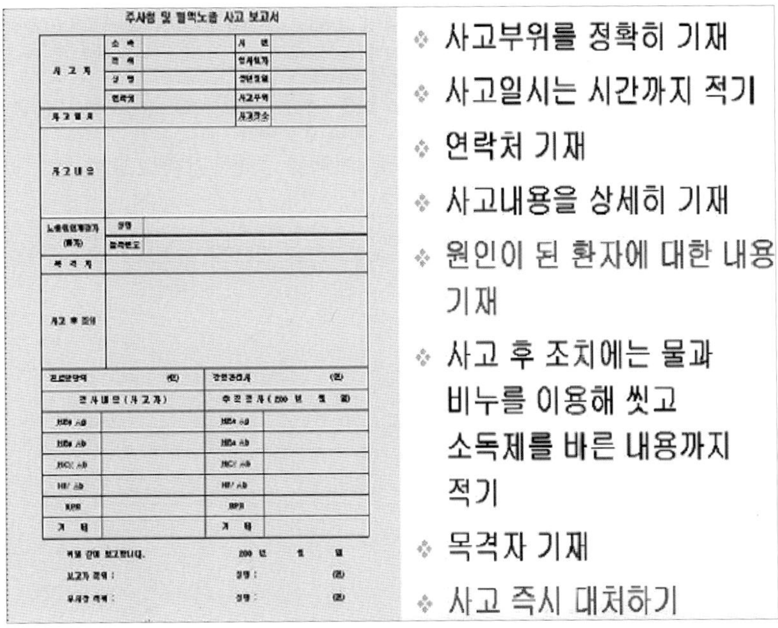

〈그림 12-28〉 주사침 혈액노출 사고보고서

직무 중 혈액 및 체액을 통한 감염 보고서

보고 일 : 200 년 월 일 요일

제출 처 : 감염관리실 (원내 8813)

1. 일반적인 정보

근무지 : 직명 : 직위 : 주민등록번호:

성 별 : M / F 성명 : 연령 : 세 경력 : 년

2. 사고의 종류

발생일시 : 월 일 시 분 발생장소 : 부위 :

바늘에 찔림 ( ) 칼날에 다침 ( ) 점막에 노출 ( ) 기타( )

3. 사고의 상황

물품준비 시 ( ) 구체적으로____________________

환자 치료도중 ( ) 구체적으로____________________

진료 후 물품정리 시( ) 구체적으로____________________

쓰레기 치우다가 ( ) 구체적으로____________________

기타 ____________________________

4. 접촉한 출처(감염원) 가 되는 환자에 대한 정보

병록번호 : 성명 : 성별/나이 : /

HBsAg ( ) HBeAg ( ) HCVAb ( )

HCV PCR ( ) Syphilis ( ) AIDS ( )

5. 사고를 당한 사람의 혈청학적 검사

검사 전 정보

HBsAg ( ) HBsAb ( ) HCVAb ( )

검사 후 결과

HAsAg ( ) HBsAb ( ) HCVAb ( ) Syphilis ( ) AIDS ( )

6. 후속 조치

1) B형 간염

예방적 조치가 필요한 경우는 접촉한 혈액의 출처가 되는 환자가 HBsAg 양성이면서 사고를 당한 사람은 HBsAg와 HBsAb 모두 음성인 경우만 해당된다.

A. 가능한 한 254시간 (최대한 7일)이내에 HBV hyperimmunoglobulin(Hepabig) 3ml (3vial) IM하고 7일 이내에 HBV vaccin(Hepavax B) 1ml(1vial) IM 이후 1개월, 2개월 또는 1개월, 6개월 후 추가 접종한다.

B. 감염원에 노출된 2-3개월 후 HBsAg/Ab를 확인하고 Vaccine 추가접종이 끝난

〈그림 12-29〉 직무 중 혈액, 체액을 통한 감염보고서

③ 주사침 사고 시 감염에 대한 추적관리

B형 간염 바이러스 및 C형 간염 바이러스, HIV 감염에 대해 추적 관리한다.

감염병	추적관리 내용 및 시기
B형간염 바이러스	HBsAg : 노출 후 3개월, 6개월
C형간염 바이러스	Anti HCV RNA : 4~6주, Anti HCV : 4~6개월
HIV	Anti HIV : 6주, 12주, 6개월

〈그림 12-30〉 바이러스 감염 시 추적관리 시기

연습문제

1. 감염관리실 직원의 직무는?

2. 다음 중 손씻기 수행도가 틀린 경우는?

① 약물을 준비하기 전 손을 한번 씻고 한꺼번에 차례로 10명의 환자의 약물을 준비한 자.

② 약물준비 전에 손을 씻은 수 약물 준비를 완료하고 나서 Tray에 투약 관련 물품을 준비하여 환자에게 가서 다른 행위 없이 정맥 주사함.

③ 환자 옆에서 손을 씻은 후 활력증후를 측정 등의 행위를 하고 정맥 주사함.

④ 손을 씻은 후 기존 수액 제거한 후 수액을 다시 연결하는 경우

⑤ 손씻은 장갑 착용한 후, 항암제 준비하고 장갑 착용한 채로 바로 연결한 경우

3. 감염성 폐기물에 기재 되어야 할 사항은?

4. 감염, 소독, 멸균의 차이점

5. 직무관련 감염성 질병관리의 적정성은?

6. 주사침 감염 사고 시 추적 관리가 필요한 바이러스 질환종류 3가지 이상은?

제13장 인사 관리

학습목표

1. 인사관리의 개념 및 중요성을 파악한다.

2. 인사관리의 글로벌 기준 및 국내 기준을 인지한다.

3. 효율적인 인사관리를 위하여 갖추어야 될 규정과 절차에 대해 인지한다.

제13장 인사관리

1. 인사관리의 필요성

인사관리란 일반적으로 기업의 목적 및 유지발전을 위하여 필요한 인적 자원을 확보·개발 유지하는 관리활동을 말한다. 특히, 병원인사관리는 병원조직의 목적을 달성하기 위하여 적합한 인재를 채용하여 병원 조직 활동에 필요한 훈련 및 교육을 수행하고 배치하는 일련의 과정이다.

병원인력은 타 조직에 비해 의사직, 간호직, 약무직, 의료기사직 등의 매우 다양한 직종으로 구성되어 있고, 남성보다 여성 인력의 분포가 굉장히 높은 특징을 가지고 있다. 또한 무엇보다도 환자의 생명을 다루는 의술을 펼치는 곳이므로 환자의 안전에 가장 많은 관리가 필요한 조직이다. 따라서 병원에 있는 인력이 부적절한 교육으로 능력이 부족하거나 필요한 자격을 갖추지 못했을 경우 환자 안전에 있어서 치명적인 결과를 초래하게 될 것이다. 한 예로 2004년 미국의 JCAHO에서 발표한 모든 의료상황에서 일어난 예상치 못한 사고(적신호 사건, sentinel events) 사례에 대한 분석 결과에 의하면 직원들에 대한 불충분한 오리엔테이션과 직무교육으로 인한 사고가 56%, 직원들의 교육 미실시로 인한 사고가 22%에 달한다고 보고되었다. 이처럼 의료기관은 직원의 채용에서부터 교육/훈련 등의 인사관리가 환자 안전에 아주 밀접한 영향을 미치므로 병원에서 유용하게 사용할 수 있는 인사관리에 대한 표준 지침이 필요하다. 미국에서는 TJC와 JCI에서 인사관리 표준에 대한 평가를 실시하고 있으며, 우리나라에서는 의료기관 평가에 일부 도입을 하고 있으나, 아직 미비한 수준이므로 이 장에서는 TJC, JCI의 인사관리 표준을 살펴보고 우리나라 실정에 맞는 인사관리 표준 지침을 제시하여 양질의 의료관리라는 병원의 궁극적인 목적을 달성하고자 하는 토대를 마련하고자 한다.

〈표 13-1〉 병원의 다양한 직종

구분	직명	구분	직명
의사직	전문의	사회복지사	사회복지사
	레지던트	보건직	영양사
	인턴		조리사
	일반의		조리원 및 배식원
	치과의사	안전관리자	가스기사
	한의사		공기조화 및 냉동기계기사
간호직	간호사		고압가스화학기능사
	간호조무사		고압가스취급기능사
	보조인력		고압가스기계기능사
약무직	약사		안전관리원양성교육이수자
	약무보조		소방설비기사
의료기사	임상병리사		위험물취급기사
	임상병리사보조	에너지관리자	기계기사
	방사선사		전기기사
	방사선사보조		전기공사기사
	물리치료사		열관리기사
	물리치료사보조	전산	정보처리사
	작업치료사		정보처리사보조
	작업치료사보조	전화	전화교환원
	치과기공사	의공	의공학기사
	치과기공사보조		의공학기사보조
	치과위생사	기타	운전기사
	치과위생사보조		주차요원
	의무기록사		조리원 및 배선원
	의무기록사보조		정원사
	응급구조사		재봉사
	기타		미화원(청소)
행정관리직	사무직원		세탁원
사서직	사서		기타

〈표 13-2〉 적신호 사건의 근본 원인(미국 JCAHO, 2004)

불충분한 오리엔테이션과 직무 교육	56 %
직원들의 낮은 수준	22 %
능력과 자격의 문제	16 %
관리자의 감독 문제	a few

2. 인사관리를 위한 글로벌 기준

인사관리에 대해 미국의 JCI와 호주의 ACHS 등에서 제시하고 있는 기준과 우리나라 의료기관평가의 인사관리 관련 기준은 다음과 같이 요약할 수 있다.

미국 JCI외래 기준
1. 기관은 진료서비스를 제공할 수 있는 직원을 보유하고 있어야 한다. - 기관은 환자에게 진료 및 서비스를 제공하는 임상인력(의사, 간호사, 의료기사)과 행정 인력을 가지고 있어야 한다. 2. 기관은 진료서비스를 제공하는 직원의 자격을 명시해 놓아야 한다. 3. 기관은 신규직원에게 오리엔테이션을 실시하여야 한다. - 기관은 신규직원에게 업무와 근무환경에 대한 오리엔테이션을 실시해야 한다. - 기관은 의료에 대한 환자의 권리에 대한 오리엔테이션을 실시해야 한다. 4. 재직 직원은 업무와 관련된 교육을 받아야 한다. - 재직 직원은 능력 개발을 위한 교육에 참가해야 한다. - 재직 직원은 의료 사고 예방 교육에 참가해야 한다. 5. 기관은 직원의 자격 유지 및 업무 수행에 대한 평가를 정기적으로 실시해야 한다. - 기관은 직원의 업무 수행 능력 평가를 최소 3년에 1번씩은 실시해야 한다. 6. 기관은 진료진에 대한 교육이 병원 내에서 실시될 때 올바른 지도 및 감독을 해야 한다. - 기관은 진료진의 수준에 따라 적절한 지도 및 감독을 실시해야 한다. - 기관은 진료진에 대하여 양질의 의료, 안전 관리 및 감염예방에 대한 교육을 실시해야 된다. 7. 기관은 직원의 자격에 대한 사항을 확인하여야 한다. - 기관은 명시된 직원의 학력, 경력, 면허 등의 자격이 공식적으로 인증된 원본서류를 확인하고 사본은 보관해 두어야 한다. - 기관은 필요시 직원의 범죄에 대한 신원 조사를 실시해야 한다. - 기관은 직원의 건강검진을 실시해야 한다. - 기관은 최소 3년을 주기로 직원의 자격이 유지되고 있는지 확인하여야 한다.

미국 JCI 입원 기준
1. 기관은 직원이 갖추어야 할 자격에 대한 규정이 정해져 있어야 한다. - 기관은 직원에게 필요한 교육, 기술, 면허 등에 관한 자격을 정해야 한다. - 직원의 자격 규정 및 직원수는 법을 반영하여 정해야 한다. - 기관은 직원의 의무 및 자격 요건이 기재된 직무기술서를 가지고 있어야 한다. 2. 기관의 모든 진료부서와 행정부서의 직원들은 업무에 대한 오리엔테이션을 받아야 한다. - 신입 직원은 기본 업무 및 책임에 대한 오리엔테이션을 받아야 한다. - 신입직원 및 실습생, 자원봉사자들은 의료사고 예방에 대한 오리엔테이션을 받아야 한다. 3. 기관의 모든 직원은 자격 유지 및 업무 능력 향상을 위한 교육에 지속적으로 참여해야 한다. - 기관은 직원들이 진보된 기술 습득을 위한 교육을 받도록 해야 한다. 4. 기관은 모든 직원들에게 안전 교육을 실시해야 한다. - 기관은 신입 직원 채용 시 건강검진을 실시해야 한다. - 기관은 모든 직원들에게 예방접종을 실시해야 한다. - 기관은 감염 및 전염성 질환에 이환된 직원들에 대한 치료 및 예방에 대한 절차를 계획해야 한다. 5. 기관은 독립적으로 진료가 가능한 의료진의 자격 확인을 해야 한다. - 기관은 독립적 진료가 가능한 의료진의 면허, 경력, 교육과 훈련에 관하여 정부가 공인한 원본 서류 확인 및 사본을 보관해야 한다. - 기관은 독립적 진료가 가능한 의료진의 자격 유지 증빙 서류가 가장 최근에 갱신된 것인지 확인해야 한다. - 기관은 독립적 진료가 가능한 의료진의 전 근무처의 근무 성적에 관한 정보를 수집하도록 해야 한다. 6. 기관은 의료진 외의 의료 인력에 대한 자격을 확인해야 한다. - 기관은 의료진 외의 의료 인력의 면허, 경력, 교육과 훈련에 관하여 정부가 공인한 원본 서류를 확인하고 사본을 보관해야 한다. 7. 기관은 표준화된 기준에 의하여 의료진의 의료의 질에 대한 평가를 실시해야 한다. - 기관은 의무기록 등의 객관적인 자료를 근거로 하여 진료진의 의료의 질 평가를 실시해야 한다. - 의료진의 의료의 질 평가는 최소 1년에 한 번씩은 실시하여야 한다.

호주 ACHS 입원 기준
1. 기관은 기관의 목표에 맞는 능력을 가진 직원 채용 계획을 세워야 한다. - 기관은 신입 직원의 자격 요건에 대한 문서화된 규정이 있어야 한다. - 인력관리 규정에는 역할과 책임을 명시하며, 양질의 의료서비스 제공에 기반을 두어야 한다. - 인력부족으로 인한 비상사태 대응책을 수립해야 한다.

- 인력관리계획의 성취도를 정기적으로 평가·개선해야 한다.
- 기관이 먼저 양질의 의료서비스 제공에 적합한 인력 수급 계획에 앞장서야 한다.

2. 기관은 신입직원 채용과 직무배치에 관한 문서화된 규정이 있어야 한다.
   - 신입직원은 법에 명시된 갖추어야 할 자격·면허에 대하여 문서화시켜야 한다.
   - 기관의 모든 부서는 기관의 인력채용계획 따라 직원이 선발되고 배치되어야 한다.
   - 기관은 자원봉사자의 공급 수요에 대한 적절한 계획이 수립되어야 한다.
   - 신입직원계획은 의료 환경 변화에 능동적으로 대처해야 한다.

3. 기관은 직원 및 자원봉사자들의 직무 평가에 대한 문서화된 규정이 있어야 한다.
   - 신입직원 및 자원봉사자들의 오리엔테이션 교육은 책으로 만들어져 제공되어야 한다.
   - 직원과 자원봉사자들은 선임직원으로부터 교육 및 훈련이 이루어져야 한다.
   - 직원의 개인인사기록은 비공개로 다루어져야 한다.
   - 직원·계약직·자원봉사자 모두 직무 평가 대상이 된다.
   - 의료진에 대하여 부당한 업무 처리에 관한 사항이 보고될 수 있는 체계가 수립되어야 한다.
   - 직무 평가는 직무에 따른 책임과 의무의 이행에 대한 내용이 포함되어야 한다.

4. 기관은 직원과 자원봉사자들의 교육 개발 프로그램을 개발해야 한다.
   - 신입직원 및 자원봉사자들은 원활한 업무 적응을 위하여 오리엔테이션을 받아야 한다.
   - 직원과 자원봉사자들은 업무상 필요한 교육을 받아야 한다.
   - 기관은 직원 교육과 훈련에 필요한 공간 및 인력을 제공하여야 한다.

5. 기관은 직원의 권리 보장에 대한 문서화된 규정이 있어야 한다.
   - 기관은 직원을 위한 고충처리센터를 설치해야 한다.
   - 기관은 직원을 위한 고용안전서비스 프로그램을 제공해야 한다.
   - 직무 평가 결과는 모든 직원에게 포상 및 승진 등으로 적용되어야 한다.

국내 의료기관평가 기준

1. 인사관리기획
   - 의료기관은 기관의 목표와 운영방침에 맞게 인사관리 정책과 계획을 수립하여 합리적인 인력 관리가 이루어질 수 있는 체계를 갖추고 적절히 운영하여야 한다.

2. 의사인력 충족성
   - 의료기관은 적정수준의 의료서비스를 제공하기 위하여 법정 의사인력 기준을 준수하고 적정한 인력수를 갖추어야 한다.

3. 간호인력 충족성
   - 의료기관은 적정수준의 의료서비스를 제공하기 위하여 법정 간호인력 기준을 준수하고 적정한 인력수를 갖추어야 한다.

4. 신규직원 교육
- 의료기관은 신규직원이 환자들에게 적정한 서비스를 제공할 수 있는 능력을 갖출 수 있도록 임상실무, 환자안전, 질 향상, 감염관리, 심폐소생술 및 윤리 등에 대한 신규교육을 제공하여야 한다.

5. 직원교육체계
- 의료기관은 직원의 직무능력과 지식향상을 위해 체계적인 직원교육 시스템을 갖추고 적절히 운영하여야 한다.

6. 재직직원 교육
- 의료기관은 질 향상 및 환자안전에 관련한 의료기관 종사자가 이수하여야 할 필수 직원 교육을 시행하여야 하며, 직원들이 업무전문성 개발을 위한 교육, 연구 등에 참여할 수 있는 기회를 제공하여야 한다.

7. 인사정보관리
- 의료기관은 인사정보 관리를 통해 효율적으로 인력 관리를 할 수 있는 체계를 갖추고 이를 적절히 운영하여야 한다.

3. 우리나라의 인사관리 지침

의료기술의 발달과 의료에 관한 인식 구조의 변화로 환자수가 증가하고 병원 시설이 확대되면서 업무량 및 직원 수가 증가되어 효율적인 인사관리의 필요성이 높아지고 있는 추세이다. 더불어 단순한 진료 행위를 하는 병원이라는 개념에서 지금은 양질의 의료 행위를 하는 병원의 개념으로 변환되고 있는 실정이므로, 병원을 구성하고 있는 인력에 대한 관리의 중요성이 커지고 있어 적절한 인사관리의 기준을 설정하고 도입해야 할 시점이라고 할 수 있다. 이에 앞에서 살펴본 국외 기준과 국내 기준을 바탕으로 하여 효율적인 인사관리를 위한 우리나라의 인사관리 지침을 아래와 같이 제시하고자 한다.

(1) 병원은 인사 관리에 관한 문서화된 규정을 갖추고 있어야 한다.

1) 인력 채용에 대한 내용이 포함되어 있어야 한다.

가. 임용의 원칙

나. 결원 보충 방법

다. 신규 채용 방법

라. 결격 사유

마. 채용 구비 서류

2) 기타 다음과 같은 내용이 포함되어 있어야 한다.

가. 보직·전보·전직

나. 승진·승급

다. 복무·보수

라. 포상·징계

(2) 병원은 법의 규정을 반영한 적정수준의 의료인 및 의료인 외의 필요 인력을 갖추어야한다.

(3) 병원은 자격을 갖춘 인력을 채용해야 한다.

1) 다음과 같은 직원의 직무내용 및 자격 요건을 결정해야 한다.

가. 의사직

나. 간호직

다. 약사직

라. 보건직 (임상병리사·방사선사·물리치료사·작업치료사·언어치료사·치위생사·영양사·의무기록사·기타 진료 관련 국가 또는 해당 전문분야 공인된 자격 소지자)

마. 행정직

바. 기술직

사. 기능직

2) 1)항의 직종에 대한 인력은 직무기술서를 바탕으로 채용해야 한다.

3) 1)항의 직종에 대한 인력은 다음과 같은 내용을 포함한 인사기록카드가 작성되어야 한다.

가. 인적 사항

나. 학력 및 경력 사항

다. 면허 및 자격 사항

라. 신체 사항

마. 직무 배치

바. 직무 평가

사. 포상 및 징계

아. 필수 교육훈련 이수 현황

4) 다음과 같은 요건에 해당되는 서류는 인사기록카드에 첨부시켜야 한다.

가. 기본증명서 및 가족관계증명서

나. 졸업증명서 및 경력증명서

다. 면허증·자격증 사본

라. 신체검진기록

마. 인사발령통지서

바. 직무 평가 서류

사. 공적조서 및 징계처분사유통보서

(4) 병원은 모든 직원에게 체계적인 교육을 실시하여야 한다.

1) 신규 직원은 다음의 내용을 포함한 오리엔테이션을 받아야 한다.

가. 병원의 조직 편제

나. 병원 내규와 근로조건

다. 직무 개요

라. 개인정보보호 및 의료 윤리

마. 감염 관리

바. 소방 안전

사. 심폐소생술

아. 의료사고 예방

2) 재직 직원은 다음의 내용을 포함한 교육을 받아야 한다.

가. 새로운 업무지식에 관한 교육

나. 자격을 유지하기 위한 교육

다. 개인정보보호 및 의료 윤리

라. 감염 관리

마. 소방 안전

바. 심폐소생술

사. 의료사고 예방

3) 계약직, 실습생, 자원봉사자에게 다음의 내용을 포함한 오리엔테이션을 실시해야 한다.

가. 직무 개요

나. 개인정보보호 및 의료 윤리

다. 감염 관리

라. 소방 안전

마. 의료사고 예방

4) 병원은 모든 직원에게 다음의 내용을 포함한 직원 안전 관리를 해야 한다.

가. 신규 직원 대상의 건강검진

나. 전체 직원 대상의 정기 건강검진

다. 전체 직원 대상의 정기 예방접종

(5) 병원은 모든 직원에게 체계적인 평가를 실시해야 한다.

1) 병원은 정기적으로 직원의 업무 수행 평가를 실시해야 한다.

2) 병원은 직원의 다음의 내용을 포함한 자격 유지에 대한 평가를 실시해야 한다.

가. 보수 교육 이수
나. 면허 정지
다. 면허 취소
라. 자격 정지
마. 자격 취소

4. 인사관리 지침을 준수하기 위한 방안

병원 조직에서 의료서비스를 제공하는 가장 중요한 요소는 인력이다. 어떻게 인력을 체계적으로 관리하느냐에 따라 병원의 미래 발전 모습을 상상해 볼 수 있을 것이다. 인사관리는 크게 인력채용-직원 교육-직원 평가로 나눌 수 있으며, 이 세 항목 중 어느 항목도 소홀함이 없이 관리되어야 한다. 먼저 병원의 규모에 맞는 인사 관리 규정을 제정하고, 원활한 업무가 가능하도록 신규직원 오리엔테이션 및 직원 교육 계획을 세워야 할 것이며, 공정하고 정기적인 직원 평가로 포상 및 동기부여를 할 수 있는 여건을 조성해야 할 것이다. 따라서 합리적이고 효율적인 인사관리를 위해서는 앞서 제시한 인사관리에 대한 지침을 준수하며 다음과 같은 노력이 필요할 것이다.

(1) 인사 관리 규정 제정

병원의 가장 중요한 인적 자원을 합리적·능률적·공정하게 관리하기 위한 인사 관리 규정을 제정하여 인사관리의 출발점이 되는 인력 채용 및 보직·전보·전직 등의 인력배치와 승진·승급·복무·보수·징계·포상 등의 보상 등의 핵심적인 내용을 수행하도록 한다.

(2) 인력 채용에 대한 체계 확립

채용관리는 광의로는 모집에서부터 선발, 배치, 퇴직 및 해고에 이르는 일련의 과정을 뜻하지만 협의로는 모집·선발·배치의 3가지 활동을 주로 의미한다. 이와 같은 채용관리를 효율적으로 수행하기 위해서는 적정한 전문분야의 유능한 의료진 및 경영진을 적정수만큼 확보함으로써 환자의 요구에 부응해야 하므로, 의료서비스에 따라 의료진 및 경영진의 자격요건, 능력에 대한 명확한 개념 정의가 필요하다. 또한 미국의 TJC기준에 의하면 병원 운영자는 인력관리에 있어서 반드시 측정 가능한 용어로 정의된 자격요건이 기술된 최신의 직무기술서를 구비해야 하는데, 우리나라에서는 큰 대형병원을 제외하고는 직무기술서를 구비하는 병원이 전무한 실정이므로, 일반 병원에서도 채용관리의 전제조건이 되는 직무기술서를 구비하여 효율적인 인력 채용 계획을 수립해야 할 것이다.

① 직종에 따른 직무내용 및 해당자격 요건 명시

〈표 13-3〉 직종에 따른 직무내용 및 해당자격 요건

직종		직무내용 및 해당자격 요건
의사직	전 문 의	전문의 자격을 가진 자로서 본원 인사규정에 의해 임용된 자
	레지던트	전문의의 수련 및 자격인정 등에 관한 규정에 의해 임용된 자
	인 턴	
간 호 직		간호사 면허를 가진 자가 환자간호, 간호관리, 진료지원업무 등을 수행하는 직무
약 사 직		약사면허를 가진 자가 조제, 투약, 의약정보, 제제 및 약품관리를 수행하는 직무
보 건 직		· 임상병리사, 방사선사, 물리치료사, 작업치료사, 언어치료사, 치위생사 면허를 가진 자가 검사, 촬영, 치료 및 임상실험을 직접 수행하거나 의사를 돕는 일을 수행하는 직무 · 영양사의 면허를 가진 자가 환자급식 또는 직원급식의 영양관리, 조리, 급식에 관한 일을 수행하는 직무 · 의무기록사 면허를 가진 자가 의무기록의 작성, 정리, 보관수불 및 의무통계 등 의무기록에 관한 일을 수행하는 직무 · 기타 진료관련 특수 업무를 수행하면서 국가 또는 해당 전문분야의 공인된 자격증을 소지한 자 또는 자격인정을 받은 자
행 정 직		병원의 서무, 인사, 구매, 계약, 경리, 원무, 보험, 청구, 기획, 진료지원업무 등 병원의 운영에 관한 행정에 종사하는 직무
기 술 직		· 당해분야의 기사자격증을 가진 자가 건축, 토목, 기계, 전기, 환경 등 시설관리에 관한 업무를 수행하는 직무 · 당해분야의 자격증을 가진 자가 전산기기의 운용, 유지 보수 및 전산 개발에 관한 업무를 수행하는 직무 · 당해분야(관련분야 포함)의 기사 자격소지자가 의료기기, 장비의 유지, 보수 및 개발에 관한 일을 수행하는 직무
기 능 직		· 간호조무사의 면허를 가진 자가 환자간호업무 보조와 진료업무 보조 등의 업무에 종사하는 직무 · 업무에 필요한 자격을 가진 자가 당해업무에 종사하는 직무 (운전, 교환, 조리 및 기타 숙련을 요하는 직무) · 특정한 자격이 없이 각종 업무를 보조하거나 단순 업무를 수행하는 직무(급식, 진료보조, 약무보조 등 기타 단순 업무를 수행하는 직무)

② 직무기술서 구비

직무기술서는 다음과 같은 항목을 포함하도록 한다.

- 직무명
- 직무 개요
- 의무 및 책임 내용
- 자격 요건 (교육 수준, 면허증, 자격증, 경력 등)
- 직무에 사용되는 기계, 도구, 장치
- 감독 및 통제 내용
- 업무 범위(환자 수 등)
- 근무 조건
- 직무의 위험도

직 무 기 술 서

(1) 직무정보

부서		직무명		직종		근무형태		인력투입시기		요청인원	

<table>
<tr><td rowspan="4">(2)
업 무
개요</td><td rowspan="4"></td><td rowspan="4">(3)
자 격
요건</td><td>가. 연령:</td></tr>
<tr><td>나. 학력:</td></tr>
<tr><td>다. 경력:</td></tr>
<tr><td>라. 자격 및 면허:</td></tr>
</table>

<table>
<tr><td colspan="2">(4) 업 무 내 용</td><td rowspan="2">(5)
협조/관련부서
(외부기관)</td><td rowspan="2">(6)
업무발생주기
/발생빈도수</td><td rowspan="2">(7)
업무난이도</td><td colspan="4">(8)
업무방법/역할</td><td rowspan="2">(9)
사용장비,기구명
(전산포함)</td></tr>
<tr><td>과업명</td><td>세 부 업 무 내 용</td><td>담당</td><td>조언</td><td>결재결정</td><td>감독지시</td></tr>
<tr><td></td><td></td><td></td><td></td><td></td><td></td><td></td><td></td><td></td><td></td></tr>
<tr><td></td><td></td><td></td><td></td><td></td><td></td><td></td><td></td><td></td><td></td></tr>
<tr><td></td><td></td><td></td><td></td><td></td><td></td><td></td><td></td><td></td><td></td></tr>
<tr><td></td><td></td><td></td><td></td><td></td><td></td><td></td><td></td><td></td><td></td></tr>
<tr><td></td><td></td><td></td><td></td><td></td><td></td><td></td><td></td><td></td><td></td></tr>
<tr><td></td><td></td><td></td><td></td><td></td><td></td><td></td><td></td><td></td><td></td></tr>
<tr><td></td><td></td><td></td><td></td><td></td><td></td><td></td><td></td><td></td><td></td></tr>
</table>

<table>
<tr><td rowspan="2">업무
지식</td><td rowspan="2">(10)
기본,
실무
지식</td><td></td><td rowspan="2">스킬
기능</td><td>(11)
기술/기능</td><td colspan="2"></td></tr>
<tr><td></td><td>(12)
어학</td><td colspan="2"></td></tr>
<tr><td rowspan="2">(13)
교육
훈련</td><td>사내</td><td></td><td rowspan="2">(14)
업무
숙달
가능
기간</td><td>신입사원
입사 후</td><td>동일전형직무
전환배치 후</td><td>타직무분야에서
전환배치 후</td></tr>
<tr><td>사외</td><td></td><td></td><td></td><td></td></tr>
</table>

〈그림 13-1〉 직무기술서 양식

③ 의료인 및 의료인 외 의료 인력의 법정 정원 준수

인사부서에서 병원 운영에 충분한 임상인력과 행정인력을 제공하기가 병원 경영 상황 등으로 어렵지만, 양질의 의료 제공을 위해서는 최소한 법정 정원을 준수해야 할 것이며, 적정하게 인력 배치가 되어 있는지 주기적으로 평가를 하여, 인력 채용 계획을 세워야 할 것이다. 우리나라의 현행 의료법에서 요구하고 있는 병원급에서의 의료인 등의 정원은 아래의 그림과 같다.

〈표 13-4〉 의료법에 의한 병원 법정정원(의료법 시행 규칙 제38조 관련)

의사	연평균 1일 입원환자를 20명으로 나눈 수(이 경우 소수점은 올림) 외래 환자 3명은 입원환자 1명으로 환산함.
간호사	연평균 1일 입원환자를 2.5명으로 나눈 수(이 경우 소수점은 올림) 외래환자 12명은 입원환자 1명으로 환산함.
조산사	산부인과에 배정된 간호사 정원의 3분의 1이상(산부인과가 있는 경우만 해당)
약사	연평균 1일 조제수가 160건까지는 1인을 두고, 초과하는 80건마다 1인씩 추가
영양사	입원 시설을 갖춘 경우 1명 이상
의료기사	진료과목별로 필요한 수
간호조무사	필요한 수

④ 인사기록카드 구비

병원은 다양한 직종 및 수많은 인력을 필요로 하는 대표적인 조직으로 효율적인 인사관리가 절실히 필요하지만 현실적으로 어려움이 많다. 따라서 각 직종에 해당하는 직원의 이력 및 자격에 대한 관리의 능률을 향상시키기 위해서는 적절한 인사기록카드가 구비되어야 할 것이며, 최근에는 수작업의 비효율성을 보완한 인사관리정보시스템을 구축한 병원이 점차로 증가하고 있다.

인 사 기 록 카 드

인적사항	소 속	직 위	성명	한글		입사일	년 월 일	사 진 (3×4㎝)
				한자		호주 및 관계	의	
	생년월일(양,음)		주 민 등 록 번 호					
	년 월 일							
	본 적							
	주 소						☏	

학력	졸업년도	학 교 명	
	년 월 일	초등학교	
	년 월 일	중학교	
	년 월 일	고등학교	
	년 월 일	대학(교)	(학)과
	년 월 일	대학원	

신체	신장	㎝	체중	㎏
	시력	좌: 우:	혈액	형
	혈압	/	장애부위	
	건강	□정상 □보통 □요주의		
취미			특기	
추천인	성명		관계	
	주소			
	☏			
보증보험	상호			
	보증기간			
	보증금액			

경력	기 간		근무처	직위	담당업무
	년 월 일	년 월 일			
	년 월 일	년 월 일			
	년 월 일	년 월 일			
	년 월 일	년 월 일			
	년 월 일	년 월 일			

면허·자격	취득일	증명칭	발행번호	발행기관
	년 월 일			
	년 월 일			
	년 월 일			

교육사항	수 강 일	교 육 명	주 관 처
	년 월 일		
	년 월 일		

가족사항	관계	성 명	주민등록번호	학력	직업
			-		
			-		
			-		
			-		
			-		
			-		
			-		

병역	구분	□필	군별	□육군 □공군 □해군 □해병대 □기타	군번	
		□미필	사유			
		□면제	입대일	년 월 일	제대일	년 월 일	복무기간	년 월

국가유공자	보훈번호	등급	관계	성명	주민등록번호	상병명	특 기

〈그림 13-2〉 인사기록카드

◆발령사항

발령일자			구분	발 령 사 항			비고	발령일자			구분	발 령 사 항			비고
년	월	일		임	급	보		년	월	일		임	급	보	

◆인사고과평정

평정일자			고과평정				특기사항	승진·승급·시험·평가	시험일자			과목별				계	평균	비고
년	월	일	1차	2차	3차	계			년	월	일							

◆포상

수상일			발행번호	상 명	수여기관 및 단체		관련근거	비 고
년	월	일			상 호	대표자명		

◆징계

징계일			징 계 명	징계내용	기 간	자 인 서				비 고
년	월	일				각서	경위서	시말서	기타	

◆특기사항

〈그림 13-3〉 인사기록카드

(3) 직원 교육 실시

직원들은 오리엔테이션과 교육을 통해 주어진 직무수행에 필요한 지식과 기술을 습득하게 된다. 그리고 적절한 지식과 능력을 갖춘 직원은 질 높은 서비스를 제공할 뿐만 아니라 환자 안전과 관련된 실수를 최소화할 수 있다. 또한 직원뿐만 아니라 실습생, 자원봉사자들에게도 의료서비스를 제공하기 전에 반드시 자기 직무와 안전관리에 대한 오리엔테이션이 실시되어야 한다.

우리나라에서는 큰 대형병원을 제외하고는 특별한 오리엔테이션에 대한 계획이나 지침이 없이 즉흥적으로 선임직원들에 의한 단순한 오리엔테이션이 실시되고 있는 실정이다. 그러나 신규직원들은 적절한 오리엔테이션으로 인하여 그들의 업무를 쉽고 빠르게 습득할 수 있도록 도움을 받을 수 있기 때문에 오리엔테이션에 대한 계획이 매우 중요하다. 따라서 신규직원에 대한 기본교육 교재 등을 만들어 체계적으로 운영하면 효율적인 오리엔테이션이 이루어질 수 있을 것이다. 그리고 기존직원들은 직무능력을 유지, 향상시키는데 초점을 맞춘 지속적인 현업과 관련된 직무교육 및 훈련에 참가하여 업무에 대한 사기를 함양하고 양질의 의료서비스를 제공해야 할 것이다. 또한 직원들의 건강과 안전에 대한 교육도 병원의 의료서비스 만족도 향상과 생산성 유지에 중요한 요소이므로 병원은 직원들이 업무 특성 상 주사바늘에 찔리거나, 환자 접촉으로 인한 감염이 생기지 않도록 정기 예방접종과 정기검진, 감염관리, 허리부상과 같은 업무와 관련된 질병이나 상해에 대한 예방 교육이 이루어져야 한다.

〈 신규 직원 오리엔테이션 프로그램 일부 소개〉

① 교육 일정표

〈표 13-5〉 교육 일정표

일자	시간	교육과목	교육시간	강사명	장소
2월 14일	08:30~08:50	병원의 미션 및 비전의 소개	20분	김○○	강당
	08:50~09:10	병원장 인사말씀 및 주요간부소개	20분	이○○	〃
	09:10~09:30	병원 현황	20분	박○○	〃
	09:30~10:00	병원 내규와 근로 조건	30분	김○○	〃
	10:00~11:00	심폐소생술 및 병원 감염관리	1시간	이○○	〃
	11:00~12:00	개인정보보호 및 의료 윤리	1시간	박○○	〃
	12:00~13:00	점심시간	1시간	김○○	〃
	13:00~14:00	소방안전	1시간	이○○	〃
	14:00~16:00	각 부서의 업무 개요	2시간	박○○	〃
	16:00~17:00	의료사고 예방	1시간	김○○	〃
	17:00~18:00	OCS 전산관리	1시간	이○○	〃

② 병원 현황 소개

- 설립목적
- 연 혁
- 기구 조직도
- 직원 현황
- 시설 현황
- 경영 현황

③ 교육 내용

심폐소생술

심폐소생술은 심정지나 호흡정지 시 뿐만 아니라 중요장기(vital organ)에 산소나 혈액 공급이 잘 되지 않는 어느 때나 필요한 필수적인 수기이다. 현대의 심폐소생술은 심장이나 중요장기에 혈액을 공급하고 원래의 호흡과 순환을 회복하는 처치뿐만 아니라 인지를 회복시키는 뇌소생을 포함한다.

1. 소생법의 순서
- 1차 소생처치(Basic life support) : 뇌와 심장 등 중요장기에 산소를 공급하기 위한 처치로, 소생술 실시 후 예후를 좌우한다. 기도확보, 인공호흡, 인공순환
- 2차 소생처치(Advanced cardiac life support) : 1차 소생처치를 실시하여 순환의 회복 여부를 결정하고, 소생에 필요한 처치를 실시. 약물 및 수액투여, 심전도 측정과 진단, 제세동 치료
- 3차 소생처치(prolonged life support) : 1차 및 2차 소생처치를 하고 순환이 회복된 후 뇌소생과 집중치료. 호흡은 무호흡 또는 자발호흡이더라도 집중적인 호흡요법

〈그림 13-4〉 심폐소생술 교육 중 일부

감 염 관 리

원내감염이란 입원 당시에 없었던 감염이 입원기간 중에 또는 입원의 결과로 발생하는 감염증을 말한다. 원내감염은 내인성 감염과 외인성 감염으로 나눌 수 있다. 내인성 감염은 환자 자신의 구강, 장 등에 상주하고 있는 세균에 의해서 유발되는 감염이며 건강할 때는 문제가 되지 않지만 환자 자신의 감염에 대한 저항력이 저하되었기 때문에 발생한다. 외인성 감염은 외부에서 균이 들어와서 생기는 감염이며 의료진, 다른환자, 오염된 의료기기, 병원내의 주위환경 등이 직접 혹은 간접적인 원인에 포함된다. 그러나 이중 가장 중요한 것은 의료진의 손으로 의료진이 보균하고 있는 균, 다른 환자에서 옮겨온 균들이 중요한 감염원들이 된다.

1. 손씻기
- 목적에 따른 손씻기 방법
  - 손씻기 : 손의 오물과 일시적인 정착균을 물리적 제거, 비누나 세제를 사용
  - 손소독제 : 일시적인 정착균의 물리적 제거 및 항균작용에 의한 파괴. 손소독제를 사용
  - 외과적 손씻기 : 일시적인 정착균의 제거 및 파괴 + 상재균의 감소
- 손씻기 방법

손이 육안적으로 오염되었을 때, 오염되지 않았어도 환자와 접촉 전후에, 균의 source가 될 수 있는 체액, 점막, 손상된 피부, 오염된 기구 등과 접촉 시, 글러브를 벗은 후에는 손을 씻어야 한다.

〈그림 13-5〉 감염관리 교육 중 일부

의료사고 예방과 효과적 대처

1. 서론
- 발전된 의료 : 의료는 발전하지만 분쟁은 점점 증가하는 모순점
- 의료형태의 전환

위임 의료의 형태(환자가 모든 것은 의사에게 맡겼던 과거)에서 계약의료의 현태로 전환 (의료는 의료인과 환자 간의 계약으로 성립되는 법률행위)

2. 의료분쟁의 증가
- 과학의 발달과 사고의 빈발 및 대형화

: 의학 및 의료기술이 획기적으로 발전되었지만 예기치 못한, 원치 않는 사고에 따른 불상사가 과거에 비해 대형화되고 자주 일어나는 경향

→ 환자의 입장에서도 예기치 못한 불상사가 자기에게 닥칠런지도 모르는 불안

→ 불신 초래

〈그림 13-6〉 의료사고 예방 교육 중 일부

(4) 직원 평가 실시 계획 수립

병원에서도 일반 기업과 마찬가지로 직원들이 직무기술서를 바탕으로 업무를 제대로 수행하는지를 객관적이고 체계적으로 평가하는 시스템이 필요하다. 일반적으로 직원을 평가하는 절차를 인사고과라 하며 근로의욕 증진, 관리 및 감독자의 능력 개발, 성과의 향상, 효과적인 인력 계획과 배치를 목적으로 한다. 인사고과에 따른 보상관리, 승진관리는 직원들의 동기부여에 크게 영향을 미치는데, 단지 임금관리 차원에서 임금격차를 두기 위해 인사고과를 실행한다면 긍정적인 직원들의 변화를 줄 수 없으므로 공정성을 띠면서 직원들의 능력 개발과 인력의 적정 배치에 중점을 두고 실행해야 한다.

① 정기적인 직원 평가 실시 : 일반적으로 년 1회 정도는 실시해야 한다.

② 직원 평가 서식

개인별 목표관리표

목표관리기간 : 2009.1.1 ~ 2009.12.31

피평가자	소 속		직 급		성 명	

항 목		중점목표항목	비 중	실 시 계 획		달성실적	지도, 관찰, 기록
		세부목표, 달성기준		시책/수단/방법	일 정		
주요업무	1						
	2						
병원경영 개선과제	1						
	2						
자기개발 과제	1						
	2						
종합의견							

〈그림 13-7〉 개인별 목표 관리표

<table>
<tr><td colspan="8">근 무 성 적 평 가 표
※ 근무평정은 업무목표의 달성도와 평소 관찰결과 등을 토대로 객관적이고 공정하게 평정 합니다.</td></tr>
<tr><td>성 명</td><td>소 속</td><td>직 급</td><td>생년월일</td><td colspan="2">현직급임용일</td><td colspan="2">평정대상기간</td></tr>
<tr><td></td><td></td><td></td><td></td><td colspan="2"></td><td colspan="2">2009.1.1-12.31</td></tr>
<tr><td colspan="8">1. 업적평가
* 평가기준 : 개인별 목표관리표의 목표실적을 비교하여 절대평가로 평가합니다.</td></tr>
</table>

<table>
<tr><td colspan="2" rowspan="2">평 가 항 목</td><td colspan="4">평 가 등 급</td><td rowspan="2">자기
평가</td><td rowspan="2">평가
점수</td></tr>
<tr><td>수</td><td>우</td><td>양</td><td>가</td></tr>
<tr><td rowspan="4">평정자
항 목</td><td>효 율 성
목표달성에 있어 담당업무에 대한 개선의 효과 정도</td><td>6</td><td>5</td><td>4</td><td>3</td><td></td><td></td></tr>
<tr><td>달 성 도
담당업무별 목표대비 업적달성의 정도</td><td>7</td><td>6</td><td>5</td><td>4</td><td></td><td></td></tr>
<tr><td>난 이 도
담당업무에 대한 업무환경, 수행상의 조건변화 등을 감안한 목표달성의 어려움 정도</td><td>6</td><td>5</td><td>4</td><td>3</td><td></td><td></td></tr>
<tr><td>독 창 성
목표달성에 있어 새로운 방안의 모색이나 참신한 아이디어를 창출하는 정도</td><td>6</td><td>5</td><td>4</td><td>3</td><td></td><td></td></tr>
<tr><td colspan="2">계</td><td>25</td><td>21</td><td>17</td><td>13</td><td></td><td></td></tr>
<tr><td rowspan="4">확인자
항 목</td><td>업 무 의 양
평가기간 내 전반적인 업무수행에 대한 양적인 측면은 어떠했는가</td><td>7</td><td>6</td><td>5</td><td>4</td><td></td><td></td></tr>
<tr><td>업 무 의 질
평가기간 내 전반적인 업무수행에 대한 질적인 평가는 어떠했는가</td><td>6</td><td>5</td><td>4</td><td>3</td><td></td><td></td></tr>
<tr><td>부 서 기 여 도
평가기간 내 부서내 공헌도 정도는 만족할 만한 수준인가</td><td>6</td><td>5</td><td>4</td><td>3</td><td></td><td></td></tr>
<tr><td>목 표 도 전 성
평가기간 내 목표설정 및 목표달성을 위한 노력은 만족할만한 수준인가</td><td>6</td><td>5</td><td>4</td><td>3</td><td></td><td></td></tr>
<tr><td colspan="2">계</td><td>25</td><td>21</td><td>17</td><td>13</td><td></td><td></td></tr>
</table>

〈그림 13-8〉 근무성적 평가표

2. 능력 및 태도평가

* 평가기준 : 능력 및 태도 평가는 업무추진실적 및 내용을 토대로 다음 분포비율에 맞게 상대평가로 평가합니다.

* 분포비율 : 수(9점 이상) 2할, 우(6~8) 4할, 양(4~5.5) 3할, 가(3.5점 이하) 1할

평가항목		가중치	평 가 내 용	평 가				자기평가	평가점수	
				수	우	양	가		평정자	확인자
능력	이해판단력	2	방침지시에 있어 핵심파악 능력 및 신속하고 정확한 상황대치 능력의 정도	2	1.5	1.0	0.5			
	업무추진력	2	의욕적으로 업무에 임하는 자세의 정도	2	1.5	1.0	0.5			
	지 도 력	2	부하직원에 대한 통솔력과 승진에 필요한 적성을 갖추고 있는지의 정도	2	1.5	1.0	0.5			
태도	책 임 감	2	임무수행 및 그 결과에 대해 어느 정도 성실하고 책임 있는 태도를 취하는지 여부	2	1.5	1.0	0.5			
	협 조 성	2	상사나 동료 간에 원만한 협조관계를 유지하는지 여부	2	1.5	1.0	0.5			
계		10		10	7.5	5	2.5			

3. 평정점수

* 평정점수는 평정자 평가점수 60%, 확인자 평가점수 40%를 산정하여 그 점수를 각각 기록합니다.

구 분	평 가 점 수		평 정(환산) 점 수		
	평 정 자	확 인 자	평 정 자 (평가점수×0.6)	확 인 자 (평가점수×0.4)	계
업 적 평 가					
능력 및 태도평가					
계					

4. 평가자 및 피 평가자 확인

구 분		소 속	직 위	직 급	성 명
피 평 가 자					㊞
평 가 자	평 정 자				㊞
	확 인 자		병 원 장		㊞

〈그림 13-9〉 근무성적 평가표

연습문제

1. 인사관리의 중요성을 설명하시오.

2. 인사관리 규정에 포함되는 항목을 나열하시오.

3. 의료법 시행규칙 제 38조에서 규정한 병원급에서의 다음 인력들의 법정 정원을 쓰시오.

   - 의사 - 영양사 - 간호사 - 의료기사
   - 조산사 - 간호조무사 - 약사

4. 인사부서에서 작성하는 인사기록의 항목을 나열하시오.

5. 인력관리에 있어서 직종에 따라 직무 개요, 자격요건 등에 관하여 측정 가능한 용어로 정의되어 있는 것은 무엇인가?

   ① 인사기록카드 ② 직무기술서 ③ 인사고과
   ④ 이력서 ⑤ 자기소개서

6. 인사부서에서 다음 직원에게 실시하는 교육에는 어떤 것이 있는가?

   - 신규 직원
   - 재직 직원
   - 계약직, 실습생, 자원봉사자

7. 인사부서에서 실시하는 직원 안전관리 프로그램 내용에는 어떤 것이 있는가?

8. 직원 평가의 용도는 무엇인가?

9. 직원의 자격 유지를 확인하는 방법에는 어떤 것이 있는가?

제14장 리더십 및 계약관리

학습목표

1. 리더십의 개념 및 중요성을 파악한다.

2. 리더십의 글로벌 기준 및 국내 기준을 인지한다.

3. 리더십을 발휘하는 리더들이 갖추어야 할 요건에 대해 인지한다.

4. 계약관리의 개념 및 중요성을 파악한다.

5. 계약관리의 글로벌 기준을 인지한다.

6. 환자와 병원 간 이루어지는 계약 사항을 인지한다.

제14장 리더십 및 계약관리

1. 리더십

(1) 리더십의 중요성

리더십이란 조직구성원들로 하여금 조직의 공동목표를 달성하는데 필요한 행위를 하도록 영향을 미치는 과정을 말한다. 즉, 조직을 효율적으로 운영하고 미션을 달성할 수 있는 가장 중요한 요소가 리더십이다. 따라서 적절한 리더십을 발휘하는 리더의 역할에 대한 중요성이 커지고 있다. 리더는 조직구성원들이 조직의 공통 목표를 향해 나아갈 수 있게끔 방향 제시와 동기를 유발시켜 조직을 이끌어가는 사람이다. 특히 의료기관에서의 리더는 환자의 안전을 보장하고 의료의 질 향상을 지속적으로 추구하는 조직으로서 매우 중요한 사명을 가지고 있다. 따라서 의료기관의 리더는 조직을 합리적으로 통합할 수 있어야 하며, 다음과 같은 리더십이 필요하다.

- 병원은 다양한 전문가로 조직되어 있어 각 전문가들의 적절한 자율성과 규제를 조절할 수 있는 리더십
- 끊임없이 변화하는 의료의 외부환경에 능동적으로 대응할 수 있는 리더십
- 새로운 의료 기술 및 새로운 구조의 도입 등의 내부적 변화를 합리적으로 대처할 수 있는 리더십
- 병원의 목표와 조직 구성원의 목표의 일치를 이루어낼 수 있는 리더십

병원에서 일반적으로 리더의 역할을 수행하는 가장 근본적인 조직은 이사회이다. 병원 운영과 관리에 대한 최종 책임은 이사회에 있으며, 의료의 질에 대한 법적 도의적인 최종 책임도 이사회에 있다. 따라서 이사회가 병원의 비전과 사명을 정확히 이해하고, 양질의 의료를 제공할 수 있도록 적극적으로 지원을 하며, 법을 준수하면서 병원을 운영하여야 한다. 물론, 법인이 아닌 개인 의료인이 병원을 개설한 경우는 병원장이 이사회 및 이사장의 역할까지 수행해야 한다.

최고의 경영조직인 이사회는 병원 정책을 세우고 분석하며 정책의 집행을 위하여 병원장에게 병원행정 집행의 권한을 위임한다. 그리고 병원의 모든 부서를 이끌어 나갈 부서장을 임명하여 각 부서를 책임지도록 하고 있다. 따라서 각 부서장들은 병원의 미션에 맞는 의료서비스를 제공할 수 있도록 계획을 세워야 하고, 부서의 직원들을 효율적으로 관리할 수 있는 리더로서의 역할을 필요로 하며, 다음과 같은 세 가지의 능력을 가지고 있어야 한다.

· 지식 - 주어진 상황에서 성과 기대치를 수행할 수 있는 정보 및 수행 준비의 능력
· 기술 - 과거의 경험 및 수집된 데이터를 이용하여 유연한 업무 수행을 할 수 있는 능력
· 역량 - 주어진 업무를 안전하게, 시기적절하게 잠재적인 능력까지 발휘할 수 있는 재능

JCI에서는 효율적인 조직 운영에 대한 리더의 역할에 대한 지표로 다음과 같은 내용을 포함하고 있다.

〈표 14-1〉 효율적인 조직 운영 평가 지표(미국 JCI 참조)

□ 초과 근무시간	□ 직원 휴가율
□ 직원 만족도	□ 직원 이직률
□ 적정 직원 부족률	□ 업무상 사고
□ 호출비 및 일당 지급	□ 병가 기간
□ 협력회사 직원 채용	□ 업무 혼용
□ 간호 업무 지표와 5가지 하위척도 업무의 혼용	□ 자발적인 이직

병원의 일반적인 목표는 양질의 의료, 최적의 의료 제공이라 할 수 있다. 그러나 '사공이 많으면 배가 산으로 올라간다'라는 속담에도 있듯이 리더들의 목표가 서로 일치 되지 못하거나 융합되지 못한다면 병원은 양질의 의료·최적의 의료 제공을 할 수가 없을 것이다. 이처럼 리더의 역할에 대한 중요성은 매우 강조되고 있으며, 미국의 TJC와 JCI에서도 리더십이라는 항목에 대한 표준 지침을 제시하여 의료기관을 평가하고 있으나, 우리나라에서는 인사관리 부분에 회계준칙과 선택 진료제 준수에 해당되는 일부분만을 도입하고 있어, 리더십에 대한 표준 지침은 많이 미흡한 실정이다. 이 장에서는 미국 및 호주의 리더십에 대한 표준을 살펴보고 우리나라 실정에 맞는 리더십에 대한 표준 지침을 제시하고자 한다.

(2) 리더십에 대한 글로벌 기준

리더십에 대해 미국의 JCI와 호주의 ACHS 등에서 제시하고 있는 기준과 우리나라 의료기관평가의 리더십 기준은 다음과 같이 요약할 수 있다.

미국 JCI 외래 기준
1. 이사회는 의료 서비스의 법적·도의적인 책임을 져야 한다. - 이사회의 책임과 의무에 관한 사항은 문서화되어야 한다. - 이사회는 양질의 의료 서비스를 제공하는데 필요한 자원을 제공해야 한다. - 이사회는 조직의 성과를 매년 평가해야 한다. 2. 이사장은 병원을 관리해야 한다. - 이사장은 인력·재정·정보들을 제공 및 관리하여야 한다. - 이사장은 부재 시 업무를 대행할 사람을 정해야 한다. 3. 부서장은 각 부서의 역할을 수행하기 위한 능력을 겸비해야 한다. - 이사회는 부서장의 자질 함양을 위한 교육을 제공해야 한다. 4. 진료부 부서장은 진료에 대하여 계획을 세운 후 의료를 제공해야 한다. - 진료과장은 의료 서비스의 항목을 결정해야 한다.

미국 JCI 입원기준
1. 이사회에서 수행해야 하는 책임과 의무에 대한 규정과 절차가 문서화되어 있어야 한다. - 이사회의 조직도 및 책임과 의무에 대한 규정을 자세히 기록해 두어야 한다. - 이사회의 수행 평가에 대한 결과가 문서화되어 있어야 한다. 2. 이사장은 법을 준수하면서 병원을 운영해야 한다. - 이사장은 병원이 상시 진료가 될 수 있도록 해야 한다. - 이사장은 정부로부터 감사에 대한 대비를 해야 한다. - 이사장은 인력·재정·자원들을 관리하기 위한 절차를 가지고 있어야 한다. 3. 이사장은 병원의 미션을 제정하고, 그 미션을 수행하기 위한 정책과 규정을 만들어야 한다. - 이사장은 지역 사회의 요구에 맞추어 병원의 미션과 정책을 세워야 한다. - 이사장은 병원의 미션에 일치하는 의료 서비스를 제공해야 한다. 4. 이사장은 신입 직원 채용 및 지속적인 교육을 통해 기존 직원을 유지할 수 있는 계획 및 절차를 가지고 있어야 한다.

5. 진료부, 간호부, 진료지원부 부서장은 양질의 의료 서비스를 제공하기 위한 계획을 세워야 한다.
- 진료부, 간호부, 진료지원부 부서장은 의료의 전문성과 관련한 윤리적 내용을 감독해야 한다.
- 진료부, 간호부, 진료지원부 부서장은 의료 서비스의 질에 대한 감독을 해야 한다.

호주 ACHS 입원기준

1. 이사회는 의료의 질과 안전에 관한 사항에 대해 문서화된 지침이 있어야 한다.
- 이사회의 원활한 의료서비스 제공을 위한 시설 및 인적 자원을 제공해야 한다.
- 이사회는 병원 운영 규정에 따라 활동을 해야 한다.
- 이사회는 기관의 사명과 비전에 부응해야 한다.
- 이사회는 외부기관과 공식적인 협약 체결을 갖추어야 한다.
- 이사회는 정기적으로 수행 성과 평가를 실시하고 개선해야 한다.
- 이사회는 정부로부터의 감사에 대하여 대응방안을 계획해야 한다.

2. 이사회는 책임과 의무의 내용이 포함된 문서화된 규정을 갖추고 있어야 한다.
- 이사회는 기관의 정책과 발전을 위한 조직의 역할을 명시해야 한다.
- 이사회는 법을 준수 한 회계 운영을 해야 하며, 수익에 대하여 평가해야 된다.
- 이사회는 공식적인 절차로 대표자를 선출해야 한다.
- 이사회는 기관의 운영을 위한 예산계획을 수립해야 한다.
- 이사회는 회의록을 작성해야 한다.
- 이사회는 기관이 양질의 의료를 제공하고 있는지 정기적으로 검토해야 한다.

3. 이사회는 진료진과 진료지원진들의 자격 심사에 대한 문서화된 규정을 갖추고 있어야 된다.
- 이사회는 공식적인 절차로 진료진과 진료지원진들의 자격심사를 실시해야 한다.
- 진료 업무 분야의 자격 기준은 법에 명시된 사항을 따르도록 한다.
- 진료 업무 분야의 면허 및 자격은 최신의 것으로 확인되어야 한다.

4. 기관의 운영진들은 기관의 운영 목표에 의한 문서화된 규정을 갖추고 있어야 한다.
- 기관의 운영진은 정부에서 주관하는 평가 지침을 인지해야 한다.
- 기관의 운영진은 부서에 따른 실무 지침을 인지해야 한다.
- 기관의 운영진은 환자에 대한 의료 윤리에 대한 내용을 인지해야 한다.
- 기관의 운영진은 부서 운영 계획을 세워야 하며, 부서 직원들에게 부서 운영 규정 및 절차에 대해서 교육해야 한다.

국내 의료기관평가
1. 의료기관은 선택진료제를 준수하고 이에 대한 환자의 선택권을 보장하여야 한다. - 선택진료의사의 적정성 - 선택진료청구의 적정성 - 선택진료제에 대한 환자의 이해 2. 의료기관은 의료기관 회계기준규칙에 의거하여 재무제표를 작성함으로써 의료기관 회계투명성을 확보할 수 있도록 노력하여야 한다. - 법인 및 병원회계 결산 구분 - 회계기준규칙 준수 - 대차대조표 작성의 회계기준 준수 - 손익계산서 작성의 회계기준 준수 - 재무제표 및 부속명세서간 일치성

(3) 우리나라의 리더십에 대한 지침

Global Health Care 시대에 접하면서 예전의 단순한 조직의 리더 역할에서 병원의 규모가 확대됨에 따라 최신의 지식, 기술, 능력 및 지속적으로 서비스를 개선할 수 있는 효율성과 안전성의 균형을 맞추는 책임자로서의 리더의 역할에 대한 중요성이 강조됨에 따라 효율적이고 합리적인 리더십에 대한 요구가 커지고 있다. 따라서 위에서 살펴본 국외 기준을 바탕으로 우리나라에 적절한 리더십에 대한 지침을 다음과 같이 제시하고자 한다.

1) 이사회는 병원 운영에 관한 문서화된 규정을 갖추고 있어야 한다.

가. 조직과 구성에 대한 내용이 포함되어 있어야 한다.

① 구성원의 이름과 직함 명시

나. 책임과 의무에 대한 내용이 포함되어 있어야 한다.

다. 회의록을 작성하여야 한다.

라. 병원 운영에 대한 성과 평가를 실시해야 한다.

2) 이사장은 관련법을 준수하면서 병원을 관리해야 한다.

가. 이사장은 정부의 회계 감사에 대한 대비를 해야 한다.

① 법인 및 병원회계 결산 구분
② 대차대조표 작성의 회계기준 준수
③ 손익계산서 작성의 회계기준 준수
④ 재무제표 및 부속명세서간 일치성

나. 이사장은 부당한 진료비가 청구되지 않게 관리·감독하여야 한다.

다. 이사장은 인력 및 재정 제공 및 관리에 대한 절차를 마련해야 한다.

라. 이사장은 부재 시 직무를 대행할 사람을 정해야 한다.

마. 이사장은 임상부서 부서장과 행정부서 부서장의 의사소통의 장을 마련해 주어야 한다.

3) 임상부서(진료부, 간호부, 진료지원) 부서장은 효율적인 부서 운영에 관한 계획을 세워야 한다.

가. 각 임상부서 부서장은 공식 직책명을 가져야 한다.

나. 각 임상부서 부서장은 다음의 내용을 포함한 운영 계획을 수립해야 한다.

① 부서의 업무 규정 및 업무 절차
② 업무 수행에 필요한 인력
③ 업무 수행에 필요한 공간
④ 업무 수행에 필요한 장비 및 물품

다. 각 임상부서 부서장은 자질 함양을 위한 교육에 참가해야 한다.

라. 각 임상부서 부서장은 임상부서 직원에게 다음과 같은 교육을 실시하여야 한다.

마. 각 임상부서 부서장은 정기적으로 의사소통을 하여야 한다.

4) 행정부서 부서장은 효율적인 부서 운영에 관한 계획을 세워야 한다.

가. 각 행정부서 부서장은 공식 직책명을 가져야 한다.

나. 각 행정부서 부서장은 다음의 내용을 포함한 운영 계획을 수립해야 한다.

① 부서의 업무 규정 및 업무 절차
② 업무 수행에 필요한 인력
③ 업무 수행에 필요한 공간
④ 업무 수행에 필요한 장비 및 물품

다. 각 행정부서 부서장은 자질 함양을 위한 교육에 참가해야 한다.

라. 각 행정부서 부서장은 행정부서 직원에게 업무에 관한 교육을 실시하여야 한다.

마. 각 행정부서 부서장은 정기적으로 의사소통을 하여야 한다.

(4) 리더십에 대한 지침을 준수하기 위한 방안

병원 조직에서의 리더는 이사장·병원장에서부터 임상진료부서장, 행정부서장까지 병원 내의 조직을 이끌어 가는 핵심적인 역할을 하는 사람들이다. 따라서 리더는 조직을 효율적으로 잘 이끌어나갈 수 있는 역량을 키워야 할 것이며, 부서의 업무가 조직의 공동 목표와 부합되도록 해야 할 것이다. 또한 부서의 운영 계획 및 업무 절차 수립이 필요하며, 직원 이탈이 발생하지 않도록 세심한 조직 관리가 필요하다. 따라서 병원 조직에서의 탁월한 리더의 역할이 요구됨에 따라 앞서 제시한 리더십에 대한 지침을 준수하기 위하여 다음과 같은 방안에 대한 노력이 필요할 것이다.

1) 이사회의 운영 규정 문서화

병원에서 가장 큰 리더의 역할을 하고 있는 이사회는 병원의 법적·도의적인 책임을 져야 하는 조직이므로 전문성을 갖춘 사람들로 구성하여, 병원의 미션과 비전에 부응할 수 있도록 해야 할 것이다. 따라서 이사회가 어떤 방향으로 나아가야 할 것인지, 병원 운영을 어떻게 할 것인지에 대한 운영 규정을 문서화하는 것이 필요하다. 운영 규정에는 다음과 같은 내용을 포함하도록 한다.

가. 이사회의 구성 - 이사장과 이사의 이름 및 임기 등을 명시

〈표 14-2〉 이사회의 구성

직명	성 명	생년월일	임기	주 소
이사장	김 ○○	19○○.○.○	○년	
이사	이 ○○	19○○.○.○	○년	
이사	박 ○○	19○○.○.○	○년	

나. 이사회의 기능

① 법인의 예산·결산 차입금 및 재산의 취득·처분과 관리에 관한 사항 심의 결정

② 규정의 변경에 관한 사항 심의 결정

③ 법인의 합병 또는 해산에 관한 사항 심의 결정

④ 임원의 임면에 관한 사항 심의 결정

⑤ 수익 사업에 관한 사항 심의 결정 등

다. 이사회의 책임과 의무

① 병원의 미션 및 비전 제시

② 예산 계획 수립

③ 주요 재무지표 및 회계사항 점검

④ 법규의 준수

라. 이사장의 선출 방법과 임기

마. 임원의 선임 방법과 임기

바. 이사장 및 이사의 직무

① 이사장은 법인을 대표하고 법인의 업무를 통리한다.

② 이사는 이사회에 출석하여 법인의 업무에 관한 사항을 심의 결정하며 이사회 또는 이사장으로부터 위임받은 사항을 처리한다.

사. 회계

① 회계 구분

② 예산·결산의 공개

③ 예산외의 채무 부담

④ 회계잉여금의 처리

⑤ 회계 연도

아. 이사장 직무 대행자 지정

① 이사장이 사고가 있을 때에는 이사장이 지명하는 이사가 이사장의 직무를 대행한다.

② 이사장이 궐위하였을 때에는 이사회에서 지명하는 이사가 이사장의 직무를 대행한다.

③ 이사장 직무대행자로 지명된 이사는 지체없이 이사장 선출의 절차를 밟아야 한다.

자. 직원 임용

① 신규 직원 임용, 자격, 승진, 승급, 전직, 전보, 휴직, 직위해제, 해임 및 파면(이하 "임용"이라 한다.)은 임용권자가 공개채용 전형 또는 근무성적 기타 능력의 실증에 의하여 행함을 원칙으로 한다.

② 직원 임용에 있어서 그 시험과목·방법·절차 등에 관하여는 따로 인사규칙으로 정한다.

차. 수익 사업

① 수익 사업의 종류 (의료사업, 의료사업과 관련된 부대사업, 부동산 임대업 등)

② 수익사업의 명칭

③ 수익사업의 주소

④ 관리인

카. 이사회 회의록

제 ○○ 차 이사회 회의록

1. 개 최 일 시 : 20 년 월 일 부터 까지
2. 회 의 장 소 :
3. 출 석 현 황 : 재적 명 중 참석 : 명 불참 : 명
   가. 출 석 이 사 :
   나. 결 석 이 사 :
   다. 출 석 감 사 :
   라. 기타 참석자 :
4. 부 의 안 건

의안번호	안 건	심 의 결 과		결 정
		가	부	

〈그림 14-1〉 이사회 회의록

2) 직원 유지를 지속할 수 있는 계획 수립

병원은 유능하고 자질 있는 신입 직원을 채용하는 것도 중요하지만, 현재의 직원들의 이직을 최소화해서 유지하는 것이 신입 직원 채용보다 지속적으로 병원의 이익을 창출할 수 있다는 것을 인식해야 한다. 따라서 다음의 내용을 포함한 직원 유지 계획을 세워야 할 것이다.

가. 직원에게 지속적인 교육의 기회를 제공한다.

나. 직원의 복지에 대한 사항을 마련한다.

다. 직원에게 쾌적한 근무 환경을 제공한다.

3) 임상부서 부서장의 부서 운영 계획 수립

진료부, 간호부, 진료지원부는 대표적으로 환자에게 진료 서비스를 제공하는 임상부서이다. 따라서 임상부서 부서장은 병원의 미션과 비전에 부응할 수 있는 양질의 의료서비스를 환자에게 제공할 수 있도록 충분한 인력과 공간 및 장비 등을 계획해야 할 것이며, 원활하고 안전한 의료서비스를 제공하도록 업무 규정 및 절차를 수립해야 할 것이다.

가. 임상부서 부서장은 공식 직책명으로 임명

〈표 14-3〉 임상부서 부서장

진료부			
병원장	김ㅇㅇ	산부인과장	김ㅇㅇ
진료부장	이ㅇㅇ	소아과장	이ㅇㅇ
응급실장	박ㅇㅇ	정형외과장	박ㅇㅇ
수술실장	정ㅇㅇ	신경외과장	정ㅇㅇ
심혈관센터장	임ㅇㅇ	응급의학과장	임ㅇㅇ
내과과장	김ㅇㅇ	마취과장	김ㅇㅇ
외과과장	이ㅇㅇ	진단검사의학과장	이ㅇㅇ
치과과장	박ㅇㅇ	영상의학과장	박ㅇㅇ
간호부			
간호부장	박ㅇㅇ	간호과장	박ㅇㅇ
진료지원부			
영상의학팀장	김ㅇㅇ	진단검사의학팀장	김ㅇㅇ
재활의학팀장	이ㅇㅇ	의무기록팀장	이ㅇㅇ
영양팀장	박ㅇㅇ	약제팀장	정ㅇㅇ

나. 임상부서 부서장의 부서 운영 규정 및 절차

〈 내과 업무 개요 〉

◇ 역할 - 내과는 혈액종양내과, 소화기내과, 순환기내과, 호흡기내과, 신장내과, 내분비내과, 알레르기 류마티스내과, 감염내과의 8개 분과로 구성되어 있으며 심혈관센터, 소화기센터, 관절센터, 암센터, 골수이식센터, 장기이식센터의 구성원으로도 참여하여 교육, 연구 및 진료의 중심적인 역할 수행.

◇ 교육 - 의학과 학생 실습과 subinternship 프로그램을 임상 교육의 형태로 정착시켜 실습 교육의 내실화를 추구하고 있으며, 학생에게는 임상 경험을 쌓고 교수 및 전공의와의 토론을 통해 의학 지식과 임상술기를 습득하는 기회를 제공.

· 전공의 - ·임상 진료와 case conference, journal review, medical grand round(MGR) 및 mortality conference 등을 통하여 체계적이고 균형있는 내과학 지식을 습득.

· 각 분과별 전문 분야에 대한 이해의 폭을 넓혀서 수준 높은 내과 의사를 양성.

· 지역 사회 의사를 위해 매년 연수 강좌를 개최하여 흔한 내과적 문제에 대한 최신 지식을 교육하고 의학 정보를 공유하는 시간을 갖고 있음.

◇ 연구 - 생의과학연구소를 중심으로 내실 있는 연구를 지속적으로 수행하여 SCI급 학술지와 국내외 저명 잡지에 꾸준히 연구 성과를 발표하고 있으며 연구 세미나와 외부 초청 강연이 활발하게 이루어짐.

◇ 진료 -·진료의 질적 향상과 환자의 만족도 증가에 목표를 두고 5개 병동과 중환자실, 외래 및 응급의료센터에서 진료하며 간호 인력과 의료진 사이의 원활한 의사소통과 유기적인 협조관계가 유지되도록 노력하고 있음.

· 특수질환에 대한 다양한 교육 프로그램과 안내책자를 개발하여 환자의 이해를 증진시키고 있으며 각종 센터와 특화된 클리닉의 운용으로 특수질환에 대한 환자들의 진료 욕구를 충족시키고 있음.

〈그림 14-2〉 내과 운영 규정 및 절차

다. 임상부서 부서장은 직무 능력 유지 개선에 따른 교육 및 리더십 교육에 참가하여 임상부서의 리더의 역할을 수행할 뿐 아니라 부서 직원들에게 적절한 교육을 실시하도록 한다.

① 정기적으로 학회 및 보수교육에 참가한다.

② 노동부에서 주관하는 리더십 교육에 참가한다.

③ 신규 직원에게 업무에 대한 오리엔테이션을 실시하다.

④ 부서 직원에게 새로운 기술 및 지식에 대한 교육을 실시한다.

⑤ 양질의 의무기록이 작성될 수 있도록 교육한다.

- 환자의 치료 내용과 결과에 대한 사항이 자세히 기록되어야 한다.
- 의무기록은 시간 순으로 작성되어야 한다.
- 서명을 누락하지 않도록 하여야 한다.

4) 행정부서 부서장의 부서 운영 계획 수립

원무, 보험, 서무, 경리, 총무, 기획, 구매 등의 행정부서는 병원의 행정 및 사무를 담당하는 부서로 환자에게 원활한 진료를 받을 수 있도록 진료지원 및 병원 경영에 대한 전반적인 업무를 수행하는 부서이다. 따라서 행정부서 부서장은 병원의 미션과 비전에 부응할 수 있도록 충분한 인력 및 장비 등의 수급 계획과 효율적인 행정 업무를 수행할 수 있는 업무 규정과 절차의 수립이 필요하다.

가. 행정부서 부서장은 공식 직책명으로 임명

〈표 14-4〉 행정부서 부서장

행정 부서			
원무팀장	김○○	기획팀장	김○○
관리팀장	이○○	보험심사팀장	이○○
구매팀장	박○○	전산팀장	박○○
총무팀장	정○○	인사팀장	정○○
재무경영팀장	임○○	시설팀장	임○○
영양팀장	김○○	약제팀장	김○○

나. 행정부서 부서장의 부서 운영 규정 및 절차

Ⅰ. 원무업무 지침

■ 원무과 업무 목표

급변하는 의료정책에 대처하기 위해 신속하고 정확한 정보를 수집하여 분석, 정리하여 원무행정에 적용하고 의료진과 협조체계를 통하여 고객에게 친절하고 정확한 행정 서비스를 제공하도록 한다.

또한 창구근무자의 친절교육을 강화하여 밝은 병원 분위기를 만드는데 노력하고 환자 불편의 요인을 개선하고 민원발생시 신속한 대처로 소란이 생기지 않도록 한다. 제 보험청구 업무는 적시에 청구하여 조기에 진료비 회수하도록 노력한다.

타 부서와 상부상조를 통하여 원활한 업무협조로 업무효율성을 높이고 그리고 병원 인근 개인병원과도 유대관계를 강화하여 검사의뢰 및 환자의뢰를 더 늘리도록 한다. 또한 119구급대원들과도 원만한 인간관계를 유지하여 응급실 내원하는 응급환자가 지속적으로 내원하도록 한다.

■ 원무과 근무수칙

- 원무과의 출근시간은 10분 조기출근 하여 업무 준비한다.(08:20~17:30)
- 부여된 업무에 최선을 다하고 그 결과에 책임을 진다.
- 항상 밝은 얼굴로 고객을 맞이하고 최선을 다한다.
- 업무는 항상 공정하고 신속하게 수행한다.
- 동료를 신뢰하고 존중한다.
- 자신에게 부여된 업무분야에 전문가가 된다.

■ 주40시간 운영

- 1개월 16시간을 월1회 휴무로 8시간을 소모한다.
- 2주에 1회씩 월요일, 토요일을 제외한 평일에 4시간 휴무한다.
- 휴무를 시행한 담당자의 업무공백은 대체근무자가 겸무를 시행한다.

〈그림 14-3〉 원무부 운영 규정 및 절차

Ⅱ. 외래 관리

1. 외래 창구직원의 임무와 자격

외래는 내원객들을 맞이하는 최선상의 접점에 있으므로 창구직원은 병원의 최초 이미지를 좌우하는 결정적인 역할을 하는 중요한 위치에 있다. 따라서 창구직원은 항상 밝은 얼굴로 내원객들을 맞이하여 진료접수 및 수납 등의 업무를 원활하게 수행하여야 한다.

또한 접점지역 민원발생시 부서중심의 신속한 처리가 필요하기 때문에 환자의 고충과 불만을 최소화 할 수 있도록 고충처리 등 환자상담 능력을 배양해야 한다.

환자중심의 서비스를 제공하고, 보험사무능력과 전산처리 능력이 있어 접수예약 및 수납 등의 업무를 원활하게 수행할 수 있어야 한다.

2. 접수 및 수납 업무

1) 초진 접수

(1) 창구직원은 진료수속절차, 방법 및 접수장소를 상세히 설명한다.

(2) 초진환자인 경우 건강보험증과 소정의 진료신청서를 작성하여 제출한다.

(3) 건강보험증, 초진 진료신청서, 진료의뢰서 등 관련 서류를 받아 다음 사항을 등록한다.

① 건강보험증 : 보험사항, 수급자격

② 진료신청서 : 진료과, 주치의, 주소, 전화번호 등 필요 기재 사항.

③ 진료의뢰서 : 의료급여 1종, 2종 환자는 1차 진료기관의 진료의뢰서가 필 함.
(단, 응급환자 및 분만산모, 4급이상 지체장애인은 제외)

④ 진료접수 후 환자는 해당 진료과에서 대기하고 순서대로 진료를 받는다.

2) 재진 접수

(1) 내원접수

① 건강보험증을 접수창구에 제출한다.

② 보험자격사항을 확인하고 진찰료 수납 후 영수증을 교부한다.

③ 의무기록실은 접수정보를 확인하고 환자의 진료기록부를 각 진료과로 송부한다.

(2) 예약접수

① 진료후 다음 예약을 위해 예약신청서를 교부하고 원무과 수납후 예약한다.

② 예약신청서의 기재 사항을 입력하고 진찰료 수납후 진료예약증을 교부한다.

③ 교부받은 진료예약증은 예약일에 해당 진료과로 바로 가서 진료를 받는다.

〈그림 14-4〉 원무부 운영 규정 및 절차

2. 계약관리

(1) 계약관리의 중요성

일반적으로 계약이란 사전적인 의미로는 관련되는 사람이나 조직체 사이에서 서로 지켜야 할 의무에 대하여 글이나 말로 정하여 두는 약속을 말한다. 예전에는 환자가 모든 것을 의사에게 맡겼던 위임 형태의 의료가 제공되었지만, 점차 의료인(또는 의료기관)과 환자 간의 계약으로 성립되는 법률행위로 전환되고 있다. 따라서 병원에서의 환자와의 계약은 환자가 맨 처음 병원을 방문하여 진료 신청서를 작성하는 것에서부터 출발한다고 볼 수 있으며, 그 외에도 진료 예약 신청, 선택진료 신청, 입원 동의, 임상시험 동의 등에서도 환자와 병원 간의 계약이 이루어지고 있다고 볼 수 있다. 그리고 의료법 제 4조에 의하면 '의료인과 의료기관의 장은 의료의 질을 높이고 병원 감염을 예방하며 의료기술을 발전시키는 등 환자에게 최선의 의료서비스를 제공하기 위하여 노력하여야한다'라고 명시되어 있는데, 이는 환자가 병원에서 진료를 받기 시작할 때부터 의료기관의 의무인 동시에 환자와의 약속을 뜻하는 계약이 성립되므로 환자 진료의 연속성 또한 유지를 해야 한다. 따라서 환자가 타 병원을 이용하려고 할 경우 진료소견서 및 퇴원요약지 등을 제공하여 계속적인 진료에 대한 진료의뢰 체계가 수립되어 있어야 할 것이다. 따라서 단순히 환자와의 계약을 원무관리의 한 부분이라고만 치부하지 말고 병원 전체의 계약 관리로 확대 실시해야 할 것이며, 병원에서 제시한 의료 서비스 이외의 진료 행위를 한다거나 환자의 개인 정보를 누설할 경우 법적인 제재가 있음을 병원 조직 구성원들에게 지속적인 교육을 해야 할 것이다. 또한, 환자들의 의식 수준이 높아짐에 따라 병원에서는 의료 서비스와 계약사항에 대해 명확하게 고지하여 환자들에게 양질의 의료를 제공하도록 해야 할 것이다. 미국의 TJC에서는 계약 관리에 대한 표준에 대한 항목으로 의료기관을 평가하고 있으나, 아직 우리나라에서는 계약 관리에 대한 표준 설정은 거의 없는 실정이므로, 이 장에서는 TJC와 호주의 계약관리에 대한 표준을 살펴보고 우리나라 실정에 맞는 계약관리에 대한 표준 지침을 제시하고자 한다.

2) 계약관리를 위한 글로벌 기준

계약관리에 대해 미국의 JCI와 호주의 ACHS 등에서 제시하고 있는 기준은 다음과 같이 요약할 수 있다.

미국 JCI 외래 기준

1. 이사회는 의료 서비스의 법적 · 도의적인 책임을 져야 한다.
   - 이사회의 책임과 의무에 관한 사항은 문서화되어야 한다.
   - 이사회는 양질의 의료 서비스를 제공하는데 필요한 자원을 제공해야 한다.
   - 이사회는 조직의 성과를 매년 평가해야 한다.

2. 이사장은 병원을 관리해야 한다.
   - 이사장은 인력 · 재정 · 정보들을 제공 및 관리하여야 한다.
   - 이사장은 부재 시 업무를 대행할 사람을 정해야 한다.

3. 부서장은 각 부서의 역할을 수행하기 위한 능력을 겸비해야 한다.
   - 이사회는 부서장의 자질 함양을 위한 교육을 제공해야 한다.

4. 진료부 부서장은 진료에 대하여 계획을 세운 후 의료를 제공해야 한다.
   - 진료과장은 의료 서비스의 항목을 결정해야 한다.

미국 JCI 입원 기준

1. 병원은 환자와의 모든 계약에 대한 체계적인 관리를 해야 한다.
   - 병원은 환자에게 의료서비스 제공 유형에 대하여 문서로 설명해야 한다.
   - 병원은 계약으로 제공 되어진 의료서비스에 대한 내용이 문서화되어야 한다.
   - 병원은 계약상 환자에게 제공한 의료서비스에 대한 평가를 해야 한다.
   - 병원은 환자와의 진료가 중단되었을 시, 진료의 연속성이 가능하도록 해야 한다.

2. 병원은 모든 계약에 대하여 관리해야 한다.
   - 병원은 환자 안전에 대한 진료서비스에 대한 내용을 계약에 포함시켜야한다.
   - 병원은 계약 및 환자 안전에 문제가 발생했을 경우의 해결 방안을 마련해 놓아야 한다.

3. 병원은 외부의 독립된 의사와 환자와의 계약을 연결해 주어야 한다.
   - 병원은 환자에게 적절한 의료를 제공할 수 없을 경우 외부의 독립된 의사와 연결시켜 진료를 제공받을 수 있도록 해야 한다.

호주 ACHS 입원기준

1. 기관은 외부의 독립된 의사와의 계약에 대한 문서화된 규정을 갖추고 있어야 된다.
   - 기관은 외부의 독립 의사와 공식적으로 계약을 체결해야 한다.
   - 기관은 외부의 독립 의사가 제공해야 할 진료에 관하여 구체적으로 명시해야 한다.
   - 기관은 외부의 독립 의사가 행하는 진료에 대하여 감독을 해야 한다.
   - 기관은 정해진 지표에 따라 계약된 외부의 독립 의사를 평가·개선해야 한다.

(3) 우리나라의 계약관리 지침

과거에는 단순히 접수·진료·수납만 원활히 이루어져도 진료에 큰 어려움이 없었지만, 지금은 병원 조직의 복잡성과 다양한 의료서비스 제공 및 환자들의 의료에 대한 정보 및 의식 증대로 인해 수동적인 태도에서 능동적인 태도로 변하고 있다. 따라서 병원은 환자가 처음 병원에 방문하여 진료 후 또는 퇴원 후 병원을 나갈 때까지 환자에게 제공되는 서비스에 대한 공지 및 서류로서 계약에 대한 체결의 필요성이 요구됨에 따라 앞서 살펴 본 계약관리에 대한 국외기준을 바탕으로 우리나라에 적절한 계약관리에 대한 지침을 아래와 같이 제시하고자 한다.

1) 병원은 진료 제공에 따른 환자와의 모든 계약에 관한 문서화된 규정을 갖추고 있어야한다.

가. 외래 환자와의 계약에 대한 다음의 내용이 포함되어 있어야 한다.

① 외래진료신청서

② 선택진료 신청서 작성

③ 선택진료 변경·해지 신청서 작성

나. 입원 환자와의 계약에 대한 다음의 내용이 포함되어 있어야 한다.

① 입원약정서 작성

② 상급병실 사용신청서 작성

③ 선택진료 신청서 작성

④ 선택진료 변경·해지 신청서 작성

다. '가'항과 '나'항의 모든 신청서의 내용은 신청인에게 설명을 해야 한다.

라. '가'항과 '나'항의 모든 신청서는 신청인의 서명을 받아야 한다.

2) 병원은 환자에게 진료 제공 확인에 대한 문서화된 규정을 갖추고 있어야 한다.

가. 병원은 외래환자에게 진료비 계산서·영수증을 발부하여야 한다.

나. 병원은 퇴원환자에게 진료비 계산서·영수증을 발부하여야 한다.

3) 병원은 환자에게 진료의 연속성이 가능하도록 진료서비스 체계를 갖추어야 한다.

가. 병원은 외부의사의 협진이 필요할 시, 협진이 이루어지도록 해야 한다.

나. 병원은 응급환자가 타 병원 전원 시, 진료의 연계가 이루어지도록 해야 한다.

다. 병원은 퇴원환자가 타 병원 전원 시, 진료의 연계가 이루어지도록 해야 한다.

4) 병원은 임상시험에 따른 신청인과의 계약에 관한 문서화된 규정을 갖추고 있어야 한다.

(4) 계약관리 지침을 준수하기 위한 방안

병원에서 제공하는 서비스의 종류는 매우 다양하다. 진료서비스부터 행정서비스 업무까지 그 종류는 계속적으로 증가하고 있는 실정이다. 진료 신청부터 병원과 환자간의 진료 제공과 진료를 받겠다는 계약이 성립이 되면서 진료신청서와 진료비 계산서와 같은 서류로써 계약 관계에 대한 증명이 필요함에 따라 앞서 제시한 계약관리에 대한 지침을 준수하기 위한 다음과 같은 방안이 필요할 것이다.

1) 진료 제공과 관련한 계약문서 구비

병원은 환자에게 제공되는 수많은 서비스에 대한 충분한 설명이 필요하며, 계약 사항에 따라 적절한 서류를 구비하여야 한다. 따라서 서식에 필요한 설명 내용은 미리 인쇄를 하는 것이 효율적이며, 법에서 따로 명시된 서식은 정해진 양식대로 사용을 하여 효율적인 계약 관리가 이루어지도록 해야 할 것이다. 물론, 모든 서식에는 반드시 서명을 받도록 하여 계약 조건 성립을 충족시켜야 할 것이다.

□ 선택 □ 일반 진료신청서(외래환자용)			
진찰등록번호	(※ 처음 오신분은 기입하지 마십시오)		
환자성명		주민등록번호	-
주 소			
전화번호	☎ 자택: ☎ 이동전화: ☎ 직장:		
진료과목	선택의사	진료과목	선택의사

의료법 제 37조의 2 제 1항 및 선택진료에 관한 규칙 제 2조의 규정에 의하여 위와 같이 선택진료를 신청합니다.

년 월 일

신청인: (서명 또는 인)

○○○ 병원장 귀하 (환자와의 관계)

※ 참고사항

1. 환자 또는 그 보호자가 추가비용을 징수할 수 있는 선택진료를 담당하는 의사를 선택한 경우의 추가비용은 전액 본인이 부담합니다. 다만, 추가비용을 징수할 수 있는 선택진료를 담당하는 의사가 아닌 경우에는 추가비용을 부담하지 아니합니다.
2. 환자 또는 그 보호자가 선택진료를 변경 또는 해지할 수 있습니다.
3. 추가비용을 징수할 수 있는 선택진료의 항목과 추가비용은 선택진료에 관한규칙 제6조의 규에 의하여 선택진료의료기관의 장이 정하여 게시 또는 비치한 것에 한합니다.

〈그림 14-5〉 외래진료신청서

선택진료 신청서(외래환자용)	처리기간
	즉 시

병 원 번 호					
환 자 성 명					
주 소					
전 화 번 호			주민등록번호		
진 료 과 목		선택진료의사 성명			비선택진료 ※ (√)표시
		의사명	의사명	의사명	
주진료과					
진료 지원과					

「의료법」제46조제1항 및 「선택진료에 관한 규칙」 제2조에 따라 위와 같이 선택진료를 신청합니다.

20 년 월 일

신청인 : (서명 또는 인)

○○○ 병원장 귀하 (환자와의 관계)

※ 참고사항

1. 환자 또는 그 보호자는 진료과목별로 선택 또는 비선택여부를 결정(비선택진료일 경우 "비선택진료" 란에 √ 표시)할 수 있으며, 선택진료를 신청한 경우에 주진료과목은 1명, 진료지원과목은 진료과목별로 1~3명까지의 선택진료 의사 · 치과의사 또는 한의사를 선택할 수 있습니다.
2. 환자가 주진료과 의사에게 진료지원과 의사선택을 위임할 경우 신청서 하단에 추가 서명을 하여야 합니다.
3. 환자 또는 그 보호자가 추가비용을 징수할 수 있는 선택진료를 담당하는 의사 · 치과의사 또는 한의사를 선택한 경우의 추가비용은 전액 본인이 부담합니다. 다만, 추가비용을 징수할 수 있는 선택진료를 담당하는 의사 · 치과의사 또는 한의사가 아닌 의사 · 치과의사 또는 한의사를 선택한 경우에는 추가비용을 부담하지 아니합니다.
4. 환자 또는 그 보호자는 선택진료를 변경 또는 해지할 수 있습니다.
5. 추가비용을 징수할 수 있는 선택진료의 항목과 추가비용은 「선택진료에 관한 규칙」제6조에 따라 선택진료의료기관의 장이 정하여 게시 또는 비치한 것에 따릅니다.
6 동일 환자가 동일 질환으로 동일한 병원에서 한번 선택진료 신청서를 작성하고 진료를 받은 후, 선택진료를 해지하거나 변경하지 않고 그 진료행위가 계속 이어지는 경우에는 이후 진료행위에 대하여도 선택진료를 신청한 것으로 봅니다.

신청인이 주진료과 의사로 하여금 진료지원과 의사를 선택할 수 있도록 위임한 경우 주진료과 의사의 진료지원과 의사선택에 동의하며, 진료지원과 의사가 실시한 진료(검사, 영상진단, 방사선치료, 마취, 정신요법 등)에 부과되는 추가비용을 부담하겠습니다.

※주진료과 의사에게 진료지원과의 선택진료 의사선택을 위임하는 경우에만 작성

20 년 월 일

신청인 (서명 또는 인)

(환자와의 관계)

○○○ 병원장 귀하

〈그림 14-6〉 선택진료신청서

<u>상급병실 사용신청서</u>

병실: 호실(인실) 차액 : 원/일

위와 같이 상급병실을 사용할 것을 신청하며, 병실료차액은 **전액 본인 부담**하겠습니다

20 년 월 일

신 청 인 : 인

(관계 : 환자의)

○○○ 병원장 귀하

〈그림 14-7〉 상급병실 사용신청서

2) 진료 제공 확인을 위한 계산서·영수증 발부

병원은 진료를 마친 후(외래·입원) 환자에게 어떤 의료서비스를 제공하였는지 설명 및 확인 시켜 줄 수 있는 진료비 계산서·영수증을 발부하도록 한다.

3)진료의 연속성이 가능한 진료의뢰체계 수립

병원은 환자 진료의 연속성이 가능하도록 진료의뢰체계를 수립해 놓아야 한다. 따라서 진료의뢰양식을 해당 상황에 적절하게 사용하여 체계적인 관리가 이루어질 수 있도록 해야 할 것이다. 그리고 퇴원환자가 타 병원 전원시에는 퇴원요약지를 진료소견서 대신 사용하는 병원도 있는데, 이는 각 병원의 진료의뢰체계 규정에 따라 적절하게 혼용할 수 있다.

<table>
<tr><td colspan="3">진 료 의 뢰 서</td><td colspan="2">○○○ 병원 진료협력센터
▶ 병·의원 진료의뢰 예약 전용
· TEL : 051) ○○○-○○○○
· FAX : 051) ○○○-○○○○</td></tr>
<tr><td rowspan="2">○○○ 병원</td><td>진료전문과목</td><td></td><td>진료의사명</td><td></td></tr>
<tr><td>진료예약일시</td><td colspan="3">년 월 일 시 분</td></tr>
<tr><td rowspan="3"></td><td>성 명</td><td></td><td>주민등록번호</td><td></td></tr>
<tr><td>전 화 번 호</td><td></td><td>휴대폰번호</td><td></td></tr>
<tr><td>주 소</td><td colspan="3"></td></tr>
<tr><td>상 병 명</td><td></td><td></td><td></td><td></td></tr>
<tr><td colspan="5">환자 상태 및 의뢰내용

년 월 일</td></tr>
<tr><td colspan="5">*의료급여 환자의 경우는 3차 의료기관 진료를 위하여 2차 의료기관(병원급)에서 발급된 진료의뢰서가 필요합니다.</td></tr>
<tr><td rowspan="4">의 뢰 기 관</td><td>병 원 명</td><td colspan="3"></td></tr>
<tr><td>의뢰의사</td><td>(서명)</td><td>면허번호</td><td></td></tr>
<tr><td>전화번호</td><td></td><td>F A X</td><td></td></tr>
<tr><td>병원주소</td><td colspan="3"></td></tr>
<tr><td colspan="5">*○○○병원은 환자의 진료정보 보호를 위하여 환자가 동의하는 경우에 의뢰의사에게 진료정보를 제공합니다.</td></tr>
<tr><td>진료정보회신
환자동의서</td><td colspan="4">본인은 ○○○병원이 의뢰의사에게 진료정보를 제공하는 것에 동의합니다.
환자성명 : (서명)</td></tr>
<tr><td colspan="3">○○○ 병 원</td><td colspan="2">650-○○○ 부산광역시 동래구 ○○○
대표전화 : 1599-○○○○
홈페이지 : www. ○○○. com</td></tr>
</table>

〈그림 14-8〉 진료의뢰서

4) 임상시험에 따른 신청인과의 계약 절차 수립

임상시험은 약사법 제 34조 '임상시험계획의 승인 등', 식품의약품안전청 고시, 한국 의약품임상시험 관리기준에 임상시험에 따른 고려해야 될 조건들이 명시되어 있으므로, 이를 참고하여 필요한 서식 및 절차를 수립하도록 한다.

약사법은 약사에 관한 사항을 규정하고 그 적정을 기하여 국민보건 향상에 기여함을 목적으로 하는 법으로 제 34조 '임상시험계획의 승인 등' 과 관련된 내용이 포함되어 있다. 이 조항에 따르면 임상시험을 하고자 하는 경우에는 다음과 같은 조건을 고려하여야 한다.

① 임상시험계획서를 작성하여 식품의약품안전청장의 승인을 얻을 것
② 사회복지시설 등 보건복지부령이 정하는 집단시설에 수용중인 자의 임상시험 피험자로 선정하지 말 것
③ 임상시험이 안정성· 유효성 문제성분 함유제제, 혈액제제, 유전자치료제, 세포치료제 등 공익상 또는 보건위생상 위해가 발생하거나 발생할 우려가 있다고 인정되는 경우 임상시험의 제한이 가능함.
④ 임상시험의 내용 및 임상시험 중 피험자에게 발생할 수 있는 건강상의 피해에 대한 보상내용과 절차 등을 피험자에게 설명하고 피험자의 동의를 받을 것
⑤ 적합한 제조시설에서 제조 또는 제조되어 수입된 의약품 등을 사용할 것
⑥ 승인 또는 변경승인받은 임상시험이 승인 또는 변경승인받은 사항에 위반되거나 중대한 안전성 · 윤리성 문제가 제기되는 경우에는 임상시험용의약품 등의 사용금지 및 회수 · 폐기할 것
⑦ 임상시험계획에 포함될 사항·피보험자의 동의내용과 시기 및 방법·의약품·임상시험관리기준 등에 관하여 필요한 사항은 보건복지부령(약사법 시행규칙)으로 정함

〈그림 14-9〉 임상시험 관련 규정(약사법)

피험자 설명서

◇ 연구제목

수술가능한 비소세포폐암 환자에서 선행화학요법으로 ○○○ 복합화학요법의 제 2 임상시험

◇ 연구배경

◇ 임상시험 목적

◇ 임상시험 참여 기준

◇ 임상시험 과정

◇ 위험성

◇ 임상시험 과정 중 위험성

◇ 다른 치료 방법

◇ 임상시험에의 참여

◇ 건강상태보고

◇ 상해에 대한 치료와 보상

◇ 가능한 이점

◇ 의무사항

◇ 비밀보장

〈그림 14-10〉 피험자 설명서

피험자 동의서

- 본인은 본 연구와 관련된 모든 설명을 듣고 이해하였으며, 모든 궁금한 사항에 대하여 충분한 답변을 들었습니다.
- 충분한 시간을 갖고 생각한 이후에 본인은 상기 연구에 참여하기를 자발적인 의사에 의하여 동의합니다.
- 본인은, 본 임상시험에 참여하고, 임상시험 과정을 따르며, 의사나 간호사 기타 연구진에게 요구되는 필수적인 정보를 제공하는데 자발적으로 동의합니다.
- 본인은 동의서 사본 1부를 받을 것임을 이해하고 있습니다.

피험자(또는 대리인) 성명 :

피험자 성명

서명일 : 년 월 일

피험자 동의서의 설명을 담당한 자의 성명

피험자 동의서의 설명을 담당한 자의 서명 (날짜, 일/ 월/ 년)

〈그림 14-11〉 피험자 동의서

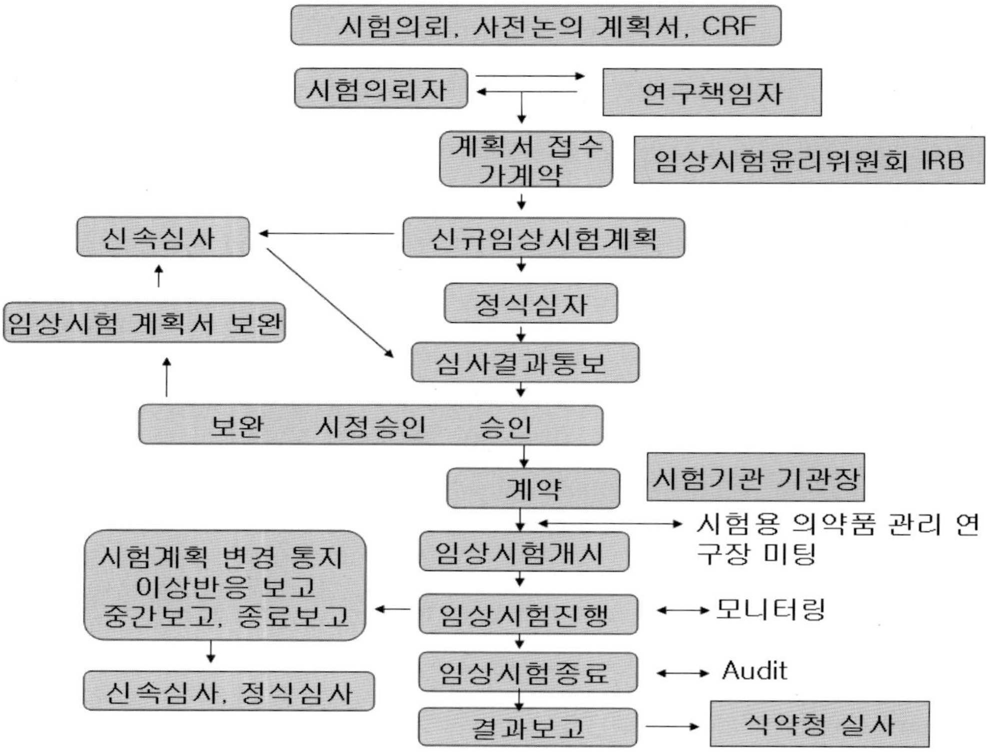

〈그림 14-12〉 임상시험의 진행 흐름도

연습문제

1. 리더십의 중요성에 대해서 설명하시오.

2. 이사회의 운영 규정에 포함되는 항목을 나열하시오.

3. 다음의 리더들이 수행해야 되는 역할을 나열하시오.

    · 이사장

    · 임상부서 부서장

    · 행정부서 부서장

4. 계약관리의 중요성에 대해서 설명하시오.

5. 진료 제공 및 확인에 대한 계약 서류로는 어떤 종류가 있는지 나열하시오.

제15장 질 향상과 환자안전

학습목표

1. 질 향상과 환자안전의 필요성에 대해서 살펴본다.

2. 양질의 의료에 대한 개념을 정의 한다.

3. 의료의 질 관리 과정을 단계별로 살펴본다.

4. 질 향상과 환자안전 증진을 위한 각 국의 글로벌 기준을 이해한다.

5. 의료의 질 향상 및 환자안전을 위한 방안들을 살펴본다.

제15장 질 향상 및 환자안전

1. 질 향상 및 환자안전의 중요성

의료기관의 안전관리는 의료기관에서 발생할 수 있는 사고, 실수 등을 줄이기 위한 예방적 차원에서의 체계적 활동이다. 의료기관의 안전 관리는 미국에서 1970년대에 중점적으로 다루어지기 시작하였으며, 의료 소송의 빈도를 낮추기 위해 안전의 위해 요소가 되는 관리 사항을 조절하기 위한 방안으로 발전하고 있다. 미국 AHRQ(Agency for Healthcare Research and Quality)에서 2004년 발표한 바에 의하면, 조직 내 안전 문화는 '조직의 안전한 관리를 위한 구성원의 헌신과 개인 또는 조직의 능력을 결정짓는 가치, 태도, 지각, 능력, 행동 양식의 산물이다'라고 정의하였다. 즉, 안전 문화를 지닌 의료기관은 신뢰를 바탕으로 의사소통이 이루어지고, 안전의 중요성에 대한 인식이 확고하기 때문에 예방적 효능이 높은 특징을 지닌다는 것이다. 따라서 의료기관의 안전 관리는 의료기관의 시설, 설비 등 환경적인 요인뿐만 아니라 의료진과 직원 모두의 사고, 생각, 가치관이 함께 안전을 우선으로 할 때 가능한 것이다.

의료기관의 환자안전은 '의료 서비스 전달 과정 중에 발생한 환자의 부상이나 사고로부터의 예방'이라고 미국 AHRQ에서 2004년 정의하였다. 모든 환자에게 안전한 의료 과정을 보장하는 것은 의료기관의 의무이자 책임이다. 물론, 환자 안전은 환자에게만 국한되는 것이 아니라 상호 협력 과정에 있는 의료진과 진료 환경, 시설, 설비 시스템 등과 유기적인 관계에 있다. 그러므로 환자의 안전 관리를 위해서는 총체적인 측면에서 다각도로 다루어져야 한다.

의료기관에서 환자에게 빈번하게 일어나는 의료사고는 낙상, 바늘이나 날카로운 물체에 찔리는 경우, 투약 오류, 진료의 부정확과 지연, 마취 오류 등이다. 먼저, 낙상으로 인한 상해를 예방하기 위해서는 야간에 복도, 계단, 실내의 통로에 불빛을 밝혀 이동 중 환자의 낙상, 넘어짐 등을 예방하도록 하여야 한다. 또한, 복도에 난간을 설치하거나 침상 난간(side rail)을 상시 활용하도록 교육하며, 낙상의 위험이 있는 환자 특히, 60대 이상의 노인은 반드시 억제대와 억제 기구를 사용하도록 교육한다. 비나 눈이 오는 날이나 왁스 청소 후, 물기가 있는 곳에 주의 표시를 하여 환자의 미끄러짐을 방지하도록 한다. 바늘이나 날카로운 물체에 의한 상해는 환자뿐만 아니라 직원의 안전과도 관련된다. 진료 후 처리의 오류로 인한 상해가 일어나지 않도록 운송 및 폐기 처리 시 안전에 대한 직원 교육을 시행하여야 한다. 환자와 그 가족, 방문객의 안전은 의료기관의 직원 행동 양식에 영향을 받는다. 따라서 환자와 직원 자신의 안전을 위해 위험 요인 감소를 위한 훈련과 교육을 반드시 받아야 한다. 직원 교육 및 훈련은 각자 맡은 책임과 의무 범위 내에서 일련의 프로그램에 따라 행해지며, 이 프로그램은 잠재적 위험 요소의 인지, 사고와 상해의 보고 절차, 안전을 위한 잠재적 위험 요소의 관리 등에 대한 내용으로 구성된다. 교육과 훈련은 신입 직원의 오리엔테이션에서부터 시작되며, 직원의 직급, 책임, 권한, 특별 훈련 등으로 세분화하여 진행한다.

직원의 안전 관리에 있어 중요하게 다루어져야 할 부분은 감염 관리로 치료 과정에서 발생하는 감염 사고, 수술 상처의 재감염 등으로 감염 관리에서 다루어진 내용과 같다. 감염 관리 외에 직원의 안전을 위한 관리 사항은 직무 환경과 관련되어 발생되는 환자 이송 시의 사고, 기계의 오류, 날카로운 물체에 의한 자상, 투약 오류 등이다. 이는 시설 관리와 투약 관리 측면에서 관리되어야 할 부분과 함께, 직무 분석, 작업장 분석 등 직원의 직무 환경을 분석하여 피로가 쌓이지 않도록 편안한 근무 환경을 조성하는 것도 포함한다. 바늘 및 면도칼에 의한 자상, 폐기 시 오류, 잔류 유리(검사 시 사용하는 유리류)에 의한 사고 등은 치료 후 보관, 운송, 폐기 과정에 따라 적절하게 처리할 수 있도록 교육하여야 한다. 그리고 화재 위험을 줄이기 위한 직원의 금연을 권장하며 금연 캠페인, 문구 등을 활용하여 직원의 금연을 독려한다.

투약과 관련된 환자안전지침은 투약 관리 부분에서 다루었으며, 환자안전 보고체계와 관련된 사항은 의료의 질 향상 부분에서 다루었다. 또한, 감염과 관련된 환자안전 사항은 감염관리 부분에서 소개되었다. 수술 및 마취와 관련된 환자안전 사항은 마취 및 수술 관리 부분에서 논의된 바와 같다.

2. 질 향상 및 환자안전을 위한 글로벌 기준

질 향상 및 환자안전에 대해 미국의 TJC, JCI와 호주의 ACHS 등에서 제시하고 있는 기준과 우리나라 의료기관평가의 질 향상 및 환자안전 관련 기준은 다음과 같이 요약할 수 있다.

미국 JCI 외래 기준

1. 기관은 환자 안전 관리 프로그램을 계획, 실행한다.
   - 한 명 이상의 안전관리 담당자를 두고 프로그램을 관리하도록 한다.
   - 안전관리 프로그램의 범위는 잠재적인 위험을 발견해 내는 것부터 위험한 상태와 적신호 사건(sentinel event)들까지 환자, 보호자, 의료진의 안전과 관련되는 모든 범위를 포함해야 한다.
   - 기관 내의 모든 부서와 서비스, 프로그램이 환자 안전 관리 프로그램에 참여해야 한다.
   - 기관은 문제 발생 시 대응할 수 있는 프로그램 절차를 갖추고 있어야 한다.
   - 기관은 위험을 발견했을 때의 보고절차를 갖추고 발생된 위험에 대한 원인분석을 통해 개선안을 마련하고, 모든 직원들을 대상으로 안전관리 활동에 대해 교육을 하도록 한다.
   - 기관은 최소한 1년에 한 번은 위험한 상태와 적신호 사건, 환자와 가족들에 대한 전달여부, 예방 및 안전 관리 프로그램으로서 시행한 조치들의 내용을 포함한 문서화된 보고서를 이사회에 제공하도록 한다.

2. 기관은 질 관리 활동을 위해 자료를 수집하고 분석해야 한다.
   - 기관은 다음과 같은 자료를 수집해야 한다.
     - 사망 및 합병증과 관련된 수술이나 시술
     - 마취로 인한 합병증
     - 혈액 성분별 사용 현황
     - 수혈 반응
     - 투약오류 및 약물 이상 반응
     - 진료의 적절성에 관련된 모든 자료
   - 기관은 자료 수집 시 직원의 의견 및 제안, 사건에 대한 직원의 자발적 보고 등을 고려해야 한다.
   - 기관은 여러 유용한 자료를 통합해서 분석해야 하며, 분석의 결과를 개선 활동을 위해 활용해야 한다.

3. 기관은 적신호 사건(sentinel event)이 발생했을 경우 정해진 절차에 따라 관리해야한다.
   - 기관은 의료관련 감염과 관련된 예기치 않은 사망 및 주요기능의 영구상실 등의 적신호 사건의 모든 경우를 관리하고 분석해야 한다.

미국 JCI 입원 기준

1. 의료기관은 의료의 질 향상 및 환자안전 관리 프로그램의 책임자를 두어야 한다.
  - 책임자는 의료기관의 질 향상 및 환자안전 관리 프로그램의 계획, 개발, 모니터링에 적극 참여하여야 한다.
  - 책임자는 의료기관의 질 향상 및 환자안전 관리 프로그램에 대하여 이사회에 보고하여야 한다.
  - 책임자는 모니터링과 의료의 질 향상 및 환자 안전을 위한 활동의 우선순위를 정하고 있어야 한다.

2. 의료기관은 질 관리 활동을 위해 체계적으로 데이터를 수집하고 분석해야 한다.
  - 의료기관 내에서 적절한 경험, 지식 및 기술을 가진 담당자들이 데이터 분석 과정에 참여해야 하고, 유용한 통계 프로그램과 기법이 활용되어야 한다.

3. 의료기관은 진료 절차를 표준화하고 위험관리를 위해 임상진료지침을 활용해야 한다.
  - 의료기관의 장은 진료 절차를 표준화하기 위해 clinical pathway와 임상진료지침을 적극 활용하여야 한다.
  - CP와 임상진료지침은 정식으로 승인과 채택의 절차를 거쳐 사용되어야 하고 지속적인 사용의 효과와 모니터링, 정기적인 개정(최소한 1년에 한 번)이 이루어져야한다.

4. 의료기관은 적신호 사건(sentinel event)을 파악하고 관리하기 위한 문서화된 절차를 갖추고 있어야 한다.
  - 의료기관은 예기치 못한 사망 및 주요기능의 영구상실, 잘못된 수술 및 시술 등과 관련된 적신호 사건(sentinel event)의 정의를 정하고 있어야 한다.
  - 적신호 사건의 모든 경우를 분석해야 하며, 분석 결과에 따른 개선 행동 및 조치를 수행해야 한다.

5. 위험한 변화 및 추이가 확인되면 반드시 집중분석이 이루어져야 한다.
  - 수혈반응, 약물 이상반응, 투약 사고, 마취로 인한 이상반응 등의 위험한 변화에 대한 정도, 유형, 추이가 확인되면 반드시 이에 대한 집중분석이 이루어져야 한다.

6. 의료기관은 위험을 초래할 가능성이 있는 사건(near-miss events)을 파악하고 분석하는 문서화된 절차를 갖추고 있어야 한다.
  - 의료기관은 위험을 초래할 가능성이 있는 사건(near-miss events)의 유형을 정의하고 보고 절차를 수립하고 있어야 한다.
  - 의료기관은 위험을 초래할 가능성이 있는 사건(near-miss events)과 관련된 데이터를 분석하고, 사건을 감소시키기 위한 사전 예방 활동이 적극 이루어지도록 한다.

호주의 ACHS 입원기준
1. 이사회는 지속적인 질 향상에 공헌해야 한다.
2. 지속적인 질 향상을 위한 틀(framework)을 갖추어야 한다.
3. 업무개선이 계획되고 연속적으로 진행되어야 한다.
4. 기관들 사이에 질 향상의 선도자로 인식되고 개선을 위해 주관자(drivers)로서 지원을 받아야 한다.
5. 관리는 기관의 이행 개선 목표를 식별하고 발전시켜야 한다.
6. 필요한 개선의 우선순위를 정하고 그러한 개선이 적절하게 마련된 것인지를 위한 체계가 있다.
7. 직원은 지원을 받으며 진료와 서비스 전달의 계속되는 개선에 종사해야 한다.
8. 개선체계의 효과성과 그 주요 활동은 평가되고 요구대로 개선되어야 한다.
9. 정성적 그리고 정량적 자료가 수집되고 분석되어 개선을 추진하는데 이용되어져야 한다.
10. 기관의 품질개선에 대한 연관성이 평가되고 요구대로 개선되어야 한다
11. 이행목표의 결과와 개선이행활동의 결과는 기관 간에 소통되고 이사회에도 전달되어야 한다.
12. 질 향상은 위험관리체계, 교육, 그리고 전략계획에 연결되어 있어야 한다.
13. 내·외부 체계와 비교하고 실행과 체계를 위한 개선은 더 나은 실행을 보장하기 위해 이루어져야 한다.
14. 개선활동의 효과성의 평가는 개선과정에서 우수함을 증명해야 한다.
15. 문화적인 평가가 실행되고 기관의 문화에 대한 개선은 더 나은 실행을 보장하기 위해 이루어져야 한다.
16. 기관이 지속적인 질 향상에 선도자임을 증명해야 한다.

국내 의료기관평가의 기준
1. 질 향상 활동 지원체계 - 의료기관은 의료의 질 향상 활동을 기획, 통합, 조정, 지원하기 위한 관련 위원회 및 전담조직, 인력을 갖추어야 한다. 2. 질 향상 자료수집 및 모니터링, 질 향상 활동 성과 - 의료기관은 의료 질 향상 활동의 우선순위를 결정하고 개선활동을 시행하기 위해 자료를 수집하고 모니터링해야 한다. 3. 환자안전 관리체계 - 의료기관은 환자 안전에 부정적인 영향을 미치는 사건 및 사고에 대한 관리체계를 구축하여 환자안전 위험요인을 감소시키고 개선 및 예방 전략을 수립·실행하는 등 환자안전을 증진하도록 노력한다. - 환자안전관리지침, 환자안전관리위원회, 환자안전관리활동, 환자안전증진 및 예방활동평가 4. 환자안전 보장활동 - 의료기관은 환자의 안전사고를 예방하고 관리하기 위한 적절한 활동을 수행하여야 한다. - 침습적 시술 및 수술 위치 표지, 낙상위험환자 관리, 육체적 구속 및 안정관리, 의사소통관련 환자안전관리 평가

3. 우리나라 질 향상 및 환자안전 관리 지침

의료시장 내 경쟁의 심화, 각종 의료정책의 변화, 국민들의 의료에 대한 지식과 기대 증대 등 최근 의료 환경의 변화는 의료기관에 많은 영향을 미치고 있으며, 점점 더 의료의 질은 이러한 변화의 물결에서 생존할 수 있는 중요한 수단이 되어가고 있다. 이에 성공적인 의료의 질 향상 활동을 통해 우리나라 의료계가 이러한 환경의 변화에 공동으로 대처한다면 제 각각 국제적 수준을 갖춘 의료기관으로 거듭날 수 있으리라 본다. 앞서 살펴본 글로벌 질 관리 기준 및 우리나라 의료기관 평가 지침을 바탕으로 하여 현재 의료의 질 관리 필요성에 직면한 의료기관을 위한 우리나라 질 관리 지침을 아래와 같이 제시하고자 한다.

(1) 기관장은 의료의 질 향상과 환자안전을 위한 활동에 적극 지원하고 참여하여야 한다.

1) 기관장은 직접 또는 질 관리 담당자를 두고 의료기관의 질 향상과 환자안전 프로그램을 계획하고 감독하여야 한다.

2) 기관은 의료의 질 향상과 환자안전을 위한 관리 규정과 문서화된 프로그램을 갖추고 있어야 한다.

3) 기관장은 질 향상 활동을 수행하기 위한 우선순위를 정하고 있어야 한다.

(2) 의료기관은 환자의 안전관리를 위한 방침 및 체계를 갖추고 있어야 한다.

1) 안전관리를 위한 방침에는 다음과 같은 내용이 포함되어 있어야 한다.

가. 안전관리의 업무범위(예 : 자살기도, 탈원, 병상에서의 낙상, 투약오류, 자해, 환자들의 싸움, 화재, 장비불량으로 인한 손상 등)

나. 사고보고체계

다. 안전관리를 위한 개선활동

라. 안전확보를 위한 공유방법

2) 전 직원이 의료의 질 향상과 환자 안전관리 활동에 참여하도록 한다.

가. 의료의 질 향상과 안전관리 프로그램은 환자, 직원, 방문자를 포함하여 의료기관 전반에 걸쳐 수행하여야 한다.

나. 질 향상 및 안전관리 프로그램에 대한 교육을 통해 직원들이 공유하고 숙지하도록 한다.

(3) 의료의 질 관리 활동은 지속적으로 모니터링 되고 분석, 보고되어야 한다.

1) 의료기관은 자료의 수집, 분석, 모니터링, 보고와 관련된 지침을 마련해 두고 책임자에게 적절한 교육 및 훈련을 제공하여야 한다.

2) 이를 위해 적절한 기술적 자원을 이용할 수 있어야 한다.

(4) 의료의 질 관리 활동은 임상 및 경영의 전 영역에서 이루어져야 한다.

1) 임상(진료)부분에서는 다음과 같은 항목을 평가계획에 포함해야 한다.

가. 환자평가

나. 검사실의 안전과 질 관리 프로그램

다. 방사선이용의 안전과 질 관리 프로그램

라. 항생제 이용

마. 약물치료에 대한 평가

바. 감염관리 영역

사. 임상연구 활동

아. 환자 및 보호자에 대한 교육, 효과

2) 경영부분에서는 다음과 같은 항목을 평가계획에 포함해야 한다.

가. 필수 의약품 공급 현황

나. 환자 및 보호자 만족도

다. 내부고객(직원) 만족도

라. 재정관리

마. 환자통계

3) 평가계획의 범위, 방법, 빈도에 대해 명확히 제시하여야 한다.

(5) 의료의 질 관리 및 환자 안전관리 활동은 결정된 우선순위에 따라 이루어지도록 한다.

1) 의료의 질 향상을 위해 적절한 자료를 이용하여 데이터를 분석하도록 한다.

2) 질 향상 방법을 문서화하고 직원들에게 알려 공유하도록 한다.

(6) 의료기관은 변수를 줄이고 진료 절차를 표준화하기 위해 임상진료 지침을 사용해야 한다.

1) 임상진료 지침은 환자평가와 치료, 서비스의 질과 안전을 평가하기 위해 이용되어야 한다.

2) 임상진료 지침에 대해 직원 교육을 수행하고 지침은 정기적으로 재검토되어야 한다.

4. 질 향상 및 환자안전 지침을 준수하기 위한 방안

과거에는 질 관리 활동을 하나의 부가적인 업무로 인식하는 경향이 많았으며, 대형병원 중심으로만 발전되어왔다고 해도 과언이 아니다. 그러나 이제 질 관리 활동은 우리의 일상생활 속에 자리 잡고 있다. 모든 업무의 과정과 생활 속에서 끊임없이 잘못된 요인을 찾아내고 질을 향상시키기 위한 방안을 위해 노력할 때 진정한 지속적인 총체적 질 향상 활동이 될 것이며 그렇게 될 때 의료기관 전체가 추구하는 궁극적인 목표인 양질의 의료에 도달할 수 있을 것이다.

이에, 글로벌 헬스 케어 시대를 맞이하고 있는 우리나라의 의료기관도 경쟁력 있는 세계적 수준의 기관으로 의료의 중심에 설 수 있도록 앞서 제시한 질 관리 지침을 준수하기 위해 다음과 같은 방안으로 정진해야 할 것이다.

(1) 의료의 질 향상 및 환자 안전 관리 활동의 체계 확립

성공적인 의료의 질 향상 활동을 위해서는 먼저 의료의 질 관리를 위한 조직 체계를 구성하는 것이 이루어져야 한다. 즉 의료기관의 실정에 맞게 위원회 및 팀을 구성하고 장단기 계획을 세워 단계적으로 접근하는 것이 필요하다. 질 관리 활동과 환자 안전 관리 활동의 지침 및 규정을 갖추고 계획, 평가, 개선 할 수 있는 체계를 확립하는 것이 의료의 질 관리를 위한 기초 작업으로 선행되어야 할 것이다.

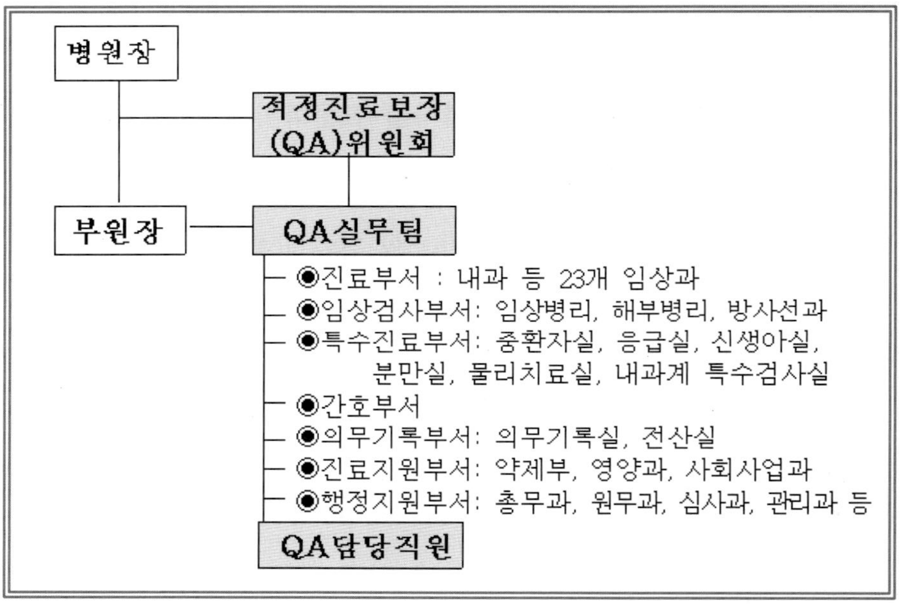

〈그림 15-1〉 OOO병원의 질 관리 조직도

질 관리 위원회 활동 및 책임

1. 질 향상 활동의 결과 측정을 위한 계획표를 년 초에 작성하는 책임을 가진다.

2. 환자 치료 및 의료 서비스의 평가, 감시 및 기획을 한다.

3. 치료의 질 향상, 비용절감, 위험감소, 고객만족을 위한 활동 등을 개발 및 추진한다.

4. 위원회, 부서, 개인에 대한 집중적인 검토를 필요로 하는 경우 구체적인 계획을 세우고 집행한다.

5. 목표 달성을 위한 정확한 활동을 지도 및 감독한다.

6. 질 향상 개선 활동의 효과성을 매년 평가하고 운영위원회와 이사회에 보고한다.

7. 각 위원회와 타 부서와 질의 통합에 책임을 진다.

8. 각 부서의 질 향상 활동에 대한 사례 보고와 직원의 수행 능력에 대한 보고를 받는다.

〈그림 15-2〉 OOO병원의 질 관리 위원회 활동 명시 사례

2008년 질 관리 사업 계획

부서명	과 제 명	발표일	부서장	담당자
질 관리실	1. 계획에 없던 재입원율 및 특성 분석 2. 사망환자 분석	2월 11월	QI담당자	OOO
내 과	OCS상 사구체 여과율 자동계산을 이용한 신부전 조기발견 및 예방	8월	Dr. OOO	Dr. OOO
신경외과	수술 후 2주 이내에 재수술한 환자군의 분석	6월	Dr. OOO	Dr. OOO
흉부외과	초발 기흉에 있어서 흉강내시경을 이용한 수술적 치료의 효과	10월	Dr. OOO	Dr. OOO
산부인과	VBAC의 성공률 및 실패요인 분석 평가	6월	Dr. OOO	Dr. OOO
치 과	하악골 수술 후 신경손상에 관한 연구	8월	Dr. OOO	Dr. OOO
원 무 과	자동차보험 환자 진료비 미수액 최소화 활동	10월	OOO 부장	OOO
영 양 과	일반식 환자 식사만족도 조사	11월	OOO 부장	OOO

〈그림 15-3〉 OOO병원의 질 관리 연간 계획서

〈표 15-1〉 OO부서의 질 관리 활동 일정표

월 별 / 구 분	활 동 기 간						
	7월	8월	9월	10월	11월	12월	2009/1월
주진단명일치도 확인							
발생된 문제점 분석							
개선활동 계획수립							
문제점 보완 및 개선							
평가 및 사후관리							

사고 보고서

1. 사고발생일시

20 년 월 일 시 분 오전,오후

2. 사고발생장소

3. 사고의 종류

( ) 진단과정

( ) 검사과정

( ) 치료과정

( ) 투약, 주사, 수혈

( ) 추락 또는 미끌어짐

( ) 의료관리 관련문제

( ) 중독

( ) 기타

4. 사고발생경위

* 별지를 첨부하여 자세히 기록할 것

5. 사고로 영향을 받은 환자 및 상태

병실 또는 외래 진료과	진찰권 번호	환자명	연령	성별	입원진료과	환자의 상태

6. 환자 외에 사고로 영향을 받은 사람들

소속	성명	연령	성별	상태

7. 사고수습대책 및 해결상태(환자의 상태 포함)

* 별지를 첨부하여 자세히 기록할 것

8. 향후 상기 사고 예방대책 및 관련 진료향상을 위하여 병원에 건의 및 협조의뢰할 사항

* 별지를 첨부하여 자세히 기록할 것

작성자 : 소속 성명

작성일 :

〈그림 15-4〉 사고 보고서

(2) 최고경영자의 관심과 지원

어떤 종류의 질 향상 활동이든 최고 경영진이 관심과 의지를 보이지 않는 경우 성공하기 어렵다고 해도 과언이 아닐 정도로 책임자의 이해와 의지가 중요하다. 최고 경영자가 항상 문제의식을 가지고 방향을 제시하며 모니터링을 하고, 실질적인 활동이 가능하도록 지원하는 확고한 의지를 가지고 있을 때 의료기관의 질 관리 활동은 성공적으로 활성화 될 수 있을 것이다.

(3) 교육 및 홍보를 통한 관심 증대

교육 및 홍보를 통해 의료의 질 관리 활동에 대한 관심이 증가될 수 있도록 조직 문화의 변화를 유도하는 것 또한 질 향상을 위한 효과 있는 방안 중의 하나가 될 수 있다. 신규 직원의 오리엔테이션을 포함해 직무 교육, 매뉴얼 및 지침서 배부, QA 경진대회 개최 등 다양한 방법을 통해 질 관리 활동의 분위기를 확산시켜야 한다. 질 관리 활동과 관련된 정보를 게시판, 인트라넷 등을 통해 공유하고 효과 있는 질 향상 활동에 직원들의 기여 정도를 알려 그들이 자부심을 가지고 관심을 지속적으로 유지할 수 있도록 한다.

알　　림

FHTQM : 090517-3
발　신 : 총체적 질 관리 위원장
수　신 : 진료과 주임과장, 각 부서장
제　목 : 총체적 질 관리 전 직원교육 실시
주　제 : 일상 업무에서의 TQM 활동

안녕하십니까?
총체적 질 관리를 위한 전 직원 교육을 아래와 같이 실시하오니
부서장 및 많은 직원들이 참석할 수 있도록 협조 바랍니다.
감사합니다.

일 시 : 2009년 6월 4일 오후 5시 30분
대 상 : 전 직원
장 소 : 대강당
강 사 : OOO 부장

총체적 질 관리 위원회 위원장 OOO

〈그림 15-5〉 OOO병원의 질 관리 교육 안내문

제 6회 QA 경진대회 진행순서

일 시 : 2008년 12월 29일 오후 4:00 ~ 7:00
장 소 : 본관 7층 대강당
주 관 : 질 관리 위원회

1. 병원장님 인사 / 개회사(QI 위원장)
2. QI 경진대회 개요설명 및 진행사항 (QI 팀장)
3. 발표 순서

1) 일반식 환자 식사 만족도 조사 (영양과 / OOO)

2) 응급실 퇴원 후 48시간 이내 응급실 재방문 환자율 조사 (응급의학과 / OOO)

3) 손씻기 수행도 증가를 통한 NSICU의 원내감염률 감소활동 (중환자실 / OOO)

4) 멸균품의 유효기간 연장 연구 활동 (중앙공급실 / OOO)

5) Blood culture 검사 결과의 분석 (진단검사의학과 / OOO)

6) 신생아의 조기 추적관찰을 통한 모유황달 입원율 감소 (소아과 / OOO)

7) 입원환자 만족도 조사 (총무과 / OOO)

8) 한국 의료 QA 학술대회 출전 작품 (구연 발표)

4. 성적 평가 종합 및 시상식 / 시상식(병원장)

〈그림 15-6〉 OOO병원의 QI 경진대회 사례

(4) 조직 구성원 전체의 참여

지속적인 질 관리 활동이 본질적으로 추구하는 것은 고객중심의 사고 속에 전 직원들의 참여와 창의성을 바탕으로 객관적 자료와 지표를 활용하여 업무과정을 개선해 가는 것이다. 과거에는 관리자층 중심으로 구성된 위원회나 책임자 중심으로 질 관리 활동이 이루어지는 분위기였으나, 이제는 효과적인 질 관리 활동을 위해서 무엇보다 조직 구성원 전체의 참여를 중요시 여기고 있다. 여기에는 의사 인력의 참여와 이해 또한 핵심적인 요인이라는 것을 잊지 말아야 한다. 의료에 있어 가장 중심에 있는 의사들이 고객만족을 위해 적극 참여해야만 의료의 질 향상을 기대할 수 있을 것이다. 조직 구성원 전체 참여의 활성화를 위해서는 개인의 질 향상을 위한 제안에 대해 보상하고 성공적인 실행을 칭찬하는 것도 효과적인 동기 부여의 방법이 될 수 있으며, 이러한 조직 구성원 전체 참여의 문화가 확산될 때 타 부서의 활동에 대한 이해와 교류의 폭도 더 증진될 수 있다.

예) 일상적인 의료 업무에서의 질 관리가 필요한 사례

- 환자의 자세가 잘못되어 방사선 촬영을 다시 하여야 하는 경우
- 약국에 전달된 처방전을 읽을 수 없어서 의사에게 전화를 하는 경우
- 환자가 준비가 되지 않아 대장촬영을 취소하는 경우
- 의무기록이 없어져서 환자와 의사가 진찰실에서 기다리는 경우
- 인턴이 정맥주사 기술이 미숙하여 여러 개의 주사기를 사용하는 경우

(5) 객관적 임상지표 및 글로벌 기준 적용

글로벌 기준을 적용한 객관적인 임상 평가지표를 활용함으로써 진료의 영역 중 문제가 있거나 개선의 여지가 있는 부분을 찾아내어 분석, 시정 조치를 취하고 진료과정을 검토하고 평가할 수 있는 임상진료지침을 개발해야 한다.

환자진료의 적절성 평가를 위한 임상질지표의 예는 다음과 같다.

- 사망률
- 합병증
- 중환자실 재입실률

- 병원감염
- 계획에 없던 재수술
- 병리검사의 적절성
- 투약오류
- 혈액 반납 및 폐기율
- 약품사용
- 대기시간(외래, 응급실 등)
- 내시경 취소율
- 수술 전·후 진단명의 연관성

(6) 지속적이고 종합적인 질 관리 활동의 정착화

표준화된 접근방법을 이용하여 점진적이고 지속적인 질 관리 활동을 추구한다면 일상 속에서의 질 관리 활동을 정착화 시킬 수 있을 것이다. 지속적인 질 관리 활동은 결과뿐만 아니라 여러 '과정'의 변동과 변이를 과학적으로 파악해 질적인 문제를 발견하고 개선하고자 하는 노력을 포함한다. 과정을 파악한다는 것은 전체의 흐름을 알고 모든 사람들이 다 함께 참여하여 업무 수행을 개선하는 데 도움을 줄 수 있으며 이러한 문화가 정착될 때 우리 생활 속에 질 관리 활동이 자리 잡게 될 것이다.

연습문제

1. 임상진료지침 활용의 기대효과로 옳지 않은 것은?

① 진료의 표준화
② 질적 수준의 평가
③ 의료비의 절감효과
④ 병원행정직원들의 만족도 증가
⑤ 병원 간, 의사간 진료행태의 변이 감소

2. 다음 중 환자안전관리의 대상에 해당하는 것은?

① 수술 후 10일 이내의 사망
② 병상에서의 추락
③ 계획에 없던 재입원
④ 병원 도착 시 사망
⑤ 농약으로 인한 약물중독

3. 의료의 질을 평가할 때 모니터링 결과가 일정수준 이상 또는 이하일 때는 정밀검토가 필요하게 되는데 이때의 기준점을 무엇이라고 하는가?

① Standard
② Variation
③ Criteria
④ Threshold
⑤ Indicator

4. 질 향상과 환자안전을 위한 글로벌 기준을 요약하시오.

5. 환자진료의 적절성 평가를 위한 임상지표의 예를 열거하시오.

6. 의료기관에서 실행할 수 있는 의료의 질 향상을 위한 방안들에 대해 설명하시오.

7. 사고보고서에 포함되어야 할 항목을 열거하시오.

제16장 검사 관리

학습목표

1. 검사관리의 중요성을 이해한다.

2. 국외의 검사관리 기준을 이해한다.

3. 글로벌 기준에 부합하는 우리나라 검사관리 지침을 이해한다.

4. 검사관리 기준을 준수할 수 있는 방안을 이해한다.

제16장 검사 관리

1. 검사 관리의 중요성

의료기관은 환자의 진료를 위하여 여러가지 검사를 진행하며, 검사 방법과 결과의 해석에 따라 다른 치료 결과를 낳으므로 검사 관리는 환자의 치료에 중요한 영향을 미친다. 다시 말해서, 환자의 진료를 위한 진단 검사 방법 선정에서부터 검사 결과의 해석에 이르기까지 일련의 과정은 정확하게 이루어져야 하며, 이를 위해서 검사 관리는 단계별로 지속적으로 진행되어야 한다.

의료기관은 환자검진 및 진단을 위해 의료진이 요구하는 검사 서비스가 이루어질 수 있도록 검사실을 구비하여야 한다. 이 때 검사실은 국가와 해당 지역의 법, 규정에 맞게 시설을 갖추어야 하며, 해당 의료기관에서 제공할 수 없는 진단 검사가 요구되는 경우에는 타 의료기관으로의 의뢰 체계 하에서 검사가 진행될 수 있어야 한다. 또한 응급 상황에서도 검사가 이루어질 수 있는 시스템을 갖추어야 하며, 정규 진료 시간 이외에도 검사가 가능하여야 한다. 환자의 치료를 목적으로 한 의료기관은 진료를 위한 검사가 적절한 시기에 이루어져야 효율적인 치료가 이루어질 수 있기 때문이다.

일반적으로 검사 서비스는 임상 검사, 영상 진단, 방사선 검사 등이 포함되므로 일정 자격을 지닌 자에 의해 관리되어야 정확한 진단을 얻을 수 있다. 그러므로 의료기관에서는 검사 관리를 위해 충분히 훈련된 직원을 고용하고, 오리엔테이션과 계속적인 교육을 통해 검사 관리가 이루어지도록 하여야 한다. 특히, 안전과 관련된 교육이 정기적으로 행해져 위험 노출의 가능성이 있는 장비가 안전하게 이용될 수 있어야 한다. 또한, 채용 직원의 수가 적정하여야 수술이나 응급 처치와 같이 신속하게 검사 결과를 얻어야 하는 경우 적시에 검사 결과를 제공할 수 있다. 따라서 의료기관은 검사 관리 시에 직원의 업무, 수행 능력, 직원 수 등을 파악하여 적절하게 관리하여야 한다.

검사 서비스를 위해 구축된 장비와 임상검사 시에 사용되는 시약 및 물품의 품질은 검사 결과에 상당 부분 영향을 미치는 요인이므로 이의 정도 관리는 정기적으로 일정 기준 하에 실행되어야 한다. 정도 관리는 장비의 기능이 정확하게 이루어지는 지에 대한 검사와 검사 이후의 교정 과정이다. 따라서 의료 장비의 문제로 인해 검사 결과에 문제점을 야기하기 전에 검사 장비의 기능을 검사하여 문제점을 파악, 교정함으로써 장비의 신뢰도를 높일 수 있도록 하여야 한다. 의료 검사 장비의 정도 관리를 효율적으로 수행하기 위해서는 먼저, 공인된 검사 방법을 선정하여 실시하여야 하며, 실행 기준에 따라 실행 후에는 교정하는 과정을 따라야 한다. 의료 장비의 정도 관리의 목적은 첫째, 의료 장비의 정확한 결과 도출이며, 둘째, 부적절한 장비로 인한 환자의 피해를 줄이고자 함이며, 셋째, 글로벌 의료 수준을 유지하기 위해서이다. 오래된 의료 장비나 불량 장비로 인한 검사 결과는 정확한 판독을 불가능하게 하며 부적절한 진료를 유도하므로, 이를 사전에 예방하고 적정 수준 이상의 검사를 시행하기 위해서는 의료 장비의 정도 관리가 중요한 기반이 된다. 이를 위해 검사 장비는 다음을 포함하는 정도 관리 프로그램에 따라 관리되어야 하며, 프로그램별로 그 수행 내용을 기록하여 보관하여야 한다.

- 의료기관이 보유하고 있는 검사 장비 목록
- 보유 검사 장비의 재고 및 상태 확인
- 검사 장비의 정확성 평가, 성능 검사, 조정
- 검사 장비의 위해요인, 오작동, 리콜, 문제점 등에 대한 분석
- 검사 장비의 유지 관리에 따른 활용도 및 효율성 평가

임상 검사 및 기타 진단 시 사용되는 시약 및 물품에 대한 관리도 이루어져야 한다. 주요하게 사용되는 물품과 시약은 정기적으로 일정한 절차에 따라 청구·확보되어야 환자에게 정확하고 알맞은 시기에 검사 결과를 제공할 수 있다. 따라서 사용되는 시약 및 물품의 일정 재고가 항상 유지되는 시스템을 유지하도록 관리하여야 한다. 그리고 모든 시약에 대한 보관, 배치, 폐기는 정해진 규칙에 따라 수행되어야 직원간의 혼선을 막을 수 있으며, 정확성과 정밀성이 보장된다. 또한, 누구나 알아보기 쉽도록 시약 및 물품에 정확하게 표기하여야 정확한 검사 결과를 도출해 낼 수 있다.

검사 서비스가 행해진 후 얻는 검사 결과는 환자의 질병 상태의 판별에 중요한 영향을 미친다. 즉, 환자는 검사 결과에 따라 진단을 받고, 수술, 입원, 약제 처방 등의 단계별 치료 단계에 임하게 된다. 따라서 환자의 요구에 의해 외부 의료기관에서 검사가 실시된 경우에도 검사 서비스는 일정한 규정에 따라 시행되어야 하며, 전문적인 기준을 충족하는 정도 관리 프로그램에 따라 유지 관리됨이 입증되어야 한다.

환자는 자신의 검사 결과에 대해 정확하게 알고자 하며, 알권리에 대한 검사 결과 제공은

언제나 환자가 원할 때 제공하여야 한다. 그러므로 외부 의료기관이나 해당 의료기관에서 행해진 검사 결과는 환자나 의료진이 원하는 시기에 언제든지 확인이 가능할 수 있도록 관리되어야 한다. 또한, 외부 의료기관에서 검사 결과에 대한 의뢰가 있을 때에는 제공되어져야 함을 환자와 해당 기관의 의료진들은 인지하도록 이 내용에 대해 상기시켜야 한다.

검사 관리는 환자의 질병 유무에서부터 질병 단계를 파악하기 위한 과학적 분석 자료를 제공하는 데 매우 중요한 관리점이다. 그러므로 정확한 검사 과정이 이루어질 수 있도록 각 장비 및 시약의 정확도를 정기적으로 관리 유지하여 바른 진단과 치료가 될 수 있도록 관리하여야 한다.

2. 검사 관리를 위한 각국의 기준 비교

검사 관리에 대해 미국의 TJC, JCI와 호주의 ACHS 등에서 제시하고 있는 기준과 우리나라 의료기관평가의 검사 관리 관련 기준은 다음과 같이 요약할 수 있다.

미국 TJC 외래 기준
1. 의료기관은 검사실을 적절하게 운영하여야 한다.
미국 JCI 외래 기준
1. 임상 병리실, 검사실, 상담실 등은 환자의 치료를 위하여 손쉽게 이용할 수 있어야 하며, 의료기관 내에서 이루어지는 검사실 서비스는 국가의 기준, 법률, 규정을 준수하여야 한다. 그리고 설정된 정책과 절차는 이용하기 쉬워야 하며, 검체, 검체의 보관, 기구 측정, 품질 관리, 장비 성능 평가 등에 관한 내용이 있어야 한다. 2. 검사실에는 자격을 갖춘 인력을 배치하여 정도 관리 프로그램에 따라 관리하여야 하며, 검사를 위한 충분한 장비와 물품이 구비되어 있어야 한다. 3. 영상진단 서비스는 의료기관 내에서 행해지거나 환자가 원하는 경우에는 외부 의료기관에서 계약을 통해 이루어지도록 한다. 이 때 외부 의료기관에서의 영상진단 서비스는 국가의 기준, 법률, 규정을 준수하여야 하며, 자격을 갖춘 자에 의해 진행, 관리되어야 한다. 또한 충분한 장비 및 물품이 구비되어 있어야 하며, 검사실의 정도 관리 프로그램이 있어야 한다.

미국 JCI 입원 기준
1. 검사실 서비스는 국가와 지역의 법, 규정에 부합하여야 하며, 환자가 쉽게 이용할 수 있어야 한다. 이를 위해 검사실 서비스는 적절한 훈련, 기술, 오리엔테이션, 경험이 있는 전문인이 수행하여야 하며, 그 결과를 해석하여야 한다. 2. 모든 검사 장비는 정기적으로 정도 관리를 받아야 하며, 정확한 측정이 이루어지는 지에 관한 점검 과정이 정확하게 진행되어야 한다. 또한, 검사실에서 사용하는 필수 시약과 물품들은 언제나 이용이 가능하도록 구비되어야 한다. 3. 영상의학검사 서비스는 환자의 요구에 맞추어 이용 가능해야 하고, 적용되는 지역과 국가의 기준, 법, 규정에 부합해야 한다. 4. 영상진단 서비스는 해당 의료기관이나 외부 기관에서 이용 가능하여야 하며, 적절한 훈련, 기술, 오리엔테이션, 경험을 지닌 자가 검사를 수행하고, 결과를 해석, 보고하여야 한다.
국내 의료기관평가의 기준
1. 의료기관은 환자진료에 필요한 정확한 검사결과를 제공하기 위하여 규정된 방법에 따라 검체를 채취하고 전달하여야 하며, 검사 시행 후 재검을 위해 검체를 적절하게 보관하여야 한다. 2. 의료기관은 시행된 영상검사의 판독을 충실히 하고, 영상검사의 영상을 법정 보관기간 동안 안전하게 관리하여야 한다. 3. 의료기관은 검사서비스 운영 및 환자진료의 효율성을 높일 수 있도록 해당병원에서 시행하지 않는 검사에 대해 적합한 외부 의뢰체계를 구축하여야 한다. 4. 의료기관은 검사결과의 정확성과 신뢰성을 높일 수 있도록 정기적으로 정도관리를 시행하여야 한다.

3. 우리나라의 검사 관리 지침

(1) 의료기관에 검사실을 설치하거나 아니면 외부 의료기관과의 계약을 통하여 원하는 검사 서비스를 환자와 의료진에게 제공해야 한다.

1) 검사서비스는 다음의 요구 사항을 충족해야 한다.

가. 국가와 해당 지역의 법, 규정, 기준에 맞도록 검사실이 조직되어 있어야 한다.

나. 검사 서비스는 원하는 시간에 이용 가능하여야 한다.

다. 검사 서비스는 자격을 갖춘 전문가에 의해 수행되어야 한다.

라. 검사 서비스를 수행하는 자는 충분한 훈련, 오리엔테이션을 받은 자질 있는 직원이어

야 한다.

마. 검사 서비스를 수행하는 자는 응급이나 수술 등 신속한 결과를 도출해야 하는 경우를 대비하여 충분한 인원을 고용하여야 한다.

2) 검사 장비의 관리는 다음의 요구 사항을 충족해야 한다.

가. 보유하고 있는 검사 장비의 목록

나. 보유하고 있는 검사 장비의 재고 확인 및 상태 평가

다. 보유하고 있는 검사 장비의 정확성 평가 및 성능 검사

라. 검사 장비의 위해요인, 오작동, 리콜, 문제점 등에 대한 분석

마. 검사 장비의 유지 관리에 따른 활용도 및 효율성 평가

바. 정도 관리 프로그램

사. 검사 장비의 안전 관리 프로그램

3) 사약 및 물품의 관리는 다음의 요구 사항을 충족해야 한다.

가. 시약 및 물품 목록

나. 일정 재고 유지를 위한 기준

다. 안정적 공급을 위한 절차

(2) 정해진 기간 이내에 의료진과 환자가 검사 결과를 이용할 수 있어야 한다.

(3) 모든 일련의 과정과 검사 결과는 기록하여 보관한다.

(4) 검사 장비 및 서비스 수행 시 발생할 수 있는 위험 요인을 감소시키기 위해 직원에게 안전 교육을 실시하여야 한다.

(5) 각 검사 단계별로 정도관리 및 평가를 시행하고, 그 결과에 따라 시정 조치를 취해야 한다.

4. 검사 관리 지침을 준수하기 위한 방안

(1) 임상검사실

임상 검사에 필요한 시약 및 물품의 관리 규정과 임상 검사실 규정 지침에 따라 운영되고 관리되어야 한다. 즉, 환자의 상태를 진단하기 위해 적절한 검사를 선정하여 정확한 검사를 시행하고, 이 검사 결과를 제공하기 위해서는 과학적으로 검증된 임상 검사 방법을 규정하여야 한다. 그리고 규정된 임상 검사 방법에 따라 검체를 채취하고 검사실로 전달하며, 검사를 시행한다. 임상의 검사의 재검이 요구되는 경우를 대비하여 검체는 일정 기간 적절하게 보관한다. 임상 검사 결과가 신뢰성을 얻기 위하여서는 검체의 분석 및 전 과정에서의 모든 요소를 관리하여 발생할 수 있는 오류를 최소화하는 일련의 과학적인 과정이 필요하다. 따라서 임상 검사실에서 행해지는 정도 관리 프로그램은 환자의 검체 채취에서부터 결과 도출까지의 단계 마다 적용된다.

〈표 16-1〉 임상 검사실의 정도 관리 규정의 예

1. 임상 검사실의 정도 관리 업무는 임상 병리사가 수행하며 기록한다.
2. 임상 검사실에서 시행되는 모든 검사는 검사지침서에 따라 검사하며, 검사지침서의 내용은 주기적으로 검사실장과 의료진에 의해 검토 수정된다.
3. 임상 검사 시 발생하는 오류나 사고는 즉각적으로 대처하기 위하여 보고하여야 하며, 검사실장이 관리 책임을 진다.
4. 당일 시행되지 않은 검체는 적절한 온도에 보관하며, 검사가 끝난 검체는 정해진 기간 동안 보관한 후 폐기한다.
5. 시약 및 물품 관리는 제조 및 보관의 원칙을 준수하여 유효 기간 내의 것만 사용한다.
6. 시약 및 물품의 재고 측정, 온도 측정, 보관 장소, 표기 등의 확인과 관리는 매주 시행하여 기록한다.
7. 시약 및 물품의 이상 시 검사실장에게 보고하여 적절한 조치를 취한다.
8. 기기 및 장비에 대한 신뢰도 확인을 위한 정도 관리는 정기적으로 시행하여 기록하며, 필요한 경우 눈금 교정 등의 적절한 조치를 취한다.
9. 정도 관리의 기록은 장비의 효율성 평가를 위한 기초 자료이므로 장비의 교체가 있기 이전까지 보관한다.

(2) 영상진단실

과학의 발전과 함께 발전한 영상 의학 검사는 매우 광범위하게 사용되어 적절한 정도 관리와 품질 검사 장비가 중요한 관리점이 되고 있다. 그러므로 영상의학 검사의 과학적인 평가와 전문가에 의한 분석 등이 앞으로 중요한 역할을 할 것이다.

유방촬영용 장치의 정도 관리를 위한 항목의 예시는 〈표 16-2〉와 같으며, 상부 위장관 조영검사의 투시검사 화질 평가 방법에 대한 예는 〈표 16-3〉과 같다.

〈표 16-2〉 유방촬영용 장치의 정도 관리 항목(최준일 등, 2004)

항목	검사 주기
암실청소	매일
현상기 관리	매일
증감지 청소	매주
판독대 청소	매주
판독실의 조명 · 환기 · 온도 · 소음 점검	매주
재촬영 분석	3개월
필름내 잔여정착액 분석	3개월
암실 안개	6개월
증감지-필름 필착도 시험	6개월
유방압박장치점검	6개월
표준팬텀을 이용한 시험	1년
시준 점검	1년
해상도 점검	1년
자동노출장치 점검과 재현성	1년
증감지 감도 측정	1년
인공물 점검	1년
임상영상 점검	1년
관전압 정확도와 재현성	1년
선질(Beam quality) 점검	1년
평균유선선량 측정	1년
방사선 출력율	
판독대와 방의 조도 측정	

〈표 16-3〉 투시검사 화질 평가표 : 상부위장관조영검사

항목	평가 내용	점수
검사 표지	환자의 이름, 성별, 나이, 환자번호, 촬영날짜, 촬영 기관명이 모두 있음	6점
X-ray beam penetration	적절한 농도 (density)와 대조도(contrast)를 보여야 함	3점
인공음영	patch coating, precipitation, flaking 등과 같은 인공음영이 보이지 않아야 함	3점
centering	검사하고자 하는 위장관 부위는 사진의 중앙에 있어야 함	3점
검사부위의 적합성	Esophagus, cardia, fundus, body, angle, antrum, proximal duodenum, 및 distal duodenum의 모든 부위가 포함되어야 함	12점
검사기법	compression, mucosal relief, double contrast, 및 prone 검사가 포함되어야 함	18점
mucosal coating	회색도 (grayness), 위소구 (area gastricae), 점막 주름 (mucosal folds)이 위장 전체에 걸쳐 관찰됨	5점
합계		50점

(3) 방사선 안전 관리 프로그램

의료기관은 의료진과 환자의 방사선 피폭량을 최대한 적게 하기 위한 방법으로 검사를 진행한다. 방사선 안전을 위한 차폐, 장갑, 납 방어복, 보호 장구 등을 이용하여 방사선 조사를 줄일 수 있는 도구를 활용한다. 특히, 환자가 임산부, 소아, 장애인인 경우 방사선 조사 시 더욱 주의를 기울여 실시하여야 한다.

〈표 16-4〉 방사선 안전 관리를 위한 계획안의 예

측정 항목	측정 지역 및 위치	측정 방법	측정 주기	검사자
방출 방사선량	관리 구역	서베이미터	매주	
	검사실 외부 구역		매일	
	방사성 물질 운반 시		운반 시	
표면 오염도	취급 장소	프리스커 / 스메어	매일	
	취급자		매일	
	오염관리구역		해당 시	
	검사실 외부 구역		매일	
	방사성 물질의 운반 기구		운반 시	
공기 오염도	검사실 외부 구역	표본 채취	매월	
수중 오염도	방출 폐액	표본 채취	매월	
개인 방사선량	관련자	필름 배지	매월	

〈표 16-5〉 의료기관의 방사선 안전 관리 지침서의 부분 예시

제1조 관리 구역

1. 사람이 피폭할 수 있는 위치에서 선량률이 연간 5mSv 이상인 장소는 관리 구역으로 설정한다.
2. 관리 구역은 다음의 조치를 취한다.
 (1) 관리 구역의 경계에 관리 구역임을 알리는 표시를 하여 출입자가 이를 인지할 수 있도록 한다.
 (2) 의료기관의 방사선 특성에 적합한 방사선 측정기를 항시 비치하여 필요에 따라 방사선량 등을 측정할 수 있어야 한다.
 (3) 관련자 이외에는 관리구역에 출입할 수 없으며, 일시적으로 출입이 허용된 자는 반드시 관련자를 동반하여 출입하여야 한다.
3. 관리 구역에 출입하는 모든 사람은 사용 책임자 및 안전관리 책임자가 요구하는 사항을 준수하여야 한다.
4. 사용 책임자는 안전관리 책임자와 협조하여 방사선시설에 출입하는 자의 피폭선량을 측정 또는 평가하는 절차를 마련하고 시행하여야 한다.

제2조 감시 구역

1. 사람이 피폭할 수 있는 위치에서 선량률이 연간 1mSv 이상인 장소는 감시 구역으로 설정한다.

제3조 선량 한도

1. 종사자에 대한 선량한도는 아래와 같다.

	연간 선량 한도
유효 선량	연간 15 mSv
등가선량 수정체	연간 50 mSv
피부 및 손, 발	연간 150 mSv

2. 임신 가능한 여성의 선량 한도는 3개월간 5 mSv이며, 임신부는 출산까지 1 mSv로 선량 한도를 설정한다.
3. 종사자가 아닌 사람의 선량한도는 연간 1 mSv로 한다.

제4조 방사선원 관리

1. 방사선원의 구매, 반출, 폐기 등은 다음 각 호의 절차에 의하며, 장의 승인을 받아 시행하여야 한다.
 (1) 방사성 물질을 구매 시에는 별지0호 서식을 이용하며, 방사선 발생장치를 구매 시에는 별지0호 서식을 이용하여 안전관리책임자에게 제출한다.
 (2) 책임자는 구매 조치, 제3자에 의한 양도 등에 따른 방사선원의 입하 시에는 별지0호 서식을 작성하여 안전관리책임자에게 신고한다.
 (3) 방사성 물질과 방사선 발생장치의 반출 시에는 별지0호와 0호 서식을 작성하여 안전관리책임자에게 신고하여야 한다.
 (4) 방사선 발생장치를 폐기할 때에는 별지0호 서식을 작성하여 안전관리책임자에게 신고한다.
 (5) 폐기할 방사성 물질은 별지0호 서식을 작성하여 안전관리책임자에게 폐기를 요청한다.

2. 안전관리 책임자는 기관에서 사용하는 방사성 물질 및 방사선 발생장치에 대해서는 관리번호를 부여하여 관리한다.
3. 사용 책임자는 매 분기별로 책임 하에 방사선원의 현황을 조사하고, 그 결과를 별지0호 서식에 의거 작성하여 다음달 20일까지 안전관리책임자에게 제출한다.
4. 안전관리책임자는 기관에서 사용하는 방사선원의 현황을 파악하고, 수시로 사용현황과 안전 상태를 점검한다.

제5조 개인감시

1. 방사선 관련 직원은 외부 피폭선량을 측정하는 개인선량계를 지급하여 개인 피폭선량을 측정하며, 수시로 본인이 열람할 수 있다.
2. 외부 피폭선량 측정 주기는 개인선량계 서비스 제공자의 절차에 따른다.
3. 내부 피폭선량의 평가는 연간 피폭선량이 2mSv를 초과할 우려가 있는 경우에만 실시한다.

제6조 교육 및 훈련

1. 방사선 관련 직원의 교육 및 훈련은 규정에 따라 실시한다.
2. 기관장은 안전관리 책임자, 사용 책임자 등의 직무 수행능력 향상을 위한 훈련을 실시한다.

연습문제

1. 검사관리의 중요성에 대해 설명하시오.

2. 국내외의 검사관리 기준에 대해 설명하시오.

3. 우리나라의 검사기준에 대해 설명하시오.

4. 검사기준을 준수할 수 있는 방안에 대해 설명하시오.

참고 문헌

Allans S. Susan Penn Ketring. Marcia M. Peter Wong. Mandeep Sidhu. Paul N. Steve S. Max M. Peter J., Strategies for building a hospital culture of safety. JCR. 2006.

BSC 연구회. 한국형 BSC 성공사례. 삼성경제연구소. 2008.

Cecily Pew, Pat Adamski, Maureen Carr, Mary Cesare-murphy, Maryanne Popovich, Laura Smith, and Rick Croteau. Patient Attent Safety: Essential for health care. JCR. 2005.

Comprehensive Accreditation Manual. CAMAC for Ambulatory Care, 2009.

Eugene C. Nelson. Clinical Improvement Action Guide(Joint Commission Resources). 삼중문화사. 2007.

http://blog.naver.com/orientandy?Redirect=Log&logNo=80029641733

http://www.inha.com/healthy_info/

http://www.twelve.co.kr/board/read.php?board_code=customer_news&num=45&page=1&flag=&item=&keyfield=&keyword=

Ilese J. Smith. Using Performance Improvement Tools in Health Care Settings. Joint Commission Resources. 2006.

Institute of Medicine. To Error is Human. National Academy Press. 2000.

James T Reason. Human Error. Cambridge, MA: Cambridge University Press; 1990.

JCI와 의료의 질 향상. JCI 인증지원센터. 고려의학. 2008.

Jennie McKee. Joint Commission Resources, The Step-by-Step Guide to Completing Your Joint Commission Periodic Performance Review. 2006.

Jennie McKee. Root Cause Analysis in Health Care: Tools and Techniques, third edition. Oakbrook Terrace, Illinois: Joint Commission Resources, 2009.

Joho W Gosbee. Using Human Factors Engineering to Improve Patient Safety. E. PUBLIC. 2007.

Joint Commission International Accreditation Standards for Ambulatory Care. Joint Commission International, 2010.

Joint Commission International. Joint Commission International Accreditation Standards for Hospitals. Joint Commission Resources. 2008.

Meghan McGreevey, Patrica Adamski, Peter Angood, Richard Croteau, Paul Schyue. Patients as partners: how to involve patients and families in their own care. JCR. 2006.

Meghan McGreevey. Joint Commission Resources, Using Technology to Improve Medication Safety. 2005.

Paul Reis, Cheryl Firestone, Johanna harris, Cecily Pew, Catherine Chopp Hinckley, Diane Bell, Maureen Potter, Anne Rooney, Paul vanOstenberg, J Christopher Newman. Understanding Health Care Facility Safety -Internatonal Ed.- The Joint Commission on Accreditation of Healthcare Organizations 2006.

Philip Aspden, Janet M. Corrigan, Julie Wolcott, and Shari M. Erickson. Patient Safety: Achieving a New Standard for Care. Washington, D.C.: Institute of Medicine of The National Academies, 2004.

Robert A. Proche, Jr, Issues In Human Resources for Hospitals, JCR, 2004

VA National Center for Patient Safety. United States Department of Veterans Affairs. U S. http://www4.va.gov/ncps/SafetyTopics.html#HFMEA (Janu

Walshe K. Pseudoinnovation: the development and spread of healthcare quality improvement methodologies. *Int J Qual Health Care.* 21(3): 153-9, 2009.

감염관리, 마취 및 수술, 투약 임상 매뉴얼 자료. 부산성모병원. 2008.

강성홍, 강수원, 김미숙, 민병옥, 서순원, 서진숙, 신종연, 이용철, 이현실. 보건정보관리학. 청구문화사. 2001.

강성홍, 김원중, 송상근. 의료의 질 향상 방안에 관한 연구. 보건정보관리학회지, 제8권, 2004.

강창렬, 김승희, 김태열, 송성호, 양옥렬, 이시경, 임경태, 임정도, 장용철, 한창현, 황재문. 원무관리. 현문사. 2009.

권영대. 병원에서의 질 향상(QI)활동. 한국의료QA학회지, Vol 12(2): 47-54, 2006.

길윤경. 환자안전 사고 사례 및 개선 전략-낙상, 손상, 감염. 대한간호협회 보수교육자료. 세브란스병원. 2009.

김미영, 김옥남, 박운제, 박종숙, 신종연, 조혜영. 의료의 질 관리. 대한의무기록협회, 2006.

김양중 기자. 「독성' 약하지만 '전파속도' 사상최고」. 한겨레, 2009년 11월 03일자.

김영미. 환자안전에 대한 통합적 고찰. 대한간호협회 보수교육자료. 서울대학교 병원. 2009.

김영훈, 안태현, 신종연, 윤병준, 김기훈. 병원실무 원무관리. 수문사. 1997.

김윤. 의료서비스 질 향상 체계 확립방안. 의료서비스의 안전과 질, 어떻게 할 것인가?(정화원의원 세미나 자료집). 국회자료실. 2005.

김재수, 김영훈, 안태현. 병원인사관리. 수문사. 1998.

김정은, 김석화, 안경애, 강민아. 환자안전: 새로운 의료표준. 대한의료정보학회. 2006.

김춘배, 유태욱, 고광욱, 최 헌, 이정애. 의료의 질 경영 따라잡기. 계축문화사. 2001.

대한간호협회. 보수교육자료. 2009.

대한의료정보학회. 보건의료정보학. 현문사. 2003.

대한의무기록협회 EHR핵심공통기술 연구개발 사업단. 개인정보보호 및 보안세부지침과 적용예시. 대한의무기록협회 EHR 핵심공통기술 연구개발 사업단. 2009.

명창식. 국제경영. 학현사. 2002.

문상식, 안영창, 이정우, 이창은, 정용모, 정택철. 병원경영학. 보문각. 2009.
박우성, 강성홍, 김유미, 김원중, 김옥남, 송상근, 서순원, 김홍기, 구방본, 김병철. 병원정보관리. 고려의학. 2005.
박운제. 의료의 질 향상 지침서. 고려의학, 2009.
병원간호사회. 최신 임상간호매뉴얼세트. 현문사. 2009.
병원감염예방관리 지침서. 보건복지부. 2005.
보건복지가족부 한국보건산업진흥원. 2008 의료기관평가지침서. 2008.
세브란스 건강증진 센터, http://sev.iseverance.com/health/disease_nutrition
안상윤, 문상식, 최만규. 전략적 병원인사관리. 보문각. 2009.
에프씨비파미셀(주) "뇌경색 치료제" 해외시장 진출
유승흠. 병원경영 이론과 실제 (IV). 수문사. 1998.
유승흠. 병원경영 이론과 실제(I). 수문사. 1998.
유태규. 글로벌 의료 거버넌스의 형성과 내재화: 아시아 국가들의 의료산업과 정책에 미치는 영향을 중심으로. 서울산업대학교, 박사학위논문, 2008.
윤인모. 한국 헬스케어산업의 미래 경쟁력. 삼성경제연구소. 2005.
의료기관평가 분야별 교육 간호사2. 한국보건산업진흥원 의료기관평가 지원센터. 2007
의료기관평가 설명회 분야별 교육자료. 부산성모병원. 2008.
이상근. 글로벌 경영의 이해. 대왕사. 2008.
이상영. 경제자유구역에서의 보건의료시장 개방의 파급효과와 정책방향. 한국보건사회연구원. 2005.
이상율. 윤리적 측면에서의 의료사고. 부산카톨릭대학교 대학원 신학교 석사학위논문, 2002.
이상일. 의료의 질과 위험관리. 한국의료QA학회지, 8(1): 96-106, 2001.
이선희, 채유미, 지영건, 최귀선. 국내 의료기관의 질 향상 활동 현황, 한국의료QA학회지, Vol 8(2): 172-185, 2002.
이성란. 적정진료보장. 청구문화사. 2006.
이재기. 국제경영과 경제의 이해. 청목출판사. 2007.
이후연. JCI 평가와 환자안전. 한국의료QA학회지, Vol 15(1): 49-54, 2009.
일본의료정보학회. 의료정보학. 현문사. 2009.
장민자. 안전사고 예방 및 관리. 대한간호협회 보수교육자료. 서울아산병원. 2009.
정구현. 한국기업의 글로벌 경영 (사례를 통해 본 전략과 시스템). 의즈덤하우스. 59-99, 2008.
정연이. 환자안전사고 관리체계. 대한간호협회 보수교육자료. 삼성서울병원. 2009.
조현, 강창렬, 김미, 신용원, 이희우, 최병철. 보건의료정보학 개론. 계축문화사. 2003.
지영건, 한휘종. 세계의 병원인증제도 호주(ACHS) 캐나다(AC). 병원신문, 2010년 1월 7일자.
최은경. 환자안전사고사례 및 개선전략-투약, 수혈. 대한간호협회 보수교육자료. 2009.
최준일, 나동규, 김학희, 신용문, 안국진, 이재영. 영상의학검사의 정도관리. 대한영상의학회지, 50: 317-331, 2004.
한국보건정보교육학회. 보건정보학개론. 현문사. 2000.
한국소비자보호원. 의사설명 부족 관련 의료분쟁 실태조사. 한국소비자보호원. 2005.

한상태, 김한중, 남은우. 국제보건학. 고려의학. 2008.

한양대학교 방사선안전관리 규정. http://www.hanyang.ac.kr/controller

홍준현. 의무기록정보관리학(6차 개정판). 고문사. 2009.

황병덕, 강창렬, 김대환, 김학춘, 신성목, 어윤국, 이용석, 이창은, 이동록, 조현주, 황재문. 병원관리학 총론. 수문사. 2007.

황은숙, 김주성, 신재신. 내과 입원환자의 초기 영양상태 평가. Rehabilitation Nursing, Vol. 6(1): June, 2003.

한글 찾아보기

ㄱ

간트차트 ··· 58
감염 발생률 ··· 293
감염감시 ··· 295
감염관리 ··· 283
감염관리 책임자 ··· 294
감염대책위원회 ··· 291
감염성 폐기물 ··· 284, 309
계약관리 ··· 365
계약직 ··· 333
고객 지원센터 ··· 99
고위험군 ··· 133
관료 모델 ··· 37
국제인증프로그램(International Accreditation Programme, IAP) ··· 32
근본원인 ··· 67
근본원인분석 ··· 64
근접원인 ··· 67
글로벌 의료경영 ··· 21
기구(organization)와 조사자 훈련 프로그램(surveyor training program) ··· 32
기본심폐소생술 ··· 218

ㄴ

낙상 ··· 275
냉장보관약 ··· 182
니어미스 ··· 187

ㄷ

다중투표 ··· 58
도요타 생산 시스템 ··· 50

ㄹ

리더십 ··· 351

ㅁ

마취서비스 ··· 200
말기 환자 ··· 133
메디컬 아웃소싱 ··· 15
멸균관리 ··· 303

ㅂ

반응모델 ··· 42
변이 ··· 65
병동제공형태 ··· 165
병원표준화 심사 ··· 35
보안 관리 ··· 265
브레인스토밍 ··· 56
비상출구 ··· 273

ㅅ

사후관리지침 ··· 137
산업 모델 ··· 37
산점도 ··· 59
선택진료 ··· 367
설비 시스템 ··· 266, 271, 275
세계화 ··· 3
세탁물 관리 ··· 307
소독 ··· 303
소독제 ··· 296
손 씻기 ··· 295
손 위생 ··· 275, 284
손소독 ··· 296

손씻기 모니터링 298
수술계수 209
수술부위감염 314
식스 시그마 51
신원 확인 265
실습생 333

ㅇ

안전관리 381
약품감시관찰 162
약품관리정책 173
영양관리 227
예방모형 42
예약진료제도 90
오류유형 및 영향분석 75
오리엔테이션 332
오염세탁물 307
요양급여 적정성평가 36
우연요인 65
운영 계획 360
운영 규정 357
위해분석 도구 47
위해사건 64
위해점수 76
위험 물질 266, 271, 274
응급 상황 267
응급약물 182
의료과오 62
의료관광 5
의료기관 평가 기준(standard) 32
의료기관 평가제도 36
의료사고 29, 39, 62
의료장비 291
의무기록/정보 241, 251
의약정보 163
이사회 352, 357
이상요인 66
인과관계도/어골도 57
인력 채용 330
인사 관리 규정 334
인사관리 325
인사기록카드 331, 338
인증 사업 30
임상시험 372
임상적 경로 135

ㅈ

자동조제 168
자원봉사자 333
재직 직원 333
재평가 109
적신호사건 41, 64
전문직 모델 37
전원 97, 368
전자태그 139, 167
접근성 89, 98
접수 96
정보접근권한 259
정질량분석 118
조제관리체계 165
주관적 영양 평가 도구 231
주사침 사고 318, 321
중심정맥 카테터 314
직무교육 102
직무기술서 331, 335
직원 교육 341
직원 안전 관리 333
직원 평가 344
직원감염 284
직원감염 관리 317
진료관리 135
진료소견서 371

진료의뢰 ········ 371
질 향상 도구 ········ 47

ㅊ

체중감소율 ········ 231
초기평가 ········ 110
친화도 ········ 54
침습적 기구 ········ 313

ㅋ

클리닉/센터 ········ 136

ㅌ

통계적 공정관리 ········ 60
통증평가지 ········ 116
투약 ········ 145
투약관리지침 ········ 153
투약기록 ········ 184
투약보고서 ········ 186
투약사고 ········ 148, 162

ㅍ

평가/인증 ········ 47
폐기물 ········ 266, 271, 274

ㅎ

협진 ········ 117, 368
화재 안전 ········ 267
환자권리 장전 ········ 138
환자등록 ········ 95
환자분류 ········ 96
환자의 권리 ········ 90
환자의 동선 ········ 275
환자진료체계 ········ 89, 90
환자평가 ········ 109
흐름도 ········ 57
흡연 ········ 272
히스토그램 ········ 58

영문 찾아보기

A

AC 32
ACHS ········· 32
ACHSI ········· 33
AHRQ ········· 381
Amory ········· 30

D

DMAIC ········· 52

G

Global Health ········· 16
Global Health Care ········· 6, 16
Globalization ········· 3

H

Health ········· 33
Health Care Business Management ········· 21
HFMEA ········· 76
Hospitals ········· 30

I

ISQua ········· 32

J

JCI ········· 32, 127
Joint Commission International(JCI) ········· 32

L

Lean ········· 50

M

Massachusetts ········· 30

N

Near-Miss ········· 64
near-miss events ········· 384

P

PRN 처방 ········· 174
PRO ········· 31
PSRO ········· 31

Q

QHNZ ········· 32

S

sentinel event ········· 384
Six Sigma ········· 51
SPC ········· 60
Standards ········· 33

T

TAS ········· 32
The Joint Commission ········· 40
TJC ········· 127
TQM/CQI ········· 49

글로벌 헬스케어
시대의 의료의 질 향상

정가 30,000 원

ISBN 987-89-7043-756-9

2010년 3월 5일 1판 인 쇄
2010년 3월 10일 1판 발 행

저 자 : 국제병원인증지원센터

발 행 자 : 최병진

발 행 처 : 도서출판 **고 려 의 학**
(136-821) 서울 성북구 성북동 115-24 보문빌딩 3층
Tel. 765-0333, 0337
Fax. 743-2288
등록번호 : 제 1-519호 1973. 6. 29.